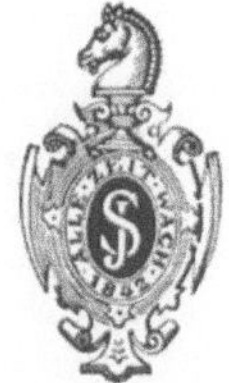

Elektrophysiologische und vegetative Phänomene bei stereotaktischen Hirnoperationen

Wilhelm Umbach

Mit einem Geleitwort von T. Riechert

Mit 54 Abbildungen

Springer-Verlag Berlin Heidelberg GmbH 1966

Professor Dr. med. WILHELM UMBACH,
Oberarzt der Neurochirurgischen Universitätsklinik Freiburg/Brsg.

Die Zusammenfassungen der einzelnen Kapitel und die Abbildungslegenden sind ins Englische übersetzt.

ISBN 978-3-642-86561-9 ISBN 978-3-642-86560-2 (eBook)
DOI 10.1007/978-3-642-86560-2

 Library of Congress Catalog Card Number 65-27258.

Ursprünglich erschienen bei Springer-Verlag Berlin Heidelberg New York 1966
Softcover reprint of the hardcover 1st edition 1966

Titel-Nr. 1327

Geleitwort

Als wir mit den stereotaktischen Hirnoperationen in der Klinik begannen, zeigte es sich sehr bald, daß die Bedeutung dieser von Spiegel und Wycis eingeführten Methode weit über den klinisch-therapeutischen Bereich hinausging. Wie bei keinem anderen neuen operativen Verfahren boten sich die Möglichkeiten geradezu an, unsere Kenntnisse über die Funktion und Pathophysiologie des menschlichen Hirns zu erweitern. In besonderem Maße gilt dies für die subcorticalen Strukturen, die sich bis dahin einer operativen Intervention und einer direkten Untersuchung mit messenden Methoden entzogen hatten. Jetzt war es z. B. möglich, unter Vorausbestimmung der angezielten Gewebsstruktur, mittels der Zielelektrode hier umschriebene Reizungen durchzuführen und intraoperative Tiefen-Ableitungen zu machen unter gleichzeitiger Ableitung des Oberflächen-EEG. Es war vorauszusehen, daß sich hierbei neue Erkenntnisse über die Beziehungen zwischen Cortex und basalen Ganglien gewinnen lassen mußten. Zusätzlich kam bei diesen Untersuchungen eine Reihe vegetativer und psychischer Phänomene zur Beobachtung. Abgerundet wurde dieses Bild durch die Kontrollen in elektrophysiologischer und vegetativer Hinsicht nach der Ausschaltung der angezielten Gewebsstrukturen.

Überaus günstig erwies es sich, daß diese Erkenntnisse nicht mit einer Belastung oder gar Gefährdung des Patienten verbunden waren. Als sogenannte biologische Kontrolle wurde die Untersuchung in Ergänzung der röntgenologischen Ausmessung der exakten Elektrodenposition vorgenommen; sie gab uns weitere Anhaltspunkte dafür, daß der Zielpunkt von der Nadelspitze erreicht war. Neben diesen Untersuchungen war die Ausbildung der operativen Technik und die Auswertung der klinischen Ergebnisse eine weitere Aufgabe, die mit der Einführung des stereotaktischen Operationsverfahrens verbunden war.

Nachdem wir die ersten Operationen mit meinem in Zusammenarbeit mit Wolff und später mit Mundinger konstruierten Zielapparat durchgeführt hatten, wurde mir sehr bald klar, daß eine Auswertung der neuen Phänomene auf klinischem und wissenschaftlichem Gebiet nur möglich sein konnte, wenn die speziellen Aufgaben unter die verschiedenen Mitarbeiter der Klinik und in Zusammenarbeit mit anderen Kliniken aufgeteilt wurden.

Vor allem beim Parkinsonsyndrom mußte versucht werden, die Symptome möglichst zu objektivieren und für eine spätere Auswertung systematisch zu erfassen. So konnten auch Probleme der Hirndurchblutung, Arteriographie und der röntgenologischen Lokalisationsverfahren für die subcorticalen Strukturen weiter ausgearbeitet und besser gelöst werden. Operationstechnisch erfordert vor allem die Methodik der umschriebenen Gewebsausschaltung eine besondere Entwicklung, dabei waren besonders physikalische Fragen auf dem Gebiet der Hochfrequenztechnik zu lösen.

Von den rein klinischen Problemen beschäftigte uns auch die stereotaktische Behandlung bestimmter Epilepsieformen, die zum Teil auch von Verhaltensänderungen begleitet sind. Hier sind von besonderer Wichtigkeit die während der intraoperativen Reizung auftretenden psychischen Phänomene und mögliche spätere Ausfallserscheinungen, wie sie unter Umständen als Folge der Ausschaltung auftreten können.

Die relativ große Zahl der in der Klinik durchgeführten Operationen (am 19. 7. 1965 waren es 2647 stereotaktische Operationen) machte eine statistische Auswertung mit modernem Lochkartenverfahren nötig. Die technische Voraussetzung hierfür und auch für die Bearbeitung anderer Fragenkomplexe ermöglichte die Deutsche Forschungsgemeinschaft, der auch an dieser Stelle gedankt werden soll. An der Lösung dieser Aufgaben hat ein großer Teil der Kollegen meiner Klinik und anderer Kliniken mitgeholfen. Ohne daß damit eine Vollständigkeit angestrebt wird, sollen hier nur einige (FÜNFGELD, GANGLBERGER, HASSLER, MUNDINGER, SCHMIDT) genannt werden, ohne daß hiermit eine Aussage über den Umfang und Wert ihrer Arbeiten getroffen werden kann. Auf ihr jeweiliges spezielles Arbeitsgebiet ist in der Monographie näher eingegangen.

Herr UMBACH hat sich vorwiegend der Untersuchungen der elektrophysiologischen und vegetativen Phänomene gewidmet und dabei besonders das große Gebiet der Elektrophysiologie bei den stereotaktischen Operationen bearbeitet. Sein Augenmerk war — neben und bei Epilepsieeingriffen bzw. Verlaufsbeobachtungen — auch auf die hiermit verbundenen psychopathologischen Phänomene während der intraoperativen Reizung subcorticaler Strukturen gerichtet. Es ist verständlich, daß er hierbei auf Untersuchungen der vorhin erwähnten Kollegen teilweise zurückgreifen mußte.

Die Durchführung seiner Untersuchungen, besonders soweit sie elektrophysiologischer Natur waren, war nicht immer leicht. Der Fortgang der Operation erforderte hier gebieterisch eine gewisse zeitliche Begrenzung, sollten die Untersuchungen nicht zu einer Belastung der Patienten führen. Daß Herr UMBACH dies in einer geschickten und taktvollen Weise neben seiner eigentlichen klinischen Arbeit tat, ist ganz abgesehen von der wissenschaftlichen Ausbeute seiner Untersuchungen sein besonderes Verdienst. Über in diesem Buche niedergelegte neue Erkenntnisse für die Funktion des Zentralnervensystems, wie sie auf Grund der stereotaktischen Operationen gewonnen wurden, wird sich jeder Leser sein eigenes Urteil bilden. Hier sei lediglich ein erklärendes Wort über die allgemeine Gültigkeit der Untersuchungen gesagt. Bei der Auswertung des intraoperativen EEG und der Reizergebnisse wurde vorausgesetzt, daß die von der Elektrode angezielte anatomische Struktur auch sicher erreicht worden ist. Eine solche Zuordnung läßt sich aber mit absoluter Sicherheit nur in den Fällen treffen, in denen eine Autopsie den exakten Nadelsitz bestätigt hat. Die bisherigen Autopsien zeigen, daß dies in der überwiegenden Mehrzahl der Fall war. Gemeinsame Untersuchungen zusammen mit HASSLER und MUNDINGER vor allem an Hirnen mit Serienschnitten, die bis jetzt lediglich in einem Auszug veröffentlicht sind (HASSLER-RIECHERT 1959, HASSLER-MUNDINGER-RIECHERT 1965), werden die Aussage über die mögliche Zielgenauigkeit noch vervollständigen. Das kann u. U. eine Einschränkung einiger Schlußfolgerungen bewirken, ohne daß sich an den beobachteten Phänomenen und an der angewandten Registriertechnik Wesentliches ändert.

Es ist aber gerade die Fülle neuer Beobachtungen, die wir mit Hilfe des stereotaktischen Verfahrens bei Operationen im Bereich der Stammganglien machen konnten, die den Hauptteil der vorliegenden Monographie ausmacht. Das Verdienst von Herrn UMBACH ist es, daß er sie mit großer Umsicht und zurückhaltender Deutung zusammengestellt hat.

T. Riechert

Inhaltsverzeichnis

A. Beobachtungen bei stereotaktischen Eingriffen im Thalamus und Pallidum gegen extrapyramidalmotorische Erkrankungen, Schmerz und psychische Störungen

I. Elektrophysiologische Untersuchungen

1. Grundriß der Aufgabenstellung

Im Tierexperiment wurden umschriebene Ausschaltungen in den subcorticalen Kerngebieten 1908 von HORSLEY-CLARKE mit einem von ihnen entwickelten stereotaktischen Gerät nach Berechnung cranio-cerebraler Korrelationen ausgeführt. Damit war es erstmals möglich, ohne große Craniotomie und bei minimaler Schädigung des Cortex bzw. der traversierten Hirnregion bestimmte Tiefenareale des Hirns exakt anzuzielen und an Hand der neuronalen Degeneration anatomische Beziehungen genauer zu studieren. Doch konnte man den Effekt elektrischer Reizungen oder Ausschaltungen mit dieser Technik nur am fixierten, meist narkotisierten Tier untersuchen. Die von HESS bei der Katze entwickelte Methode mit besonderen Reiz- und Ableitelektroden (spezieller durchbohrter Sockel, große Zahl dünner isolierter Elektroden in Reihen- und Kreuzschaltung) ermöglichte auch eine Untersuchung am freilaufenden Tier mit Reiz und Ausschaltung in verschiedenen Regionen und Tiefen des Hirns. Diese klassischen *Reiz- und Ausschaltungsversuche im Zwischen-Mittelhirn von* HESS eröffneten seit 1932 Beziehungen zur Verhaltensforschung bei wachen Tieren. Seit JUNG und KORNMÜLLER (1938) wurde diese Technik auch für Ableitungen subcorticaler und corticaler Hirnstromabläufe verwendet. Dazu kamen seit MORUZZI und MAGOUN (1949) ausgedehnte Untersuchungen über das tiefere Hirnstammsystem der F. reticularis und dessen Einfluß auf den Cortex. HESS hat 1962 rückblickend über seine Erfahrungen in der funktionellen Organisation des Gehirns, über die vergleichbaren Verhältnisse bei Mensch und Tier berichtet und auf die Beobachtungen unserer Klinik während stereotaktischer Eingriffe verwiesen. Aufbauend auf diesen Studien von HESS und unter Verfeinerung der Methoden wurden in den letzten 20 Jahren die funktionellen Stammhirn-Cortexrelationen elektro- und verhaltensphysiologisch im einzelnen erforscht. Die Gesamtzahl dieser Tierexperimente und die Literatur über diesen speziellen Forschungszweig ist so ausgedehnt, daß eine Übersicht nahezu unmöglich geworden ist. Die cerebrale Integration wurde — unter Berücksichtigung der anatomischen Studien — weitgehend erforscht, so daß wir heute die physiologischen und pathologischen Erregungsabläufe zwischen tiefen und oberflächlichen Hirngebieten tierexperimentell gut orientierend und auch neuropharmakologische und Verhaltensbeobachtungen mit Dauerelektroden in größerer Zahl überblicken. Neben elektro-physiologischen Makrorhythmen des Hirns sind auch Mikroableitungen von einzelnen Zellen und Zellgruppen durchgeführt worden.

Beim *Menschen* sind zwar die anatomischen Verhältnisse der cerebralen Lokalisation bekannt und die Veränderungen bei Ausfall (Verletzungen, Zerstörung durch Tumoren o. ä.) bestimmter Regionen und Bahnverbindungen zumindest in den Grundlagen erforscht. Die *funktionelle Zusammenarbeit subcorticaler und corticaler Hirnregionen beim Menschen* unter normalen oder nahezu physiologischen Bedingungen wurde aus verständlichen Gründen nur in wenigen Fällen bei offenen Operationen mit Ableitungen vom Cortex und aus der Tiefe des Hirns untersucht (FOERSTER 1935; WALTER-DOVEY 1946; WILLIAMS 1949; JUNG, RIECHERT und MEYER-MICKELEIT 1950; PENFIELD-JASPER 1953; PENFIELD 1958). Hier hat die Einführung der stereotaktischen Operationen beim Menschen einen grundsätzlichen Wandel geschaffen (SPIEGL-WYCIS 1947; RIECHERT 1951; TALAIRACH 1952). Wir können mit diesen stereotaktischen Eingriffen gezielt und auf ±0,5 mm genau Ausschaltungen vorher genau bestimmter intracerebraler Kern- und Fasersysteme vornehmen. Wir sammelten Erfahrungen bei mehr als 2500 Ausschaltungen in den letzten 12 Jahren. Mit dieser Methode werden unter Schonung des übrigen Hirns extrapyramidalmotorische Bewegungsstörungen verschiedener Ätiologie beseitigt, sonst unbehebbare Schmerzzustände, in einigen Fällen auch psychische Störungen und bestimmte Krampfanfälle gebessert. Die technischen Einzelheiten (RIECHERT-WOLF 1951; RIECHERT-MUNDINGER 1955), die Indikation für einen Eingriff (HASSLER-RIECHERT 1954, 1959; RIECHERT 1954, 1957, 1957 a), die Richtlinien der Durchführung und die klinischen Ergebnisse dieser therapeutischen Eingriffe werden hier nicht besprochen (MUNDINGER-RIECHERT 1963).

Die Anregung zur Durchführung systematischer *elektro- und verhaltensphysiologischer Untersuchungen* während dieser Eingriffe gab RIECHERT, der am Fortgang der Beobachtungen durch Rat und fördernde Kritik einen außerordentlichen Anteil hat. JUNG hat uns dankenswerterweise in elektrophysiologischen Problemen durch seine Mithilfe und z. T. auch apparativ stets unterstützt.

Die Reiz- und Ausschaltungsergebnisse während der therapeutischen Eingriffe werden in dieser Zusammenstellung einmal in bezug auf die elektrophysiologischen Beobachtungen ausgewertet und näher betrachtet, da hier die größte Zahl von Untersuchungen (1099) durchgeführt wurde [1]. Durch die zahlreichen Vergleichs- und Parallelbeobachtungen lassen sich die Befunde besser als mit einigen wenigen Untersuchungen sichern. Nur so können wir auch die Fehler ausschalten oder zumindest klein halten, wie sie bei jeder biologischen Registrierung, insbesondere unter den strengen Kautelen eines therapeutischen Eingriffs unter aseptischen Operationsbedingungen beim Menschen auftreten.

Neben den elektrophysiologischen Ergebnissen werden die wichtigsten klinischen Beobachtungen im Zusammenhang mit den vegetativen Effekten während des Eingriffes besprochen. Alle Ergebnisse werden mit den Resultaten ähnlicher Untersuchungen anderer Autoren bei stereotaktischen Eingriffen in Bezug gesetzt. Ähnlich große und systematisch untersuchte Vergleichsserien fehlen aber bis jetzt. Auf die anatomischen oder elektrophysiologischen Untersuchungsergebnisse des Tierexperimentes gehen wir nur ein, wenn sie für das Verständnis des Eingriffes selbst oder für die reizphysiologischen und ausschaltungsbedingten Umstimmungen von Bedeutung sind. Es ist unser Ziel, die Beziehungen zwischen Cortex und Subcortex beim Menschen näher zu klären und das physiologische Zusammenspiel zwischen Zentralnervensystem und Peripherie bei bestimmten neurologischen Erkrankungen vor, während und nach ihrer stereotaktischen Behandlung festzustellen.

Vor allem folgende *Fragestellungen* erfahren eine besondere Berücksichtigung:

Die intraoperativen Tiefenableitungen und das Oberflächen-EEG geben den besten Aufschluß über die bioelektrischen Beziehungen zwischen Cortex und den basalen Strukturen; Verlaufs-EEGs vor und nach dem Eingriff geben einen Anhalt über präformierte Störungen des Hirnstrombildes bzw. das Ausmaß der ausschal-

---

[1] Es soll hier bereits — stellvertretend für alle Hinweise — besonders darauf hingewiesen werden, daß die Untersuchungen das Resultat klinischer Zusammenarbeit sind. Dank für die Mithilfe und Beratung gebührt in diesem Zusammenhang den Herren FÜNFGELD, GANGLBERGER, HASSLER, MUNDINGER, SCHMIDT und einer Reihe von Dissertanden.

tungsbedingten Rhythmusänderung und die Renormalisierung, wie GANGLBERGER 1961, 1961 a an unserer Klinik zeigte. Sie werden nur in besonderem Zusammenhang herangezogen. Wir haben bisher (Stichtag 31. 12. 1964) bei 2476 stereotaktischen Eingriffen die in der Tabelle 1 aufgegliederten Tiefenableitungen (und Reizungen) durchgeführt.

Tabelle 1. *Zahl und Lokalisation*[2] *der Tiefenableitungen und -reizungen mit Registrierung über dem Cortex bei stereotaktischen Hirneingriffen*

N.ventr.oralis ant.thalami	430	Pallidum int.ant. (5 ext.)	440
N.ventr.oralis post.	37	Fornix	21
N.ventr.oralis int.	15	Amygdalum	8
N.dorsomedialis	27	Hippocampus	9
Centre médian	17	Psalterium	1
Lamella medialis	14	Gyrus cinguli	3
N.ventrocaudalis parvocellularis	31	Caudatum	21
thalamo-corticale Bahnen	25		
Tiefenableitungen (meist 8fach)	207		
Mikroableitungen	35		

Die röntgenologische Lokalisation der Elektrodenspitze war auf ±0,5 mm genau. Der richtige Sitz wurde bei einigen Autopsien bestätigt, die Abweichungen vom angezielten Punkt waren geringer als 1—1,5 mm. Neben den in den einzelnen Kapiteln aufgegliederten Anteilen des Thalamus, dem Pallidum und verschiedenen Punkten im limbischen System haben wir besondere Untersuchungen über das Caudatum angestellt (s. S. 45).

Eine gesonderte Besprechung erfahren die noch nicht abgeschlossenen Ableitungen der subcorticalen Potentiale mit Mikroelektroden zwischen 1,5—15 μ bei insgesamt 35 Eingriffen (zus. mit EHRHARDT 1965). Weiter haben wir die klinischen Reizeffekte fortlaufend bei 500 Pat. (Op. Nr. 1450—1950) kontrolliert — ausgewertet (und verglichen mit ähnlichen Kontrollen von KROTZ 1962) wurden (s. S. 70) die Ergebnisse in 616 subcorticalen Zielpunkten bei 474 Patienten (zusammen mit BRAUN). Tremorregistrierungen mit und ohne subcorticale Reizung (insgesamt annähernd 150 Untersuchungen) wurden bei 68 Pat. (s. auch PRECHT 1963 und GANGLBERGER-PRECHT 1964) genau ausgemessen. Auf sie wird neben eigenen Registrierungen im Rahmen der klinischen Ergebnisse besonders Bezug genommen (s. S. 61).

Zur Erforschung der bleibenden Umstellung innerhalb der vegetativen Anpassung und der zentralen autonomen Steuerung haben sich — neben der intraoperativen Dokumentation reizabhängiger vegetativer Effekte — Verlaufsuntersuchungen als nützlich erwiesen. Sie erfolgten mit und ohne pharmakologische Belastung bei 44 Pat. (KÄSER 1962) und mit Hautwiderstands- und Temperaturkontrollen bei 35 Pat. (KUNTZ 1963), mit FÜNFGELD wurden sie (UMBACH-FÜNFGELD 1963, 1964) unter Berücksichtigung der unterschiedlichen Parkinson-Ätiologie ausgewertet (s. S. 95).

Die besonderen Verhältnisse bei der temporalen Epilepsie (UMBACH 1954) stellten wir wegen der Bedeutung der stereotaktischen Therapie im limbischen System

[2] Die thalamische Unterteilung folgt der von HASSLER gebrauchten Nomenklatur (1949, 1950, 1959, 1960), da sie im Gegensatz zu der Aufgliederung von WALKER-LE GROS CLARK die besonderen Verhältnisse bei extrapyramidalen und Schmerzeingriffen berücksichtigt. Der V. o. thalami entspricht weitgehend dem V. L. von WALKER, der V. c. dem V. P. L./M. Auf Besonderheiten ist im Text eingegangen. Das Schema (Abb. 5) erleichtert den Einblick in die subcorticalen Reiz- und Ausschaltungsgebiete bei den verschiedenen Indikationen.

des Hirns für die Krampfanfälle und die Verhaltensstörungen heraus. Die Ergebnisse (CHOUDRY 1964; UMBACH-RIECHERT 1964) und die wichtigsten Beobachtungen bei diesen Eingriffen sind in einem eigenen Abschnitt zusammengestellt (s. S. 117).

Zusammenfassung

Einleitend werden nach einer Darstellung der wichtigsten Prinzipien für die Erforschung der Oberflächen- und Tiefenpotentiale im Tierexperiment und der ersten Verhaltensforschungen die Zielsetzung und die Methoden elektrophysiologischer und klinischer Kontrollen während stereotaktischer Hirneingriffe beim Menschen kurz aufgezeichnet. In erster Linie gibt diese Einleitung einen Überblick über die verschiedenen Untersuchungen, die Zahl der jeweils kontrollierten Fälle mit bestimmten Erkrankungen.

Summary

As an *introduction,* the guiding principles for the investigation of surface and depth potentials and for the initial behavioral research are described. The aims and methods of electrophysiologic and clinical controls during stereotaxic brain operations in man are briefly sketched. Principally this introduction gives a survey of the various examinations, of the number of checked-up cases with certain diseases.

2. Die Technik der stereotaktischen Eingriffe und der Reizregistrierung

Das Zielgerät von RIECHERT (RIECHERT-WOLF 1951; RIECHERT-MUNDINGER 1954) wurde in der Zwischenzeit bei einer großen Zahl von stereotaktischen Operationen in unserer und etwa 80 anderen Kliniken erprobt. Es ist nach dem äquatorialen und cartesischen Prinzip konstruiert. Der sogenannte Grundring wird unverrückbar scharf am Kopf des Patienten befestigt.

Um den Durchmesser dieses Grundrings ist ein halbkreisförmiger Zielbügel drehbar angeordnet, auf ihm verschiebt man die in sich verstellbare Nadelhalterung, somit kann jeder Punkt innerhalb des Hirn- und Gesichtsschädels von jedem Punkt außerhalb erreicht werden. Die Treffsicherheit beträgt ±0,5 mm. Der anzuzielende Punkt wird durch 3 rechtwinklig zueinander angeordnete (cartesische) Koordinaten bestimmt. Diese 3 Koordinaten werden mit Hilfe von Röntgenaufnahmen, meist unter Heliumdarstellung der Hirnkammern, und einem Modellgehirn bestimmt. Die Meßwerte werden an einem dem Grundring identischen Phantomring — nach Eliminierung der Röntgenverzeichnung — eingestellt und rein mechanisch auf den Patientengrundring mit Hilfe des Zielbügels und der Zielnadel übertragen. Da sich die Koordinaten allein auf die Grundringmitte beziehen, bleibt die Befestigung des Gerätes am Kopf des Patienten beliebig, eine neuerliche Einstellung, z. B. bei einem zweiten Eingriff, ist mit der gleichen Exaktheit möglich.

Über das exakte Erreichen des angezielten Tiefenpunktes orientieren zwei senkrecht zueinander eingestellte Röntgenaufnahmen. Die *intracerebrale Lokalisation* berücksichtigt individuelle Variationen der Kerngrößen und der Zielpunktlage. Bezugsstrecken für die Punkte in den Stammganglien sind die Linie zwischen dem Foramen Monroe und der hinteren Commissur (Basislinie), die auf Encephalogrammen immer gut sichtbar ist. Auch die beiden anderen Bezugslinien sind auf dem Encephalogramm abzustecken, es handelt sich um die sogenannte Thalamushöhe, bezogen auf die Basislinie im seitlichen und um die Ventrikelbreite im ap.-Bild. Alle Projektionsfehler durch die Röntgenstrahlendivergenz werden eliminiert. Über die technischen Einzelheiten und die Vorsichtsmaßregeln unterrichtet die Zusammenstellung von MUNDINGER und RIECHERT 1963.

Die Elektrodenhalterung ist auf dem sogenannten Zielbügel verschiebbar und in sich drehbar angeordnet, so daß der Einfallswinkel zur Erreichung des Zielpunktes beliebig gewählt werden kann. Bereits in der eingestellten Zielrichtung wird von einem kleinen Hautschnitt aus mit einem auf dem Zielbügel fixierten Bohrgerät eine Trepanationslücke mit einem Durchmesser von 6 mm angelegt, dann die Elektrode in ihrer Führungshülse auf die vorher festgelegte Tiefe eingestellt. Wir vermeiden somit eine breite Hirnfreilegung und -schädigung. Unter dem gleichen Aspekt der Schonung wählen wir die Einführungsachse und den entsprechenden Winkel so, daß

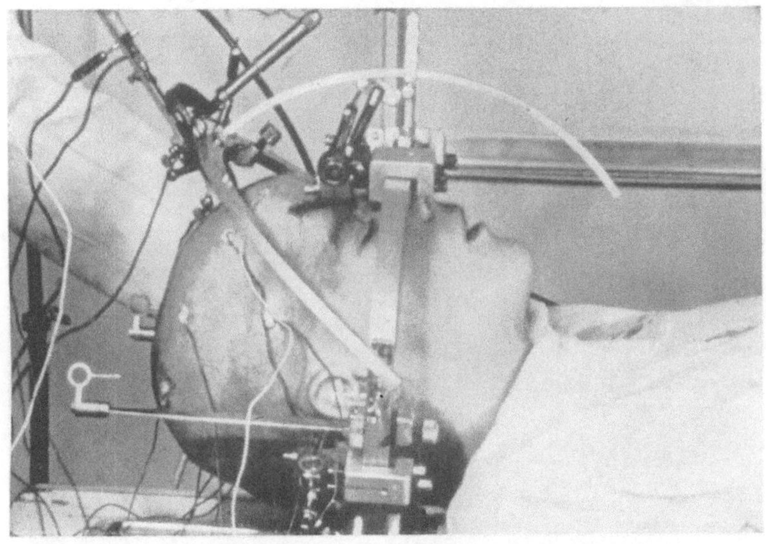

Abb. 1. Seitliche Aufnahme eines Patienten (Wei.) mit angelegtem Zielgerät während der stereotaktischen Operation. Am Grundring (breiter, vertikal stehender Aluminiumreif) sind die Befestigungskloben für die Fixation am Kopf und der Zielbügel (schmaler schräg nach links weisender Halbkreis) mit Elektrodenhalterung (links oben) und Winkeleinstellung (nach rechts weisender Viertelkreis) zu erkennen. Auf der Schädeloberfläche sind die Elektroden zur EEG-Ableitung aufgeklebt

Fig. 1. Lateral photograph of a patient (Wei.) with applied stereotaxic apparatus during stereotaxic operation. Recognizable at the base ring (broad aluminum circle in vertical position) is the plug used for the fixation on the skull and the target arc (thin semi-circle inclined to the left) with electrode holder (upper left) and scale for the angular setting (quarter-circle inclined to the right). The electrodes used for EEG-recording are attached to the skull surface

einmal die Nadel nur durch weniger wichtige Cortex- und Subcortexschichten vorgeführt und gleichzeitig die anzuzielende und auszuschaltende Substanz möglichst in ihrer Längsachse getroffen und damit beliebig groß ausgeschaltet werden kann. Zur Sicherung des exakten Sitzes der Elektrode wird nicht nur eine Röntgenaufnahme in 2 Ebenen, sondern gleichzeitig eine *biologische Kontrolle durch bipolare Reizung* am Zielort mit verschiedenen Reizstärken und Reizfrequenzen vorgenommen.

Durch Beobachtung der Reizergebnisse ist nicht nur die exakte Lage an Hand der klinischen Reizeffekte zu klären, sondern auch — ohne zusätzliche Belastung des Patienten oder eine Ausdehnung des Eingriffes — eine funktionelle Untersuchung subcorticaler und corticaler Regionen unter nahezu physiologischen Umständen möglich. Dies war seither beim Menschen nicht möglich. Mit dieser exakten Einführung an vorher bestimmte Tiefenpunkte bei praktisch intaktem übrigem Hirn, ergeben sich sehr wichtige Möglichkeiten der Kontrolle physiologischer Steuerungsvorgänge, wie sie seither nur im Tierexperiment durchgeführt wurden.

Für die *elektrische Reizung*[3] benutzen wir Thyratron-Reize, die mit einem zeitlich kontrollierten Reizgerät (Tönnies) mit automatischer, beliebig einstellbarer Wiederholeinheit gegeben werden. Die Reizung erfolgte bipolar zwischen konzentrischen Reizelektroden (der Nadelspitze und dem untersten Teil ihrer Führungshülse, Abstand variabel zwischen 3—7 mm) oder Doppelringelektroden (Breite des blanken Ringes 1 mm, Abstand zwischen den Ringen 2 mm). In vielen Fällen registrierten und

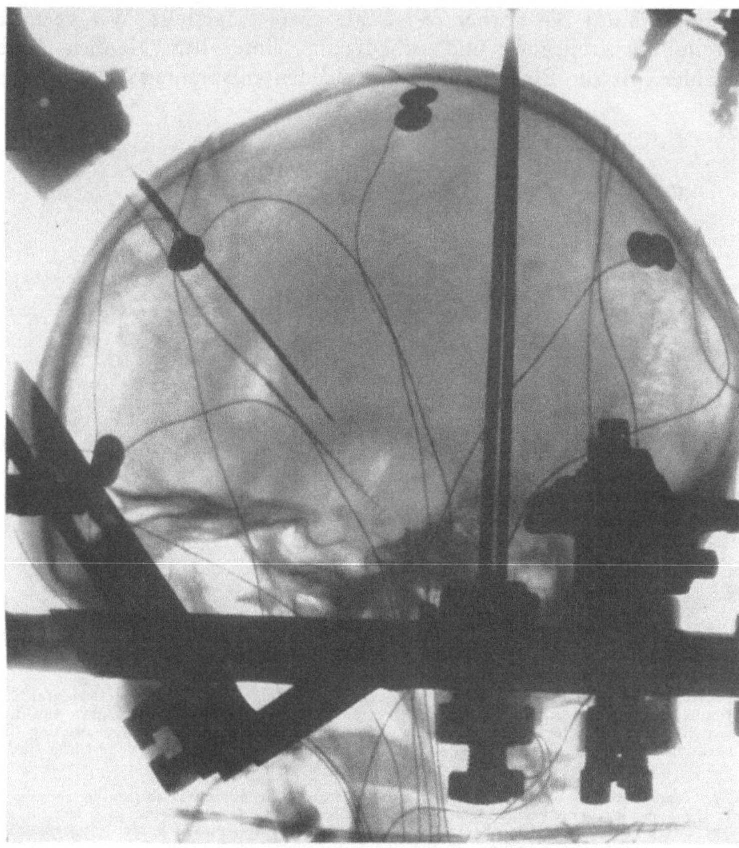

Abb. 2. Seitliche Röntgenaufnahme (Bo.) bei angelegtem Zielgerät und zwei eingeführten Elektroden: die obere, breite Elektrode entspricht der Elektrodenführung und der Reiz- bzw. Coagulationselektrode (im Fornix), die untere, dünne ist eine halbstarre 8fache Elektrode (mit 6 ringförmig ableitenden Elektroden von 50 μ Stärke im Abstand von 2 mm und zwei im Abstand von 5 mm) im Hippocampus-Amygdalumkomplex. Die Kreise entsprechen den beiderseits aufgeklebten EEG-Elektroden

Fig. 2. Lateral X-ray (Bo.) with applied stereotaxic apparatus and two introduced electrodes: the upper, broad electrode corresponds to the electrode guide and to the stimulation and coagulation electrodes (in the fornix); the lower, thin one is a half-rigid 8-fold electrode (consisting of 6 electrodes of 50 micron recording in ring shape at a distance of 2 mm from each other and of 2 electrodes at a distance of 5 mm) in the hippocampus-amygdalum complex. The circles correspond to the EEG-electrodes attached on both sides

reizten wir zwischen den Punkten der achtfachen Tiefenelektrode eigener Entwicklung (Abstand 2 mm, Drahtstärke 50 und 100 μ). Patientenstromkreis und Apparatestromkreis sind durch einen kapazitätsarmen Transformator voneinander getrennt, gleichzeitig wird durch ihn das Reizartefakt im Registriergerät so klein wie möglich gehalten. Thyraton-Kondensatorentladungen (Tönnies), die in gleicher Stärke repro-

[3] Wir danken der Deutschen Forschungsgemeinschaft, die uns bei der Beschaffung einzelner Reiz- und Registriergeräte bereitwillig unterstützte.

duzierbar und technisch sehr zuverlässig sind, haben den Vorteil des steilen Anstiegs, der kurzen Dauer, des raschen exponentiellen Abfalls. Verschiedene Reizformen (Dreieck-, Rechteck- und Trapezreize) können durch Variation von Anstieg, Dauer und Abfall beliebig eingestellt werden bei Einzel- und bei Serienreizen. Die Reizstärke ist durch variable Kondensatoren nach Skalenteilen stufenlos einstellbar. Wir verwendeten routinemäßig Reize der Intensität von 20, 40, 60, 80 und 100 Skalenteilen (SkT). Die Spannung betrug nach unseren Vergleichsmessungen zwischen 3 bis 18 V. Höhere Spannungen wurden bei den Einzelreizuntersuchungen nicht bewertet. In den letzten Jahren ist die Voltage auf einem Kontroll-Oscillographen direkt ablesbar. Wir haben aber die Angabe in Skalenteilen beibehalten; eine Umrechnung auch der früheren Werte auf Volt wäre möglich, schien uns jedoch bei dem unterschiedlichen Patientenwiderstand nicht ratsam, da sie nicht für den Einzelfall exakt genug sein könnte. Gereizt wurde mit Frequenzen von 1, 4, 8, 25 und 50/sec. Einzelreize gestatten eine genaue Ausmessung der Reizausbreitung (Latenz), der Potentialsteuerung (Wellenform und Wellengröße) und der Nachschwankungen über der Hirnrinde und in anderen gleichzeitig abgeleiteten Tiefenregionen (UMBACH 1954, 1959). Die *Registrierung der Hirnströme* erfolgt durch Silberelektroden von der intakten Kopfhaut. Dies hat gegenüber der direkten Ableitung von der Rinde Nachteile: Der zwischen Cortex und Klebeelektrode liegende Nebenschluß der Gewebe reduziert die Amplituden der Potentialschwankungen, sehr kurz nach dem Reiz einsetzende Schwankungen können dann nicht mehr registriert werden (UMBACH u. BAUER 1953). Die Elektroden waren bilateral symmetrisch, frontal, präzentral und occipital angeordnet. Als Bezugselektrode der unipolaren Ableitung wurde immer das gleichseitige Ohr gewählt, bei der bipolaren Ableitung werden die Elektroden einer Seite in Längsreihe abgeleitet. Die Ableitungen aus der Tiefe werden auf den Abbildungen in ihrer Art genau bezeichnet.

Als Registriergerät dienten 8+12fach-Schwarzer-Geräte. Amplituden von mehr als 15 mm (in der normalen Eichung über 200 μV) werden von den mechanischen Schreibern in ihrer absoluten Größe nicht mehr exakt dargestellt, die Zunahme der Ausschläge erfolgt nicht mehr in streng arithmetisch-linearer Progression. Aus diesem Grunde — und wegen der oben erwähnten Amplitudenminderung der Hautableitung — wurden die Amplituden z. B. bei Einzelreizen nur verglichen, aber nicht genau ausgemessen. Bei einem mechanischen Schreibgerät könnte die Übertragung schneller Vorgänge nicht mehr wirklichkeitsgetreu erfolgen. Um die Verläßlichkeit der mechanischen Schreibung für die untersuchten Potentialschwankungen vor allem bei Einzel- und langsamen Serienreizen zu überprüfen, wurden in zahlreichen Fällen die Hirnströme hinter der Verstärkerstufe abgegriffen, auf einem Kathodenstrahloscillographen (TÖNNIES) trägheitslos abgebildet und von hier fotografiert. Ein Vergleich ergab die Übereinstimmung der oscillographisch registrierten Potentiale mit denen der mechanischen Schreibung. Das Gesamtbild der reizausgelösten Potentiale, die Latenzzeiten und die Spannungsänderungen sind in beiden Registriermethoden identisch (s. Abb. 11). In einigen Fällen wurden bei stehendem Film die reizausgelösten Potentialschwankungen übereinanderprojiziert (Abb. 14). Weiter registrierten wir in 207 Fällen mit selbstgefertigten Tiefenelektroden spezieller Abmessung (meist 8fach, Drahtstärke 50 und 100 μ, Ableitungen punktförmig und in Kreisform, Abstände 2 und 6 mm) die subcorticalen Potentiale auf Reiz. Für die Technik und die Registrierung bei der Ableitung mit Mikroelektroden von 1,5—20 μ wird auf S. 55 verwiesen. Die im folgenden besprochenen Reizergebnisse sind fast ausschließlich am wachen Patienten gewonnen, die subjektiven und objektiven Reizfolgen werden bei jeder Operation sofort protokolliert oder auch registriert.

Die *Coagulationen* nehmen wir in den letzten Jahren nur noch mit Elektroden vor, bei denen es ein in ihre Spitze eingebautes Thermoelement (Näheres s. bei

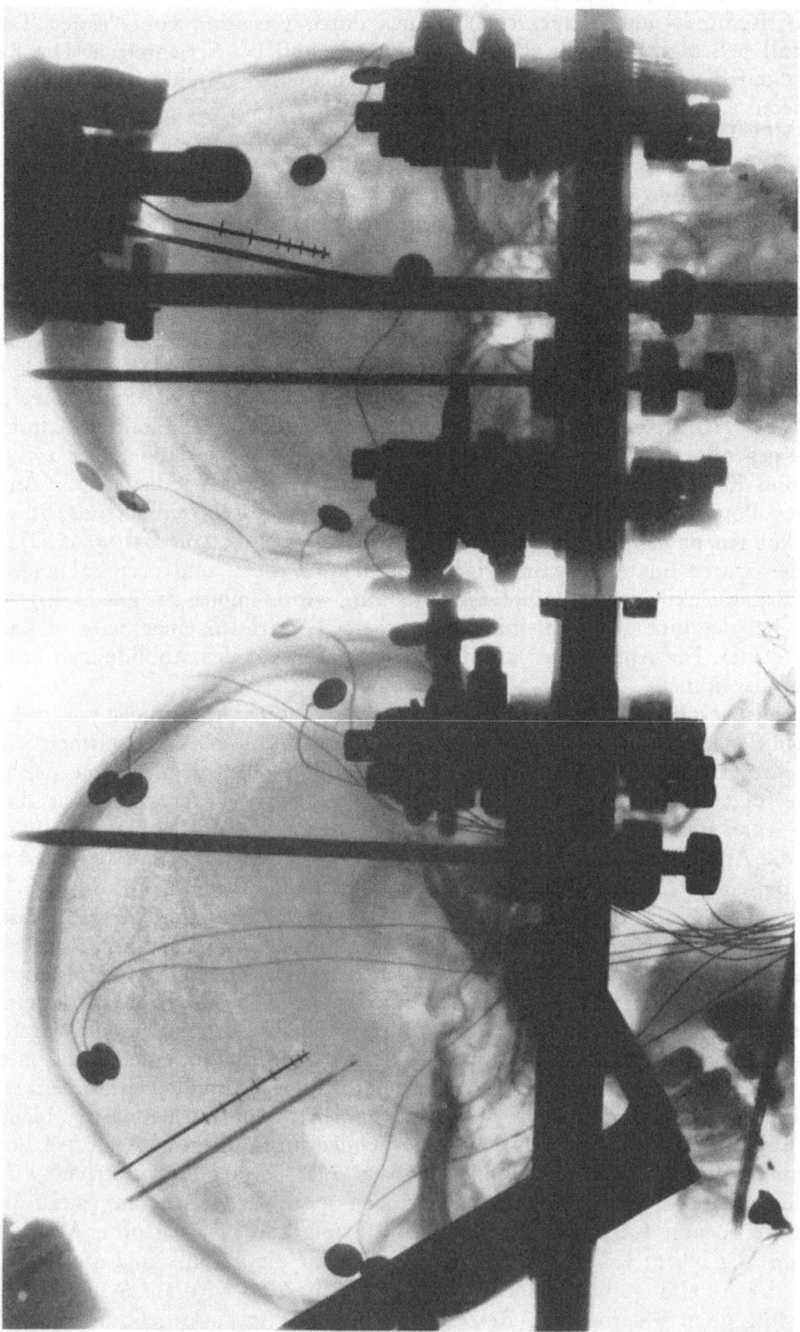

Abb. 3. Seitliche und sagittale Röntgenkontrolle (Ja.). Cranio-dorsal liegt hier die Reiz-Coagulationselektrode im N. ventral. oral. ant., ventral davon die 8fach-Ableitelektrode im Caput N. caudati

Fig. 3. Lateral and sagittal X-ray control (Ja.). The stimulation-coagulation electrode lies cranio-dorsally in the n. ventralis oralis anterior; the 8-fold EEG-electrode lies ventrally of it in the caput n. caudati

MUNDINGER-RIECHERT 1963) ermöglicht, eine Grenztemperatur nicht zu überschreiten und damit eine Wärmeschädigung des umgebenden Hirnes zu vermeiden. Über die technische Durchführung der stufenweise durchgeführten Coagulationen, die Läsionsgrößen und die besonderen Vorsichtsmaßregeln haben MUNDINGER-RIECHERT 1963 genaue Angaben gemacht, sie sind in unserer Zusammenstellung deshalb ausgespart. Mit diesem Verfahren sind die unerwünschten Mitschädigungen des benachbarten Hirnes sehr gering, dementsprechend liegt die Komplikationsrate, vor allem auch die Mortalität — trotz zahlreicher über 60 Jahre alter Patienten — weit unter 1%.

Zusammenfassung

Es wird ein kurzer Abriß gegeben über die technische Durchführung stereotaktischer Eingriffe mit dem Zielgerät von RIECHERT-WOLF 1961 bzw. RIECHERT-MUNDINGER 1955. Weiter sind in einer Übersicht zusammengestellt die Methoden der Hirnstromableitungen in der Tiefe und über der Schädeloberfläche, die Reiz- und Coagulationsmethoden und die benutzten Registriereinrichtungen für die elektrophysiologischen Untersuchungen.

Summary

The technical performance of stereotaxic interventions with the stereotaxic apparatus of RIECHERT-WOLFF (1951) and RIECHERT-MUNDINGER (1956) is briefly outlined. Moreover a survey is given of the methods of EEG-recording of the depth and of the skull surface, of methods of stimulation and coagulation and of the registration equipment used for electrophysiologic studies.

3. Die subcorticalen Potentialabläufe und ihre Beziehungen zum Elektrocorticogramm

a) Prinzipielle und technische Voraussetzungen

BERGER selbst begann bald nach seinen ersten Registrierungen der elektrischen Hirntätigkeit (1929) neben der Ableitung der Potentialschwankungen von der intakten Kopfhaut mit direkten Cortex-Ableitungen (1931), er bezeichnete sie bereits als Elektro-Corticographie = ECG. FOERSTER und ALTENBURGER 1935 leiteten beim Menschen und JUNG-KORNMÜLLER 1938 beim Tier in größerem Umfang mit isolierten Nadeln aus der Hirntiefe ab. Vor allem im Tierexperiment erforschte man systematisch den Grundrhythmus verschiedener Tiefenstrukturen während des Wach- und Schlafzustandes und während ablaufender Krämpfe. Seit dem Jahre 1946 (WALTER und DOVEY) erstreckten sich beim Menschen die Untersuchungen auf das *Subcorticogramm (SCG)* unter Normalbedingungen und bei Tumoren. 1949 haben HAYNE die elektrische Aktivität der subcorticalen Areale bei der Epilepsie (für die besonderen Verhältnisse bei der Epilepsie wird auf S. 114 verwiesen), MEYERS 1949 sowie METTLER 1949 die besonderen elektrischen Verhältnisse des menschlichen Striatum (z. T. auch bei Bewegungsstörungen) registriert. Eine chronologische Darstellung dieser Untersuchungen ist bei der Vielzahl der bisherigen Arbeiten nicht mehr angezeigt, auf die wichtigsten Ergebnisse wird im jeweiligen Zusammenhang eingegangen.

Benutzte man anfänglich für die Tiefe nur einzelne isolierte Drähte oder bestenfalls Doppelelektroden aus Draht, so wurden seit 1950 Mehrfachelektroden in Ringform (Gibbs-Elektrode) angewandt (Abb. u. a. in UMBACH 1959). Sie gestatten — meist im Abstand von 1/2 bis 1 cm — die gleichzeitige Ableitung verschiedener subcorticaler Areale (JUNG et al. 1950, 1951, 1952; v. BAUMGARTEN 1953). Sie waren für die Registrierung bei subcorticalen Tumoren und Narben sehr zweckdienlich. Daneben verwandte man bei offenem ECG Silberball-Abgriffelektroden und für das SCG auch Doppelnadeln (RIECHERT-SCHWARZ 1952; UMBACH 1959). Um kleinere Hirnareale durchmustern zu können, wurden später *Mehrfachelektroden* aus dünnsten Drähten angefertigt, die im Abstand zwischen 2 und 5 mm Ableitungen von 8 bis 10 Punkten in der Tiefe erlaubten (DELGADO 1952; BICKFORD 1953; DODGE 1953; UMBACH 1953). Vor allem für die Tiefenableitung bei stereotaktischen Operationen und mit sogenannten Verweilelektroden mußte sehr dünnes, flexibles (Hirnpulsation!) und korrosionsfestes Material eingeführt werden. Diese Methode hat inzwischen einen festen Platz in der Human-Subcorticographie erobert, über die ethische *Berechtigung*, die technischen Voraussetzungen und die wichtigsten Ergebnisse unterrichtete RÉMOND in Rom 1961. Wir haben die auf dem Internationalen Neurologenkongreß 1961 in Rom erarbeiteten Richtlinien und Voraussetzungen schon seit Beginn unserer Untersuchungen in noch wesentlich schärferer Form als dort festgesetzt als verbindlich angesehen und deshalb z. B. keine längerdauernden Tiefenableitungen vorgenommen.

Weder die theoretischen noch die gesamten technischen Einzelheiten sollen hier besprochen werden (RIBSTEIN 1960). Sowohl für kurzdauernd wie für chronisch implantierte Tiefenelektroden gilt uns und den meisten Untersuchern der Grundsatz, daß sie beim Menschen nicht aus wissenschaftlichen Erwägungen oder dem Drang zur Erforschung subcorticaler Strukturen allein eingeführt werden dürfen, wenn nicht vorbestehende Krankheiten oder die Notwendigkeit einer Hirnoperation die Anwendung rechtfertigt. Das Risiko bei der Einführung der Elektroden in das Hirn ist nicht groß — vorausgesetzt die richtigen *Materialien* werden verwandt und Vorsicht wird bei der Einführung mit geeigneten *Instrumenten* beachtet. Zu unbeabsichtigten zusätzlichen Hirnschädigungen kam es bei uns niemals; eine Infektion ist nach Beobachtungen von uns und anderen (zusammengestellt bei RAMEY 1960; SHEER 1961) praktisch niemals beobachtet worden. Histologische Kontrolluntersuchungen ergaben bis auf minimale Gliazellwucherungen praktisch keine Veränderung der subcorticalen Hirnsubstanz. Für kurzdauernde Ableitungen werden meist Kupferdrähte oder versilberte Kupferdrähte verwandt, die mit Teflon oder einem Kunstharzlack gegeneinander und bis auf die ¹/₂—1 mm lange Spitze isoliert sind. Für chronisch implantierte Elektroden verwenden BATES 1961 rostfreien Stahl mit Rhodium, CHATRIAN 1961 Platin-Iridium-Draht, BICKFORD 1963 und DELGADO 1952 ebenfalls überwiegend rostfreien Stahl, RÉMOND 1961 vorwiegend Stahl und gelegentlich Gold, WALKER 1961 und WALTER 1961 ziehen Gold wegen der besseren Leitfähigkeit und den geringeren Kosten gegenüber dem zeitweise empfohlenen Platin vor. FISCHER 1961 hält rostfreien Stahl für die beste Elektrode. Um die Schädigungsmöglichkeiten möglichst gering zu halten, macht man die Tiefenableitungselektroden meist nur um 0,1 mm dick, sie werden einzeln oder gebündelt, entweder durch Kanülen oder mit speziellen Instrumenten (s. Abb. 4 a) an den vorher bestimmten Ort eingeführt.

Neben den üblichen starren Ringelektroden benutzen wir gebündelte Drahtelektroden (UMBACH 1954, 1955, 1957, 1959, 1961) mit auf ¹/₂ mm abisolierter Spitze im Abstand von 2 mm, 6—8 Ableitpunkte. Für besonders umschriebene Ableitungen bevorzugen wir Elektroden, deren 8 Einzelpunkte aus nur 50 μ starken Drahtspitzen bestehen, die aus einer Isoliermasse heraus sehr kleine Punkte im Abstand von 2 mm ableiten (s. Abb. 4 c). Die besten Ergebnisse erzielten wir mit *halbflexiblen Ringelektroden* (Drahtstärke 100 μ, Kreisdurchmesser 1,5 mm, Abstände 2, 4 und 6 mm, meist 8fach). Der unterste Teil ist auf 3 cm starr, der übrige Teil ist völlig flexibel, er enthält die 8 Drähte von 100 μ in einem Teflonmantel und endet nach 20 bzw. 30 cm in einem Mikrostecker (ähnliche Elektroden benutzt VAN BUREN 1963). An der Spitze befindet sich eine Schleppschlaufe aus Nylon. In sie greift eine Spitze der Elektrodenführung (s. Abb. 4 a). Die Maße sind auf das Zielgerät von RIECHERT ausgerichtet. Der Elektrodenführer wird nach Anlegen des Zielgerätes, Punktbestimmung und Ausführung des Bohrloches (6 mm) durch eine entsprechende Führungshülse bis vor den Cortex geschoben, mit dem Elektrodenführer bis in den Zielpunkt geführt und dieser dann allein zurückgezogen. Das biegsame Elektrodenende wird an der Kopfhaut fixiert. Röntgenkontrollen (s. Abb. 2, 3) zeigen den exakten Sitz, der eventuell korrigiert und zur Ableitung weiterer Regionen noch verändert werden kann. Eine zugehörige Steckerverbindung führt zum Vorverstärker. Der Vorteil dieser Elektroden ist die exakte Einführung mit dem stereotaktischen Gerät und die Möglichkeit sie unter Wahrung der Exaktheit vom Gerät zu trennen, wodurch dieses (eventuell nach

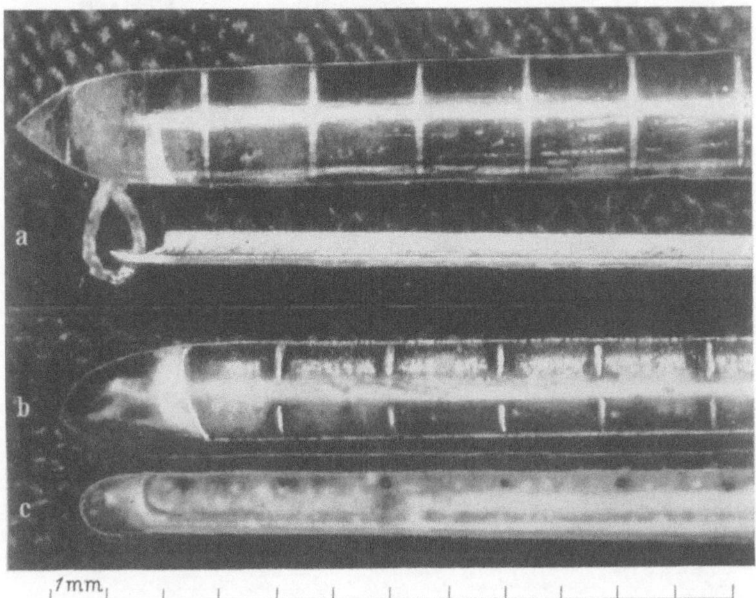

Abb. 4. Vergrößerte Spitze der 8fach-Tiefenelektroden (es sind jeweils nur 5 bzw. 6 Ableitungen sichtbar); Maßstab: 1 mm-Einteilung. a) Teflon-Elektrode mit 4 cm langem Trägerteil; der flexible Teil mit Mikrostecker (Gesamtlänge 30 cm) ist nicht sichtbar. Der Elektrodenführer greift mit seiner Spitze in die Schleppschlaufe der Elektrode, er führt im Zielgerät die Elektrode ein und wird dann zurückgezogen. Volle Kreistour der 100 μ starken Kupfer- bzw. Golddrähte mit dem Abstand 2 mm für die Ableitung 1—6, 5 mm für die Ableitung 7 und 8. b) Starre Tiefenelektrode im Stahlmantel, Ableitung mit Drahtelektroden in Teflon aus einem fensterförmigen Ausschnitt, Drahtstärke 100 μ, Drahtlänge $^1/_3$ des Kreisumfanges, 8 Ableitungen im Abstand von 2 mm. c) Starre Tiefenelektrode, Durchmesser halb so groß wie unter b). Aus dem Fenster der Elektrode ragen im Abstand von 2 mm Drahtspitzen (Durchmesser 50 μ), sie schließen plan mit der durchsichtigen Isolierung ab

Fig. 4. Magnified tip of the 8-fold depth electrodes (only 5 and 6 wires can be recognized); scale: 1 mm graduation. a) Teflon electrode with 4 cm long carrying part; the flexible part with micro-plug (total length: 20 cm) is not shown. The tip of the electrode guide fits into the dragging loop of the electrode; the electrode guide introduces the electrode in the stereotaxic apparatus and is then drawn back. Full circular tour of the copper or gold wires of 100 μ at a distance of 2 mm (recordings 1 to 6) and of 5 mm (recordings 7 and 8). b) Rigid depth electrode in steel shielding; registration with wire electrodes in teflon case from a window-shaped opening; strength of the wire 100 μ, length one third of the circumference of the circle, 8 recordings at a distance of 2 mm from each other. c) Rigid depth electrode, with a diameter half the size of b. Wire tips (diameter 50 μ) protrude from the window of the electrode at a distance of 2 mm; they form a planed surface with the transparent isolation

Einführen weiterer Ableitelektroden) für die Reiz- und Coagulationselektrode frei wird. Die 8fach-Elektrode gibt uns folgende *Möglichkeiten:*

1. eine Registrierung elektrischer spontaner und reizausgelöster Phänomene in verschiedenen Punkten des Subcortex.

2. eine eng umschriebene Reizung (2 mm Abstand) der verschiedenen Tiefenstrukturen zur Beobachtung der klinischen Effekte und der elektrophysiologischen Abläufe und auch

3. eine dem Einzelfall angepaßte umschriebene Coagulation innerhalb dieser Tiefenstrukturen zusätzlich zum ursprünglichen Zielpunkt.

Balken
Caudatum
Seit. Ventr.
Fornix
Putamen
Pallid. ext.
Pall. int.
2
Capsula interna
F. Mon.
A
III. Vent.
L. po
V. o. a
1
V. o. i
4
N. reticul.
V. o. p
M.
M. i.
V. im
i
Ce.
V. c.
e
3
Balken
Pulvinar
Ventr.
Ruber
Niger

Abb. 5 a

Balken
Seitenventrikel
St. t.
reticul.
Dorso-or.
Med.
4
Zentral
Pulv.
L. po
V. o.
Ce.
Caudatum
a
1
p.
3
Li.
Forn.
im.
V. c. pc
Subthal.
Lemn. med. lat
5
Hypothal.
Niger
Capsula interna
II
Com. ant
Tr. sp.
IV. Vent.

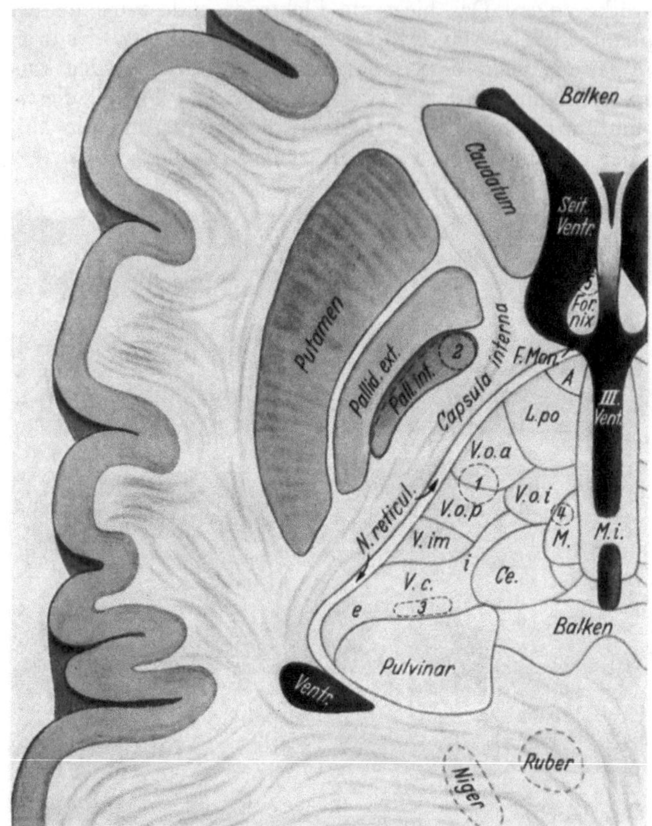

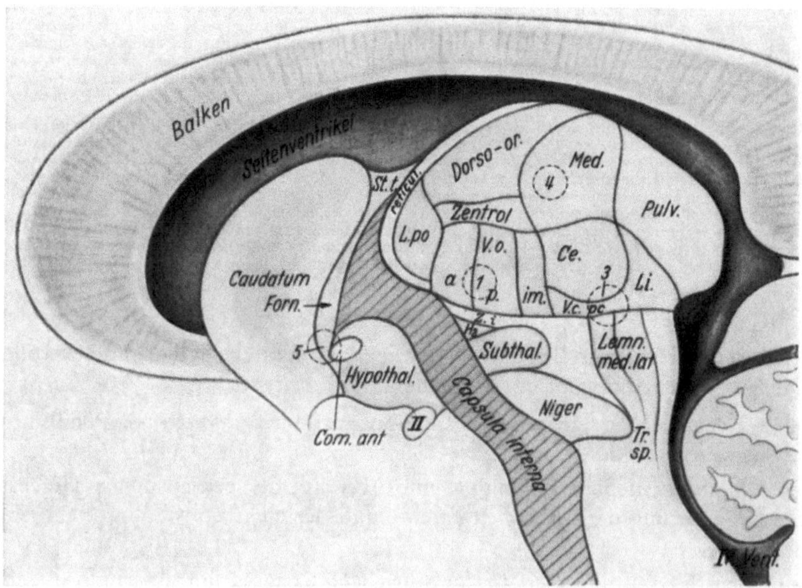

Abb. 5 b

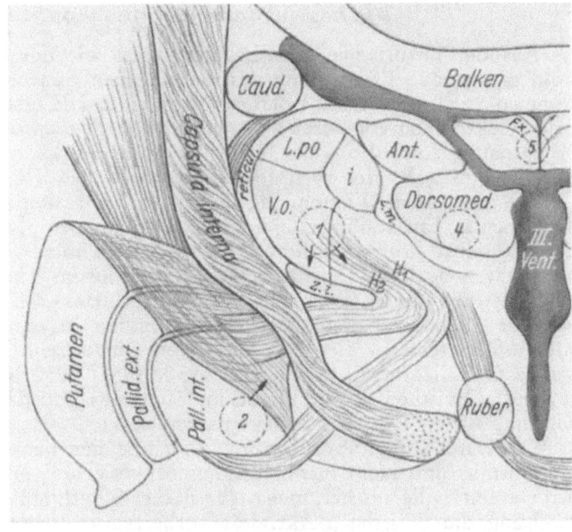

Abb. 5 c

Abb. 5. Halbschematische Darstellung der subcorticalen Kern- und Fasersysteme, die bei stereotaktischen Eingriffen gereizt oder coaguliert werden, in 3 Ebenen: a) Horizantalschnitt (unter Benuntzung einer Abb. aus SCHALTENBRAND und BAILEY 1959), b) Sagittalschnitt (unter Benutzung einer Abb. aus SCHALTENBRAND und BAILEY 1959), c) Frontalschnitt (unter Benutzung einer Abb. von LIN et al. 1961). — Zur besseren Orientierung wurden die Abschnitte der Basalganglien bezeichnet (Nomenklatur von HASSLER; V. o. entspricht etwa V. L., V. c. pc etwa V. P. M. bzw. L basale nach WALKER-LEGROS CLARK) und die Zielregionen beziffert: 1. im V. o. thalami (und H_1—H_2) beim Parkinsonsyndrom, 2. im Pallidum internum beim Parkinsonsyndrom, 3. im V. c. pc bei unbehebbarem Schmerz, 4. im Dorsomedialis bei Verhaltensstörungen und zusätzlich bei Schmerz, 5. im Fornix (+ Amygdalum bei temporaler Epilepsie

Fig. 5. Half-schematic representation of the subcortical nuclei and fibre systems, stimulated and coagulated during stereotaxic operations, in 3 planes (frontal, horizontal, sagittal) by parts after figures in SCHALTENBRAND-BAILEY 1959, LIN *et al.* 1961). For better orientation regions of the basal ganglia have been denoted (nomenclature of HASSLER, v. o. = approximately V. L., v. c. pc. = approximately V. P. M. or L. basale) and the target sites have been numbered. 1) n the v. o. thalami (and H_1—H_2) in Parkinson's syndrome; 2) in the pallidum int. in Parkinson's syndrome; 3) in the v. c. pc. in pain; 4) in the dorsomedial nucleus in pain (additionally to 3); and behavioral disturbances 5) in the fornic (+ amygdalum) in temporal epilepsy. — Abbreviations see legends in German

Abkürzungen/Abbreviatons

Ant.	N. anterior thalami	M. bzw. Med.	N. medialis
Caud.	N. caudatus	M. i.	Massa intermedia
Ce.	N. centralis	reticul.	N. reticulatus
Com. ant.	Commissura anterior	St. t.	Stria terminalis
Dorsomed.	Kerngruppe des N. dorsalis und medialis	Tr. sp.	Tractus spinothalamicus
Dorso-or.	N. dorso-oralis	V. c. (pc)	N. ventrocaudalis (parvocellularis) (externum, internum)
Fx.	Fornix		
F. M.	Foramen Monroi	V. o. a.	N. ventrooralis ant.
H_1	(Fasc. thalami) } Campus	V. o. p.	N. ventrooralis post.
H_2	(Fasc. lenticul.) } Forelii	V. o. i.	N. ventrooralis internus
Lemn.	Lemniscus (medialis, lateralis)	V. o. im.	N. ventrointermedius
Li.	N. limitans	Zentrol	N. zentrolateralis
L. m.	Lamella medialis	Z. i.	Zona incerta
Lpo	N. lateropolaris		

Natürlich müssen die Widerstandsverhältnisse der Elektroden bei der Registrierung mit dem jeweils benützten Direktschreiber (meist Schwarzer 12- und 8fach) oder Oscillographen berücksichtigt werden.

Nur beschränkt verwertbar für die Erforschung des subcorticalen Hirnstromablaufes sind die von freier Hand eingeführten oder nicht durch Pneumencephalographie und/oder mit Atlanten lokalisierten Elektroden; denn bei ihnen ist nichts bekannt über die tatsächlich abgeleiteten subcorticalen Strukturen. Nur die Einführung mit der stereotaktischen Technik macht eine exakte *Elektrodeneinführung in vorausberechnete Hirnregionen* möglich. Dazu muß ein 3-dimensionales Koordinatensystem aufgestellt und die verschiedenen Hirnstrukturen genau unter Eliminierung der Röntgenverzeichnung bestimmt werden. SPIEGEL-WYCIS, die 1947 den ersten stereotaktischen Apparat (nach dem von HORSLEY-CLARKE 1908 für Tierexperimente gebrauchten) für den Menschen entwickelten, leiten das Subcorticogramm unter ähnlichen Sicherheitsmaßregeln routinemäßig ab. Heute sind zahlreiche andere Geräte im Gebrauch (s. darüber bei SPIEGEL 1960, 1961; MUNDINGER-RIECHERT 1963), die Prinzipien der Punktlokalisation sind im wesentlichen gleich.

b) Die Spontan-Abläufe im Subcorticogramm (SCG)

Aus der historischen Entwicklung geben wir nur die wichtigsten Arbeiten wieder. Obwohl die genaue Erforschung des menschlichen Subcorticogramm erst etwa 15 Jahre vorgenommen wird, ist die Zahl der Arbeiten groß. Die ersten verläßlichen Ableitungen der spontanen elektrischen Aktivität *im menschlichen Thalamus* stammen von WILLIAMS 1949, der bei 21 Patienten sowohl aus der Tiefe wie vom Cortex registriert. Es wurde schon damals festgestellt, daß z. B. die verschiedenen Bezirke des Thalamus keine lokalspezifischen Wellenabläufe aufweisen. Während des normalen corticalen α-Rhythmus konnte im Thalamus eine weitgehende Entladungsruhe vorherrschen, abnorm langsame und große Wellen über dem Cortex, selbst krampfähnliche Abläufe waren nicht regelmäßig von ähnlichen thalamischen Aktivitäten begleitet. Ebensowenig zeigten die im Thalamus auftretenden Entladungen eine Übereinstimmung in Form und Phase mit Cortex-Wellen. Langsame Thalamuswellen fanden sich vor allem in Fällen, bei denen Tumoren in unmittelbarer Nachbarschaft verdrängend oder infiltrierend in die Thalamusregion einwuchsen. Diese Methode der *Tumorlokalisation* wurde vor allem von JUNG et al. 1950, 1951, 1952 bei Operationen an unserer Klinik angewandt. Zwischen den Abläufen im Thalamus und denen über dem Cortex waren in keiner Richtung sichere Zusammenhänge nachweisbar.

Die ersten Ableitungen *im Striatum* und den benachbarten Strukturen machte beim Parkinsonismus und beim Hemiballismus MEYERS 1949. Bei der bipolaren Tiefenableitung fand sich ein zeitweilig rascher, meist sehr flacher Rhythmus von 16—22/sec, während in der Hautableitung die typische α-Aktivität vorherrschte. In der Tiefe zeigten sich kleinere Amplituden, das Verhältnis von Oberfläche zu Tiefe betrug etwa 2 : 1. Sie machten (wie JUNG 1950) bereits darauf aufmerksam, daß eine *bipolare Ableitung* in der Tiefe größeren Aussagewert hat, da die unipolare Ableitung auch gegen eine weit entfernt liegende indifferente Elektrode ein weniger differenziertes Hirnstrombild liefert. Sehr langsame Wellen im Bereich des Striatum (s. Kapitel über Caudatum, S. 45) waren häufiger bei Patienten mit Parkinsonismus und anderen extrapyramidal-motorischen Bewegungsstörungen. Eine umgekehrte Polung der Potentiale erlaubte ihrer Ansicht nach zwar den Schluß auf eine Entladungsquelle und eine Fortleitung dieser abnormen Potentiale, sie gab indessen keinen sicheren Rückschluß auf die elektrisch führende Rolle einer subcorticalen Struktur, obwohl dies z. B. auch bei der fokalen Epilepsie von praktischem Nutzen wäre (s. darüber mehr Kapitel II, S. 109). HAYNE 1949 fand bei *Epilepsieableitungen* nie mit Sicherheit in oder um den medialen Thalamus einen Schrittmacher für Krampfentladungen, z. B. für 3/sec-Spitze-Wellenabläufe vom Petit-mal-Typ. Ein gewisser lokalisatorischer Wert zeigte sich nur darin, daß negativ gepolte Potentiale eine lokale Störung wahrscheinlicher machen und positive Ausschläge eher für eine fortgeleitete Störung sprachen. Bei der beschränkten Anzahl von subcorticalen Ableitungen ist indessen hiermit eine sichere Bestimmung der tatsächlichen Entladungsquelle oder des Ausgangsortes nicht möglich.

JUNG 1950 betont ebenfalls die Übereinstimmung in der Form der Cortex-Potentiale mit den Skalp-Potentialen und die weitgehende Unabhängigkeit der Tiefenabläufe. Die Rindenpotentiale waren allerdings occipital bis fünfmal, frontal nur zweimal so groß wie über dem Skalp. Auch wenn, im Gegensatz zur relativen Entladungsruhe im Marklager und bei einem Tumor (Ödem), in den Ableitungen aus der grauen Substanz, z. B. den Stammganglien, größere Potentialschwankungen häufiger waren, so erreichten sie nie die Amplitudengröße der direkten Hirnrindenableitung. Wir haben (UMBACH-BAUER 1953) die *Registriergenauigkeit und die Größenverhältnisse der Amplituden* in den verschiedenen Ableitregionen eingehend untersucht und wie ABRAHAM 1958 gefunden, daß die Potentiale, wie sie von der Kopfhaut aufgenommen werden, uns nicht völlig und richtig über die corticalen Vorgänge unterrichten. Das Verhältnis der Rindenpotentiale zu den Skalp-Potentialen war zumindest 2 : 1, im Extremfall 58 : 1. Krampfanfälle erzeugen häufig über dem Cortex Krampfspitzen oder paroxysmale Wellenformen, die nur zum Teil auf der Hautoberfläche nachweisbar sind. JUNG und RIECHERT registrierten bereits 1948 (veröffentlicht 1950) auch beim Menschen unregelmäßige Zwischenwellen speziell im *Ammonshorn* mit 4—7/sec, sie werden heute als nahezu typischer Spontanrhythmus in bestimmten Bereichen des limbischen Systems angesehen (Näheres s. S. 110). Das Caudatum zeigte oft nur kleine Schwankungen und im Verhältnis zum Cortex und anderen Hirnregionen relativ langsame Abläufe.

Wir haben im Laufe der Jahre bei den stereotaktischen Eingriffen zahlreiche Ableitungen aus der Tiefe vorgenommen; eine exakte *Ortsbestimmung der Elektroden* allein an Hand des Hirnstrombildes ist nicht möglich (zus.-gestellt UMBACH 1959). Die Theorie der „Feldeigenströme" von KORNMÜLLER konnte durch die systematische Durchforschung des Hirnes in der geäußerten Form nicht gestützt werden. Es bleibt abzuwarten, ob die von ALBE-FESSARD 1962; GUIOT 1962 zwischenzeitlich mitgeteilten, lokalisatorisch angeblich genaueren Unterschiede bei der Ableitung mit 40 μ starken Elektroden tatsächlich — abgesehen natürlich von dem Unterschied einer im Liquorraum und einer in der grauen Substanz liegenden Nadel — sich bestätigen lassen. Unsere eigenen Untersuchungen (seit 4 Jahren durch unipolare Ableitungen mit Elektroden zwischen 1,5—20 μ) haben bisher diese Feststellungen in der mitgeteilten Form nicht bekräftigt (s. dazu S. 55).

Im Wachzustand besteht ein deutlicher Form- und Frequenz-Unterschied zwischen cortexnahen und Tiefenpotentialen; bei zunehmender Schläfrigkeit, im Schlaf und während generalisierter Krampfanfälle ist ein mehr synchroner Potentialablauf über der Rinde und in den Tiefenregionen üblich. Der topisch geringe *informatorische Wert des Subcorticogramms* wurde anfänglich darauf zurückgeführt, daß bei offenen oder stereotaktischen Operationen für die Ableitung der Hirnströme nur verhältnismäßig wenig Zeit zur Verfügung stehe, während der Verletzungspotentiale und abnorme Entladungen das Ruhe-Hirnstrombild in der Tiefe verfälschten (Walker 1961, 1961 a). Dies gilt aber höchstens (s. S. 122) für das extrem krampfbereite limbische System, in dem mechanische Irritationen zu längerdauernden pathologischen Entladungen führen können. Inzwischen bestätigten langdauernde (bis zu 2 Jahren, Heath 1960) Tiefenableitungen mit „chronisch“ implantierten dünnsten Nadel- und Mehrfachelektroden ebenfalls, daß eine *Ortslokalisation nicht möglich* ist, genau so wenig wie eine elektrophysiologische Klärung der spontanen Cortex-Subcortex-Relationen. Bei pathologischen Fällen fanden sich gelegentlich einseitige, atrophischen Läsionen entsprechende Abflachungen in den Basalganglien (Spiegel 1956, 1959) oder einseitige abnorme Krampfmuster in limbischen Strukturen bei psychomotorischer Epilepsie (s. S. 121). Die in diesem Zusammenhang wichtigsten Befunde beim Menschen und die zusammenfassende Beurteilung der tierexperimentiellen Untersuchungen und Reizungen wurden bei Ramey (1960), Ribstein (1960) und Sheer (1961) dargestellt. An Stelle einer Übersicht werden hier nur die weitgehend verläßlichen Befunde zusammengefaßt.

Die Amplitudengröße und die Frequenz in der Tiefe und an der Oberfläche hängen in erster Linie von individuellen Schwankungen der Aufmerksamkeit und eventuell krankhaften (epileptiformen) Entladungen ab. In weitaus der größten Zahl der Fälle ist die Tiefenableitung auf einen *intraindividuellen Vergleich* beschränkt (Umbach-Bauer 1953). Aussagen über inter-individuelle Verhältnisse sind nur mit großer Vorsicht möglich.

Im Hirn haben Oberfläche und Tiefenregionen einen weitgehenden *Autorhythmus*. Bis jetzt fehlt uns eine Erklärungsmöglichkeit für die häufig dissoziierten wie für die gelegentlich in Zeit und Form übereinstimmenden Potentialabläufe in weiten Kern-, Mark- und Rindengebieten. Strukturspezifische Rhythmen, von Kornmüller Feldeigenströme genannt, lassen sich in der erwarteten Form nicht sicher nachweisen. Propagationen spontaner, normaler wie pathologischer Rhythmen lassen sich bis jetzt ebenfalls weder in subcortico-corticaler noch in umgekehrter Richtung sichern. Denkbar scheint ein engerer Zusammenhang des thalamischen mit dem frontalen Grundrhythmus und des Pulvinar-Rhythmus mit dem der Occipitalregion zu sein. Sicher ist weiterhin, daß bei zunehmender Dämpfung der Bewußtseinslage die Tiefen- und die Oberflächenableitungen synchroner werden. Im Wachzustand weist das *Thalamogramm und Pallidogramm* häufiger als der Cortex einzelne und gruppenweise auftretende β-Wellen auf (Ishikawa 1957; Jinnai 1961), die sich von den raschen Abläufen in der Zentralregion in Frequenz und Amplitude unterscheiden. Bei unseren Ableitungen wurde subcortical neben den flacheren und frequenteren Abläufen (s. Abb. 6) auch ein typischer α-Rhythmus gefunden; er unterschied sich in der Phasenrichtung, z. T. auch in der Reaktion auf visuelle und psychische Stimulation häufig vom corticalen α-Rhythmus. Bei Belichtung der Augen kam es zu Reaktionen auf einzelne Lichtblitze und zu einem driving bei Fotostimulation (MARSAN 1961; SEM-JAKOBSEN 1961). Im Bereich der frontalen und präzentralen Ableitungen bestand eine bessere Übereinstimmung, aber keine Phasenabhängigkeit mit den thalamischen Ableitungen, vor allem mit denen der intra-laminären und medialen Kerngebiete. Bei präformierter Epilepsie und insbesondere bei Myoklonus-Epilepsie treten sowohl über der Rinde wie in den verschiedenen Tiefenableitungen sehr große (bis zu 1000 μV) und meist in Phase und Verlaufsform unabhängige Krampfpotentiale auf. Über weitere Einzelheiten bei epileptischen Abläufen s. S. 124.

Wenn wir meist auch keine strukturspezifischen Charakteristika der spontan ablaufenden biologischen Hirnrhythmen innerhalb der Stammganglien und im Mark fanden, so weist doch die unterschiedliche und autonome Spontanaktivität auch anatomisch eng benachbarter Strukturen darauf hin, daß wir keine Massenleitereffekte

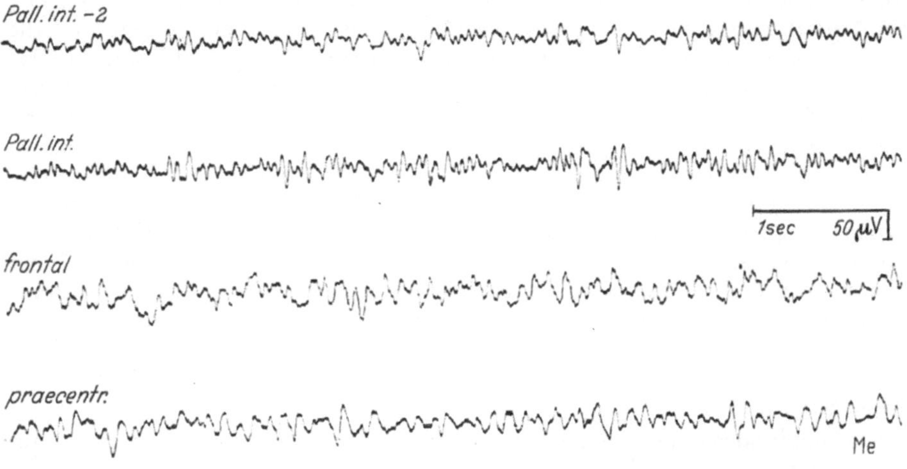

Abb. 6. Registrierung (bipolar) der Spontanentladungen im Pallidum (1. und 2. Zeile, im Abstand von etwa 2 mm), über der Frontal- und der Präzentralregion der gleichen Seite (3. und 4. Zeile). Deutlich ist der Unterschied des Grundrhythmus, der in der subcorticalen Region durchgehend zwischen 12—18/sec und mit verhältnismäßig kleiner Amplitude abläuft, über den zugehörigen Skalpableitungen übersteigt er im Durchschnitt 9/sec nicht, hier sind die Amplituden größer, aber nicht regelmäßig. Beispiel für die unterschiedlichen Spontanabläufe subcortical und über dem Skalp

Fig. 6. Bipolar recording of spontaneous discharges in the pallidum (lines 1 and 2 at a distance of about 2 mm), and of the frontal and precentral regions of the same sides (lines 3 and 4). There is a marked difference in basic rhythm: in the subcortical region it varies between 12 and 18 per sec. and shows a relatively small amplitude; in the corresponding scalp recordings it does normally not exceed 9 per sec.; amplitudes are larger though not regular. Example for the varying spontaneous discharges of the subcortical regions and the scalp

registrieren, die Ableitregion beschränkt sich auf wenige Millimeter rund um die Elektrode. Umschriebene bipolare Ableitungen im Abstand von 2 bis höchstens 5 mm sind für die Tiefenableitung am besten geeignet. Die *Frequenz in den Kerngebieten der Tiefe* betrug bei unseren Beobachtungen (s. Abb. 6) überwiegend 16—22/sec, es herrschen niedrigere Amplituden (20—30 μV) vor. Zeitweilig sind δ- und ϑ-Rhythmen eingestreut, ohne daß dies einen sicheren Hinweis für pathologische Verhältnisse geben müßte.

Typischere Wellen finden sich im Bereich der Capsula interna; hier überwiegen oft spitze und steile Wellen, sie ähneln in mancher Hinsicht den direkt aus der Zentralregion abgeleiteten hohen β-Frequenzen (s. Abb. 7). Im limbisch-rhinencephalen System, vor allem im Ammonshorn und weniger deutlich auch im Amygdalum, registrierten wir als ortsspezifisch angesehene 4—6/sec-Wellen (Einzelheiten darüber bei JUNG 1961), aber auch Spindelentladungen mit Frequenzen zwischen 16 und 35/sec. Der *Zwischenwellenrhythmus in limbischen Regionen* ist nach u. E. bei (temporalen?)

Epileptikern häufig, sogar überwiegend mit Verhaltensänderungen bzw. Anfallsäquivalenten gekoppelt. Außerhalb dieser psychischen Störungen treten diese langsamen Wellen nur sehr selten bzw. kurz auf. Sie überwiegen bei einseitigen Herden auch in diesem Temporalbereich (King 1961; Lichtenstein 1959) und zeigen sich gehäuft bei Provokation mit krampfauslösenden Medikamenten. Angeleri 1961 besitzt eine große Erfahrung mit Vergleichsableitungen bei Epileptikern und Nicht-Epileptikern, er fand bei Epilepsien keine abnorme Ruheaktivität in den limbischen Strukturen, wohl aber bei diesen die niedrigste Reiz- und Krampfschwelle.

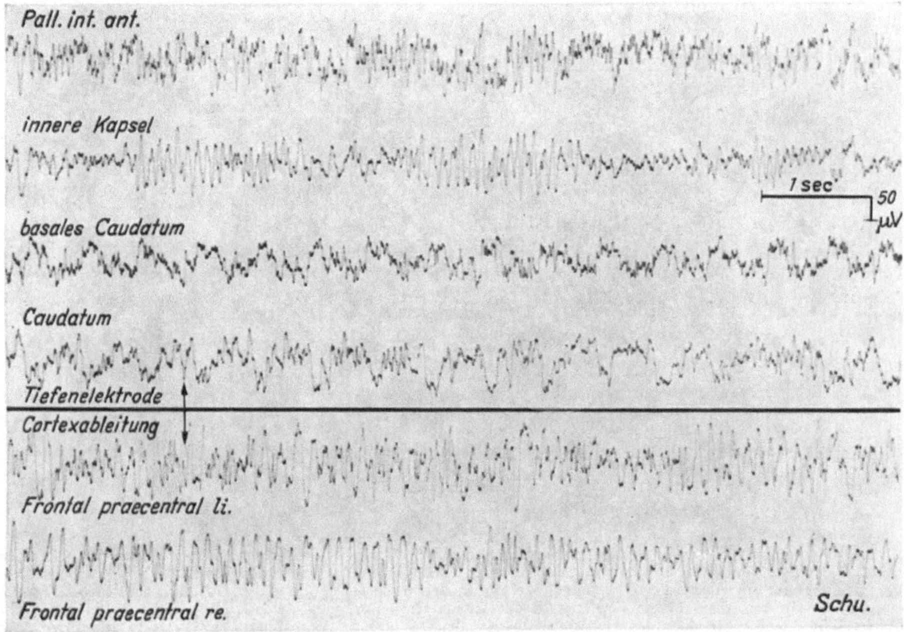

Abb. 7. Bipolare Ableitung der Spontanabläufe in verschiedenen subcorticalen Regionen (Abl. 1—4) und (bipolar) auf der Skalpregion beider Seiten (Abl. 5—6). Rasche Potentiale im Pallidum, steile Wellen in der Capsula interna, langsame Abläufe mit eingestreuten Betawellen im Caudatum. Die Potentiale der Hirnrinde sind größer und langsamer als in der Tiefe. Keine erkennbaren Relationen zwischen den einzelnen Tiefen- und Skalpregionen (Schu., Parkinson)

Fig. 7. Bipolar registration of spontaneous potentials in various subcortical regions (Fig. 1 to 4) and in the scalp region of both sides (Fig. 5 and 6). Quick potentials in the pallidum, sharp waves in the internal capsule, slow potentials with interspersed beta-waves in the caudatum. Potentials of the cortex are higher and slower than those of the depth. No recognizable relations between the several depth and scalp regions (Schu., parkinsonism)

Das *Thalamogramm* zeigt im Wachzustand rasche (14—35/sec) und flache Abläufe. Nach der Ausschaltung nimmt die Zahl langsamer, mehr synchron ablaufender Wellen im Thalamus, im Caudatum und über dem frontalen Cortex zu (s. S. 41), die Verlangsamung über der Hautoberfläche ist normalerweise nach 6 Wochen wieder weitgehend ausgeglichen. Bei umschriebener Ausschaltung kann bei bipolarer Ableitung das SCG des Zielpunktes mit jeder Coagulation flacher werden, als Zeichen der Destruktion des abgeleiteten Punktes gleicht es zuletzt fast der Kurve bei elektrischer Ruhe (s. Abb. 8). Dementsprechend lassen sich die elektrophysiologischen und klinischen Korrelate verschiedener Tiefenreize nach der Ausschaltung nicht mehr oder nur noch in abgeschwächter Form nachweisen (s. S. 32). Albe-Fessard 1962 und Guiot 1962 versuchten, wie bereits angedeutet, eine funktionelle intraoperative Exploration der traversierten oder angezielten Hirngebiete mit Hilfe einer 40 μ starken Elektrode. Diese bipolare Elektrode leitet einen größeren Pulk von Nervenzellen ab. Die mit dem Kathodenstrahloscillographen und akustisch registrierten Potentialabläufe bestätigten die auch bereits mit unseren Elektroden gefundene geringere elektrische Aktivität der weißen gegenüber der grauen Hirnsubstanz und eine relative Entladungsruhe während der Passage der Elektrode durch den Ventrikel. Der Übergang vom Ventrikel zum Thalamus läßt sich am Unterschied des Grundrhythmus auch nach unserer Erfahrung feststellen. Zwischen ventro-lateralem Thalamus und Capsula interna (nach ALBE-FESSARD bis auf 1—2 mm genau) können wir mit unseren Punktelektroden von 50 μ nicht immer klare Abgrenzungen vornehmen. Inwieweit sich die von ihnen gefundenen elektrischen Unterschiede zwischen Nucleus reticularis thalami, dem hinteren Ventralkern (ventro-caudalis parvicellularis?) und anderen Thalamusstrukturen bestätigten,

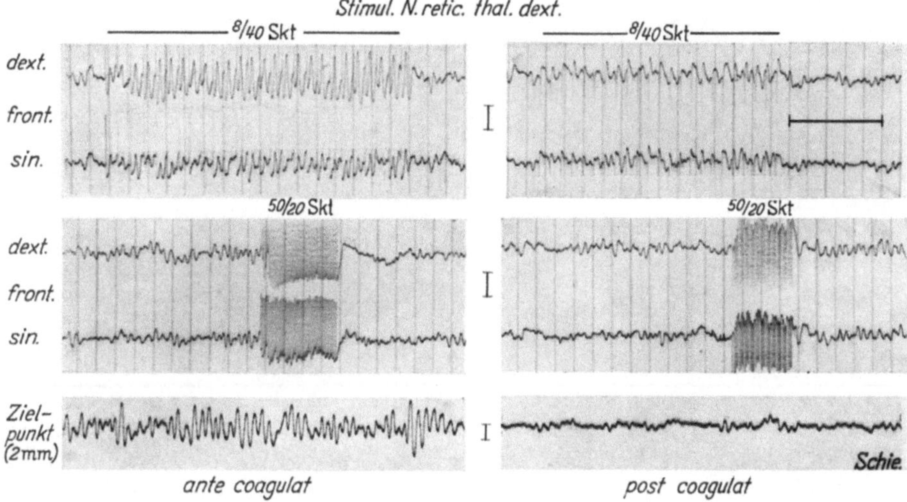

Abb. 8. Reizung im vordersten Anteil des Nucleus anterior (N. reticulatus thalami) mit 8 und 50/sec-Reizen gleicher Reizstärke vor (linke Bildhälfte) und nach der Coagulation des Zielpunktes (rechts). Die Spontanableitung im Zielpunkt im Abstand von 2 mm (letzte Zeile des Bildes) zeigt vor der Coagulation deutliche große Spontanpotentiale mit etwa 12 bis 14/sec, nach der Coagulation nur noch kleinste, die Frequenz hat sich nicht geändert. Die Ableitungen über der Frontalregion der gleichen und der gegenüberliegenden Seite zeigen vor der Coagulation ein einseitig betontes recruiting mit 8/sec-Reizen und charakteristischem Aufbau. Klinisch ist der Patient während des Reizes schläfrig. Nach der Coagulation ist dieses recruiting nicht mehr nachweisbar. Während der 50/sec-Reizung vor der Coagulation kommt es zum Aufwachen des vorher dösenden Patienten, der aktiv und sogar etwas übererregt reagiert. Gleichzeitig Desynchronisationseffekt für die Reizdauer und etwa 2—3 sec nach Reizende im EEG. Nach der Coagulation ist kein Weckeffekt klinisch und keine Desynchronisation im Hirnstrombild mehr nachweisbar. Ausschnitt aus einem 8fach Schwarzer-EEG (Schi.). Eichung: 1 sec und 50 μV

Fig. 8. Stimulation of the extreme part of the anterior nucleus (n. reticulum thalami) with 8 and 50 per sec of constant strength before (left half) and after coagulation (right half) of the target-site. Before coagulation the spontaneous record in the target-site at a distance of 2 mm. (last line) shows large, marked spontaneous potentials between about 12 and 14 per sec, after coagulation there are only smallest potentials; frequency has not changed. Preoperative records of the frontal regions of the same and the opposite side show unilaterally emphasized recruiting potentials with 8 per sec and with characteristic structure. Clinical state of the patient during stimulation: somnolence. After coagulation this recruiting can no longer be demonstrated. The previously somnolent patient awakes during preoperative stimulation with 50 per sec. His reactions are now active and even somewhat over-excited. During stimulus deliverance and about 2 to 3 sec after the end of stimulation desynchronizing effect in the EEG. After coagulation the arousal effect and the desynchronization are no longer demonstrable in the EEG. Part of 8-fold Schwarzer-EEG (Schi.)

bleibt noch offen. Auf die von ihnen gefundenen rhythmischen Aktivitäten, die mit dem Tremor synchron laufen und nur während seines Ablaufes auftreten, ist bei den eigenen Untersuchungen (s. S. 59) eingegangen. Wir fanden wie JASPER-BERTRAND (1964) Mikrobursts mit Wechsel der Tremorphase und bei blockiertem (latentem) Tremor etwa eine verstärkte Dauerentladung der neuronalen Spitzen. (Unberücksichtigt bleiben hier die unbewußten Fehlinterpretationen durch mechanische Artefakte bei starkem Tremor, durch Hirnpulsationen in der Nähe der Ventrikel wie sie u. E. KIRIKAE 1953 als Thalamogramm brachte).

Wie BERTRAND 1958, 1961 registrierten wir im *Pallidogramm* vorwiegend β- und eingestreute α- und ϑ-Rhythmen (Amplitude 40—80 μV). Nach den Korrelationsanalysen (Brazier 1952, 1960; Barlow 1957, 1959) der Tiefen- und der Oberflächenpotentiale sollen dagegen im medialen Pallidum eine Durchschnittsfrequenz von 7/sec, in den lateralen Partien eine von 8/sec, im Putamen eine sehr flache Aktivität um 6/sec vorherrschen, über der Oberfläche waren durchschnittlich 10/sec α-Wellen — in einigen Fällen nur um 8/sec — nachweisbar. Im Thalamus reagieren α-Wellen wesentlich besser auf Lichtreize als im Pallidum, Wellen von 12—14/sec zeigen keine Lichtreaktion. Im lateralen Thalamus fanden wir vorwiegend 12—16/sec-Wellen, die gelegentlich auch größer als die Wellen über der Fronto-Präzentralregion sein können. Es überwiegen jedoch (wie bei Jung 1953, 1955) bei meist höherer Frequenz kleinere Amplituden. Abnorme Potentiale, etwa entsprechend den ϑ-δ-Wellen bei Epilepsien, fanden wir ebenso wie Spiegel-Wycis 1962 nur gelegentlich und eingestreut. Subcortical beobachteten wir bei erhöhter Aufmerksamkeit, vor allem auch bei Schmerz, eine ähnliche Abflachung wie über der Oberfläche. Eine Verlangsamung des Grundrhythmus auf bestimmte Medikamente (Barbiturate, Reserpin, Meprobamat) wurde von uns nicht geprüft, da wir aus klinischen Gründen fast ausschließlich am wachen Patienten operieren. Ihr Einfluß ist bekannt (Spiegel 1962; Bickford und Sheer 1961; Okuma 1955). Ihr oft stärker subcortical als im Skalp-EEG verlangsamender Einfluß muß berücksichtigt werden; bei Eingriffen unter dämpfenden Medikamenten darf dieses differente Bild nicht als krankheitsspezifisch, — z. B. bei extrapyramidalen Bewegungsstörungen — interpretiert werden. Auch bei Normalpersonen und beim Tier ist diese subcortical verstärkte Wirkung bekannt.

Die *elektrobiologischen Korrelate degenerativer Erkrankungen* des Gesamthirns oder bestimmter Stammganglienstrukturen bedürfen noch einer Besprechung. Das spontane Subcorticogramm zeigt bei extrapyramidal-motorischen Bewegungsstörungen älterer Leute in 25—30% eine Verlangsamung des α-Rhythmus auf 7—9/sec. Dies steht in Parallele zum verlangsamten Skalp-Rhythmus, der insbesondere von Ganglberger (1961, 1962) und von England (1959) in größeren Serien verfolgt wurde. Vor allem Patienten mit arterio-sklerotischen Veränderungen, die schweren Fälle mit psychischen Alterationen nach Luftfüllung wurden meist nicht oder erst nach längerer Vorbereitung operiert, zeigten nach dem umschriebenen stereotaktischen Eingriff in größerer Zahl vorübergehend weitere *Verlangsamungen und abnorme Veränderungen.* Die Grundrhythmusverlangsamung zeigte Einstreuungen im ϑ- und δ-Band. England betonte, daß keine Beziehungen zur Dauer, eher jedoch zum Erscheinungsbild der Krankheit vorlägen. Neben arteriosklerotisch vorgeschädigten Patienten hatten die Patienten der akinetischen Erkrankungsform in über 18% pathologische Wellen um 6/sec und im übrigen die deutlichsten Verlangsamungen des Grundrhythmus. Umbach und Woywode (1965) machten diese Beobachtungen im Rahmen einer medikamentösen Behandlung vorwiegend akinetischer Parkinsonkranken. Patienten mit spontan verlangsamtem Grundrhythmus oder einer deutlichen Verlangsamung nach der Luftfüllung haben eine schlechte Prognose. Bei ihnen ist ein Versuch mit durchblutungsfördernden, vor allem nach unseren eben genannten Vergleichsuntersuchungen mit L-Dopa (Umbach-Baumann 1964), Vitamin B_6 (wirkt als Coferment der Dopadecarboxylase dem Dopamin-Abbau entgegen) und Stoffen der Amphetaminreihe („Weckamine") angezeigt. Die letzteren wirken wahrscheinlich in ihrer Eigenschaft als Monoaminoxydasehemmer einem Abbau der primär in den Kernen des extrapyramidal-motorischen Systems beim Parkinsonpatienten verminderten Catecholamine entgegen (Literatur bei Umbach und Baumann 1964; Umbach und Woywode 1965). Auch Komplikationen nach der Operation in Form von Schwerbesinnlichkeit, Antriebsmangel und verzögerte Gesamterholung beruhen auf einem zwischen 7—11% verringerten Kreislauf, einer verminderten Sauerstoffversorgung, sie machen sich durch das verlangsamte EEG bemerkbar. Die Abb. 9 gibt an Hand des Säulendiagramms den besten Einblick in die primär überwiegenden Rhythmen, die Verlangsamung der Grundfrequenz nach dem Eingriff und die Verschiebung nach der rascheren (physiologischen) Seite durch das adrenerg und dem MAO-Abbau entgegenwirkende Medikament der Amphetaminreihe. Dabei besteht (GANGLBERGER 1962) kein Unterschied zwischen Pallidum- und Thalamuscoagulationen: Innerhalb der ersten Woche nach Durchführung des einseitigen stereotaktischen Eingriffes

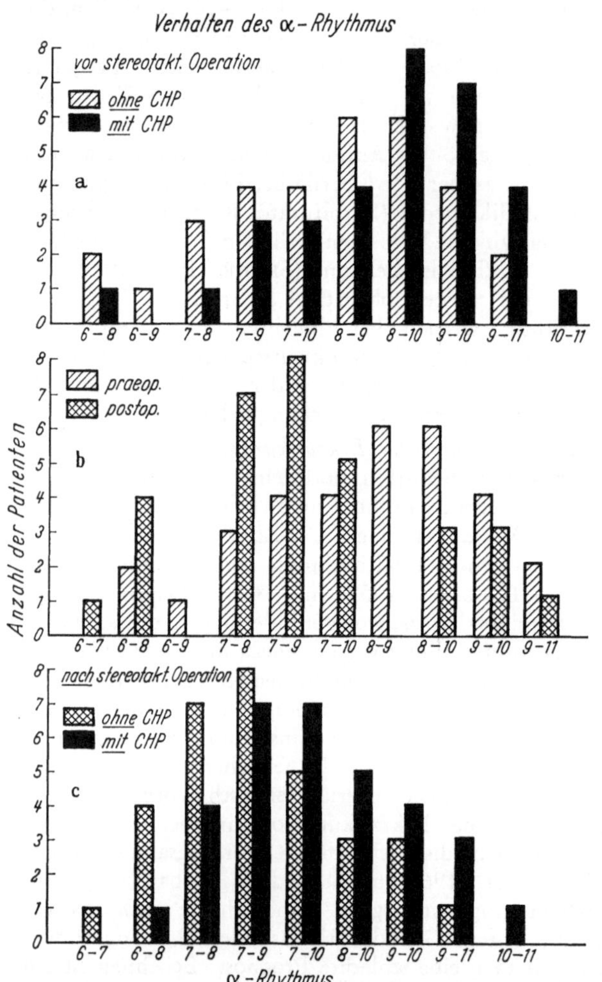

Abb. 9. Verteilungshäufigkeit der mittleren α-Frequenzen bei 32 Parkinsonpatienten mit überwiegender Akinese bei i.v. Injektion von 20 mg Cyclohexyl-Isopropyl-Methylamin (CHP, näheres UMBACH und WOYWODE 1965) ohne und mit stereotaktischer Operation. a) Der größere Teil der Patienten hat spontan (gestreifte Säulen) Durchschnittsfrequenzen des α-Rhythmus unter 9—10/sec, z.T. Verlangsamungen bis zu 6/sec. Nach Injektion des Amphetamins (schwarze Säulen) kommt es für mehrere Stunden zu einer deutlichen Verschiebung nach der Seite der 9 bis 11/sec-Frequenzen, also einem mehr physiologischen Grundrhythmus. b) Der spontane, verlangsamte Grundrhythmus (gestreifte Säulen) wird durch den stereotaktischen Eingriff (karierte Säulen) für einige Zeit stärker nach der langsameren Grundfrequenz verschoben. c) Dieser postoperative α-Rhythmus (karierte Säulen) wird durch Gabe von CHP wieder nach der rascheren Seite des Frequenzbandes (um 9 bis 11/sec) verschoben. Primär ist also ein Überwiegen langsamer EEG-Rhythmen festzustellen, die durch den stereotaktischen Eingriff mehr nach der trophotropen Seite verschoben werden. Sowohl prä- wie postoperativ bewirkt die Gabe kleiner Amphetaminmengen eine Verschiebung nach der ergotropen Richtung, wahrscheinlich durch eine bessere Hirndurchblutung

Fig. 9. Distribution frequency of mean alpha-frequencies in 32 Parkinsonians with dominating akinesia after intravenous injection of 20 mg. cyclohexyl-isopropyl-methylamine (CHP, further details see UMBACH and WOYWODE, 1965) with and without stereotaxic operation. a) Average frequencies of alpharhythm below 9 to 10 per sec. are spontaneously shown by the greater number of patients (striped columns), in a part of them there are retardations down to 6 per sec. After injektion of amphetamine (black columns) a marked shift is seen toward the 9 to 11 frequencies, i. e. toward a more physiologic basic rhythm; it persists for several hours. b) The spontaneous, retarded basic rhythm (striped columns) is for some time altered toward the slower basic frequency by the stereotaxic operation (chequered columns). c) By administration of CHP this postoperative alpha-rhythm (chequered columns) is again changed toward the quicker side of the frequency band (about 9 to 11 per sec.). — Thus a preponderance of too slow EEG rhythms is primarily found, and a further shift in the trophotropic direction results from the stereotaxic intervention. Pre- as well as postoperatively a shift in ergotropic direction is caused by the administration of small amounts of amphetamine, probably because a better cerebral blood circulation is effected

zeigten 40% mäßige und 35% schwere Verlangsamungen und sogar *Herdveränderungen*, bei 15% war ein Übergreifen auf die Gegenseite und bei insgesamt fast 32% eine Tendenz zur sekundären Bilateralisation feststellbar. Diese Herdveränderungen mit einzelnen ϑ- und δ-Gruppen war gekoppelt in seltenen Fällen mit höherfrequenten Wellen, Krampfanfälle wurden nie beobachtet. Charakteristisch ist das intermittierende Auftreten dieser pathologischen Wellen bei genereller Verlangsamung. Meist sind die EEG-Veränderungen nur vorübergehend und klingen, von einigen Ausnahmen abgesehen, innerhalb von 6—12 Wochen ab. Das Maximum dieser Herdprojektion fand sich frontal bis fronto-temporal (SPIEGEL 1960).

Diese verlangsamten Rhythmen setzt GANGLBERGER in Parallele zu der von JUNG und TÖNNIES 1950 angenommenen Bremsfunktion des Hirns, wobei diesen langsamen Wellen nach WALTER (1950) eine protektive Funktion zukomme, die sich nach Wiederherstellung der cerebralen Homeostase wieder in gleicher Weise zurückbilde. Es bleibt als Erklärung für die (vorübergehende), öfter betont halbseitige EEG-Verlangsamung die Unterbrechung der unspezifischen Systeme und der hypothalamischen Zuflüsse; in den betroffenen Regionen werden vielleicht Fasern ungewollt mit ausgeschaltet, die von überwiegend dynamogenen und aktivierenden Anteilen des Retikulargeflechtes stammen. Unsere neueren Untersuchungen ohne und mit Amphetamin-ähnlich wirkenden Stoffen (s. UMBACH-WOYWODE 1965) zeigten, daß die Mangeldurchblutung des Hirns durch Blutunterdruck, bei Parkinsonismus primär in der Überzahl und nach der stereotaktischen Operation deutlich verstärkt, durch z. B. Amphetamine gehoben und das EEG deutlich gebessert wird. Damit konnte die häufige *Verschiebung des Frequenzspektrums* unter die physiologische Grenze von 8/sec-Wellen oder sogar die Verlangsamung des Grundrhythmus unter 6/sec verringert werden. Die Verlangsamung der α-Wellen ging im übrigen dem Schweregrad der Akinese so häufig parallel, daß sich zur weiteren Klärung des Zusammenhangs klinische Untersuchungen empfehlen. Bei der großen individuellen Verschiedenheit gibt die Abb. 9 den besten Einblick in die Ausgangswerte und die Veränderung durch Medikamentengabe ohne und mit operativem Eingriff. Nach (Teil a) der Gabe von Cyclohexyl-Isopropyl-Methylamin — abgekürzt CHP — (schwarze Säulen) ergibt sich eine deutliche Verschiebung nach dem rascheren Anteil des α-Frequenzbandes! Umgekehrt zeigt sich beim Vergleich des prä- und postoperativen EEG (Teil b) ohne Medikation, daß das an sich verlangsamte Frequenzspektrum nach dem Eingriff noch mehr nach der langsameren Seite verschoben ist. Die Erklärung mit einer noch mehr verstärkten, beim Parkinsonpatienten primär vorherrschenden trophotropen Einstellung des Vegetativums bietet nur eine Hilfshypothese, sie geht auch an den praktischen Erfordernissen vorüber. Die postoperative CHP-Medikation bewirkt nämlich — zumindest ebenso deutlich wie vor der Operation — eine Beschleunigung des verlangsamten Grundrhythmus, kenntlich an der Häufung der Werte auf der rascheren, der mehr physiologischen Seite des α-Frequenzbandes. Die Verlangsamung ist gerade bei den schwersten Krankheitsgruppen am ausgeprägtesten. Da bei ihnen ebenfalls eine ausgeprägte primäre Blutdrucksenkung und eine Pulsverlangsamung besteht, ist es naheliegend, die oft mangelhafte geistige Aktivität und körperliche Adynamie auf eine krankheitsgebundene Unterfunktion der aktivitätssteuernden Einrichtungen des Hirnes bei cerebralem (vielleicht auch peripherem) Mangel an Catecholaminen (z. B. Dopamin, s. UMBACH-BAUMANN 1964) und anderen Sympathomimetica zu beziehen. Die Amphetamin-Wirkung auf den Kreislauf (ähnlich auch L-Dopa) erbrachte nicht nur eine Besserung der klinischen Akinese und Bradyphrenie, erkennbar an einer deutlich besseren Durchführung der von uns gestellten Testaufgaben, sondern — offenbar auf dem Boden einer verbesserten Hirndurchblutung oder einer besser ausgewogenen Glucose- und Phosphorbilanz — eine Grundrhythmussteigerung in Richtung auf die physiologischen 9—11/sec. Die *Wirkung des Sympathomimeticums* gleicht die primäre und besonders die poststereotaktische (vorübergehend verstärkte) Grundrhythmus- und Blutdrucksenkung in erwünschtem Umfang aus. Wirkung und Verträglichkeit müssen selbstverständlich gerade hinsichtlich der Blutdruckreaktion individuell erprobt werden. In diesem Zusammenhang ist darauf hinzuweisen, daß die Beobachtung der langsamen Wellen eine Voraussage für das weitere Vorgehen ermöglicht. Bilden sich die abnormen Potentialabläufe nicht innerhalb der ersten Monate zurück, so ist dies eine absolute Kontraindikation für einen stereotaktischen Eingriff auf der gleichen und auf der Gegenseite. Diese Verhältnisse verdienen in unserem Zusammenhng deshalb eine Erwähnung, weil wir nicht nur bei der Operation selbst, sondern auch — allerdings meist beschränkt auf die Dauer von 30—60 min — bei Kontrollableitungen nach der stereotaktischen Ausschaltung im Thalamus und Pallidum eine vorübergehende Verlangsamung des Grundrhythmus subcortical und in ähnlicher Form auch über dem Schädel registrieren konnten. Wir haben aus Rücksicht auf den Patienten nur bei 15 Fällen subcortical über einige Stunden und in 7 Fällen über mehrere Tage die Ableitungselektroden belassen. Uns stehen auch keine Kontrollableitungen aus der gegenüberliegenden nicht-operierten Seite zur Verfügung, wie sie von Spiegel und anderen ausgeführt wurden. Die kurzzeitigen *Kontrollableitungen* der Tiefe bestätigen, daß Patienten mit einem primär verlagsamten Grundrhythmus nach der Ausschaltung häufiger, stärker (und längerdauernd?) Verlangsamungen des subcorticalen neben dem corticalen Rhythmus aufweisen.

Wir konnten inzwischen (Umbach-Tzavellas 1965) klinisch und durch objektive (statistisch gesicherte) Kontrollen zeigen, daß die Kombination von L-Dopa und Amphetamin nicht nur die Verträglichkeit, sondern auch die Wirkung auf Blutdruck, Puls, EEG und Gesamtverhalten stärker bessert als die Einzelgabe; jetzt blieb die Besserung auch über 48—72 Std nachweisbar.

Diese Registrierungen des Subcorticogramms und der Vergleich mit den Oberflächenpotentialen vor, während und nach umschriebenen Ausschaltungen in der Tiefe des menschlichen Hirns ist weniger für die Lokalisation der Elektroden als vielmehr zur Beurteilung der Belastungsfähigkeit des Patienten für einen Eingriff und der Hirndurchblutung von Bedeutung. Auf die besonderen Verhältnisse des spontanen Subcorticogramms und seine Beziehung zum Oberflächen-EEG bei der temporalen Epilepsie ist auf S. 121 eingegangen.

Zusammenfassung

Nach einem kurzen Abriß der früheren Methoden zur Ableitung subcorticaler Hirnströme bei offenen Hirneingriffen (seit 1946) und den verschiedenen Ableitungstechniken anderer Untersucher, wird auf die Bedeutung der subcorticalen Ableitungen eingegangen. Für unsere Untersuchungen gilt von Anfang an das Prinzip, daß nur während eines therapeutischen Eingriffes und nur in den hierzu angezielten Tiefenstrukturen abgeleitet wird. Die von uns entwickelten und dem jeweiligen Verwendungszweck angepaßten Elektroden, die Technik der Einführung mit dem Zielgerät von Riechert 1951 sowie die verschiedenen Kontroll- und Sicherungsmethoden erlauben eine exakte, bei einigen Autopsien bestätigte Ableitung aus vorher berechneten subcorticalen Regionen (Minimalabstand der Elektrodenspitzen 2 mm, Drahtstärke bis zu 100 μ) zusammen mit dem Vergleich corticaler Potentialabläufe. Die Zahl der abgeleiteten Tiefenpunkte wird tabellarisch aufgegliedert.

Das Subcorticogramm (SCG) zeigt in verschiedenen Regionen zwar in einigen Fällen unterschiedliche Abläufe in Form und Frequenz, sie gestatten allein keine sichere Lokalisation des Elektrodensitzes, sie erlauben allein auch noch keinen Rückschluß auf umschriebene pathologische Verhältnisse oder z. B. einen führenden epileptischen Focus. Besondere Wellenformen und eine besondere Krampfbereitschaft fanden sich in bestimmten Anteilen des limbischen Systems. In der Capsula interna fanden wir häufig mittelhohe, im Thalamus und im Pallidium flache β-Wellen neben α-Wellen. Besonders langsame und z. T. flache Potentiale zeigten sich im Caudatum.

Sichere Beziehungen zwischen dem SCG und dem Haut-EEG lassen sich nur in wenigen Fällen aufdecken. Auf die unterschiedlichen Registrierverhältnisse der direkten Ableitung im Hirn gegenüber der Hautableitung muß in allen Fällen besonders geachtet werden. In der grauen Substanz der Tiefe sind im Wachzustand generell raschere (14—35/sec) Wellen und meist kleinere Amplituden zu finden als über dem Skalp. Bei zunehmender Schläfrigkeit und bei der Gabe dämpfender Medikamente kommt es zu einer „Synchronisation", d. h. zu einem mehr uniformen Potentialablauf, in den verschiedenen Tiefenstrukturen und dem Cortex.

Besonders besprochen wird der spontane Grundrhythmus der Hirntiefe und -oberfläche bei Parkinsonpatienten und seine Verlangsamung für einige Zeit nach dem stereotaktischen Eingriff. Die Verlangsamung steht wahrscheinlich am ehesten im Zusammenhang mit einer verminderten Hirndurchblutung und den Begleiterscheinungen (vor allem der Bradykinese und -phrenie). Die Verfolgung dieser EEG-Abläufe hat nicht nur für die Operabilität des Patienten Bedeutung, durch sie läßt sich auch die Notwendigkeit und der Erfolg einer medikamentösen Substitutionsbehandlung, z. B. durch Catecholamine (L-Dopa) und Monoaminoxydase (MAO)-Hemmer sichern.

Summary

At first a short survey is given, dealing with former methods for the registration of subcortical potentials in open brain operation (since 1946) and with the various methods of other investigators. The importance of these subcortical registrations in well-defined regions is known. From the beginning of all our investigations we had the prinicple to registrate exclusively during the operation and in the structures only, which were aimed at for therapeutic reason. Our self-developped and for the special purpose adapted electrodes, our technique of application by the stereotaxic apparatus of RIECHERT (1951) as well as the various methods of safety and control allow us a registration in exactly determined regions, in some cases the exact position was shown by autopsy. The distance between the tips of the electrode was 2 mm, the diameter of the wires was 50—100 Mikron. Subcortical and cortical potentials can be compared. The subcortical registrations are listed upon in a tabella.

The subcorticogram (SCG) shows in different regions in phase and sequence distinguishable waves, however these waves alone allow neither a precise localisation of the electrode position nor the conclusion that abnormal potentials or a leading epileptic focus prevail. Typical waves and a special inclination to paroxysms could be seen in several parts of the limbic system. We often found in the intern capsule even higher and in the Thalamus or the Globus pallidus (intern part) low Beta-waves. Particular slow und low potentials were seen in the caudate. Only in a few cases we found relations between EEG and SCG. In every case the different modus between the direct registration in subcortical and scalp regions must be taken in concern. Generally more frequent waves (14—35 per sec.) and smaller amplitudes are to be seen in the gray matter during awake states. With advancing sleepiness and with damping medicaments a synchronization is seen, e.g. more uniform potentials in various subcortical structures as well as over the scalp.

The spontaneous rhythms of subcortical and cortical origin in patients with Parkinson's disease and their slowing down for some time after the stereotaxic operation are especially taken into consideration. This slowing down probably is in connection with a diminuished brain circulation and their concomitants (e.g. bradykinesia and -phrenia). To control these EEG-waves is not only of importance to learn the operability of the patient, but also the necessity and the effect of substitution therapy with Catecholamines (L-Dopa) and MAO-blockers.

c) Form und Latenz der corticalen EEG-Antwort auf subcorticale Reize

Wichtiger für die Beurteilung der subcortico-corticalen Relationen ist die Verfolgung reizausgelöster Potentialabläufe. Im Tierexperiment sind seit JUNG-KORNMÜLLER 1938, DEMPSEY-MORISON 1942 die EEG-Veränderungen nach Reizung des

Thalamus, der F. reticularis (MORUZZI-MAGOUN 1950) und zahlreicher corticaler Strukturen genau registriert worden. Zwei Typen von Reizantworten wurden festgestellt:

1. Lokalisierte *„evoked potentials“* mit sehr kurzer Latenzzeit (2—5 msec) nach Reizung spezifischer Thalamuskerne in den entsprechenden Projektionsgebieten der Hirnrinde.

2. Diffuse Reizantworten langer Latenz, die über der gesamten Hirnrinde mehr oder weniger ausgeprägt erscheinen und mit der Reizfrequenz variieren.

Ihre wichtigsten Typen sind die *„cerebral response“* auf Einzelreiz, die *„recruiting potentials“* (DEMPSEY-MORISON 1942) bei Reizung bis zu 10/sec (Synchronisation) und die Abflachung des EEG (Desynchronisation) mit arousal-Effekten nach Serienreizung mit mehr als 20/sec vor allem in der Reticularis (MORUZZI u. MAGOUN 1950).

Seit Anwendung der stereotaktischen Operationsverfahren (RIECHERT 1951) unternehmen wir vor der gezielten elektrochirurgischen Ausschaltung des subcorticalen Kerngebietes analoge Untersuchungen auch beim Menschen (UMBACH 1953; JUNG 1954). Bei jedem Eingriff dient die *Reizung mit verschiedenen Stärken und Frequenzen* als zusätzliche elektrobiologische Kontrolle des richtigen Elektrodensitzes. Neben den reizausgelösten klinischen (HASSLER-RIECHERT 1961; HASSLER 1961) und vegetativen Effekten (UMBACH 1954, 1961, 1962, 1964) können wir im EEG die subcortical ausgelösten Potentialschwankungen über der Hirnrinde an Hand größerer Reizserien verfolgen (UMBACH 1953, 1957, 1958, 1961, 1963). Aus diesen seit mehr als 10 Jahren durchgeführten Routinereizungen besprechen wir zuerst die corticalen Antworten auf Einzelreize niederer Frequenz (etwa 1/sec) im Vergleich mit den Resultaten der Tierexperimente. Wir haben uns eingehend mit den *Effekten nach Einzelreiz* beschäftigt, weil sie bis jetzt selten systematisch — im Gegensatz zu den mittel- und hochfrequenten Reizen — verfolgt wurden und bei ihnen die Überleitungszeit und die Form der corticalen Antwort am besten beurteilt werden kann.

Seit 1952 wurden aus über 1200 Registrierungen auswertbare EEG-Ableitungen vor und zum Teil nach der Ausschaltung des Tiefenpunktes durchgeführt. Im EEG der Schädeloberfläche zeigen sich Potentiale in Form der sogenannten „cortical“ oder *„cerebral response“ in folgender Häufigkeit* nach Einzelreiz (s. Schema, Abb. 5) im

Tabelle 2

N. v. o. thal.	(430 Fälle)	bei	286	= 66,5%
N. v. o. p. thal.	(37 Fälle)	bei	18	= 47 %
N. v. o. i. thal.	(15 Fälle)	bei	13	= 86,6%
Lam. med. thal.	(14 Fälle)	bei	13	= 92,3%
Globus pallidus	(440 Fälle)	bei	25	= 5,7%.

In den übrigen Fällen waren keine reizausgelösten Nachentladungen zu beobachten, d. h. nach dem Reizartefakt ging sofort das normale EEG weiter. Nur bei etwa 8—10% der „negativen“ EEG erfolgte dieser Übergang in Form einer rudimentären Welle (Amplitudenhöhe von höchstens 60—80 μV, Dauer bis zu 100 msec). In dem oben angeführten Prozentsatz „positiver“ Fälle lösten subcorticale 1/sec-Reize im EEG charakteristische und mit jedem Reiz *reproduzierbare Potentialschwankungen vergleichbarer Form,* höherer Amplitude und nahezu identischer Sequenz aus.

Diese „cortical response“ beim Menschen ist mehrphasisch, die Wellen setzen sich hinsichtlich ihrer Amplitude und Frequenz von den normalen EEG-Wellen deutlich ab, ihre Gesamtdauer beträgt 0,3 bis 0,35/sec. In voll ausgebildeter Form besteht sie aus der primären und sekundären Reaktion in Form zweier sinusähnlicher Schwingungen, die zeitliche Aufeinanderfolge der einzelnen positiven und negativen Phasen ist gleich. Die *Höhe der Amplituden* hängt von Reizort und Reizstärke ab (bis etwa 200—300 μV); diese Werte sind nicht mehr als absolut verbindlich anzusehen, da in diesem Bereich die mechanische Schreibung nicht mehr ganz wirklichkeitsgetreu arbeitet. Amplitudenhöhen haben wir deshalb nicht durch Messung verglichen. Die Gipfelform und -höhe ist indessen auch bei oscillographischer Darstellung sehr ähnlich (s. Abb. 10, 11). Die Reizantwort beginnt oft, jedoch nicht immer sehr deutlich, mit einer kleineren positiven Auslenkung, im EEG als Abweichung aus der Isopotentiallinie nach unten registriert. Ihr folgt dann als eigentliche *Primärreaktion* eine anfänglich negative, doppelt biphasische Welle, sie endet in einer Nachentladung mit mehr oder minder fließendem Übergang aus der letzten (meist negativen) Deflektion in die Wellen des Normal-EEG. Dieser Übergang kann scharf sein, vor allem bei niedrigen Reizstärken. Jedoch kann gelegentlich die Entscheidung schwer oder unmöglich sein, was noch als Reizantwort und was bereits als EEG-Rhythmus anzusehen ist. In manchen Fällen folgen dieser Reizantwort noch einige höhere α-Wellen (Entladungsanhang) bis zum Einpendeln in den normalen Grundrhythmus.

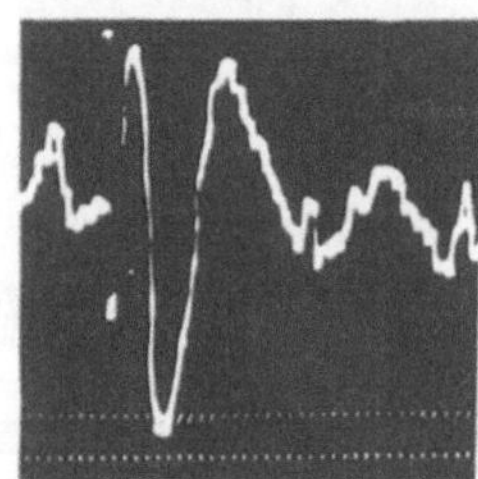
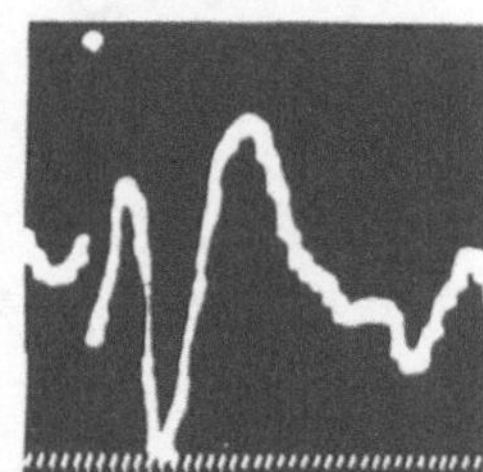

Abb. 10. Oscillographische Registrierung einer cortical response über der Präzentralregion bei verschiedenen Patienten, aber mit gleich starkem Reiz (60 SkT) im Nucleus ventralis oralis anter. Identität des Potentialablaufs: Nach kurzer positiver Vorschwankung relativ rasche und große negative Welle und dann eine zunehmende, langsamer werdende positiv-negative Schwankung mit der Gesamtform einer doppelbiphasischen, sinusähnlichen Welle, dann Übergang in das normale EEG (E: 50c = 1 sec) (aus Umbach 1963)

Fig. 10. Oscillographic registration of a cortical response of the precentral region in different patients but with stimulation of constant strength (60 scale degrees) in the nucl. ventr. oral. ant. Identify of the potentials: An (inconstant) positive small wave is followed by relatively quick and large negative potentials and an increasing positive-negative deflection which grows slower and takes the shape of a double diphasic sinusoid wave; then transition into the normale EEG (50 c = 1 sec.) (from Umbach, 1963)

Diese Potentialform ist bei optimaler Reizstärke meist vollständig. Auftretende Unregelmäßigkeiten betreffen nicht das typische der einzelnen Abweichungen aus der Isopotentiallinie; es handelt sich vorwiegend um Unterschiede in der Amplitudengröße und vor allem im Übergang aus der letzten negativen Phase in die Wellen des Normal-EEG, die auf den biologischen Abläufen im Zentralnervensystem beruhen.

Diese *Unterteilung der Reizantwort* ist aus dem Tierexperiment bekannt, ihre Gliederung in zwei biphasische Wellen wurde gewählt, weil sie eine exakte Beschreibung beim Menschen gestattet. Die erste Welle der corticalen Reizantwort ist gewöhnlich schmäler, die Schwingungsfrequenz also höher, ihre beiden Phasen dauern um 100 msec. Die zweite ist von vornherein breiter (= niederfrequenter) und zeigt vor allem zum Schluß eine zunehmende Verlangsamung. Der Erregungsablauf vom Beginn der Reizantwort bis zu ihrem Ende läßt eine sukzessive Verlangsamung erkennen. Während die ersten Wellengipfel also relativ rasch aufeinanderfolgen und die Potentialumkehr verhältnismäßig schnell vor sich geht, sind die letzten breiter, da der Phasenwechsel relativ langsam geschieht. Das Verhältnis der Amplitudenhöhen ist nicht einheitlich. Meist ist die zweite (langsamere) Welle kleiner als die erste (Abb. 13), gelegentlich auch umgekehrt (Abb. 12). In wenigen Fällen kann die 2. positive Deflektion (nach unten) ausnahmsweise durch eine besonders hohe negative Welle ersetzt sein, die Form ähnelt dann einem Dromedarrücken. Dieser Typ war häufiger, wenn *Pallidumreize* eine corticale Antwort hervorriefen. Eine Reizantwort trat bei Reizung des Globus pallidus nicht nur wesentlich seltener auf; auch wenn sie von hier ausgelöst werden konnte, benötigte sie wesentlich höhere Reizstärken (Abb. 12). Die Amplituden sind bei Reizen in den Kernen des extrapyramidalen Systems auf der homolateralen Präzentralregion um 26% größer als frontal und

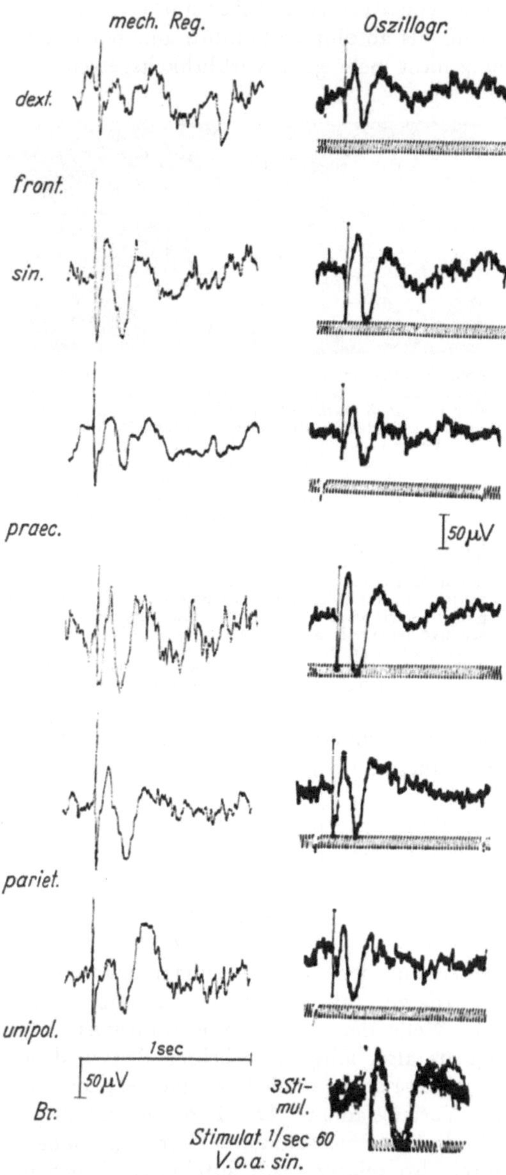

Abb. 11. Vergleich der mechanisch (linke Längsreihe) und der oscillographisch (rechte Längsreihe) registrierten Reizantwort auf Einzelreiz (60 SkT) im Nucleus ventr. oral. anter. links. Ableitung unipolar jeweils front., praec., pariet. beiderseits; rechts unten: Übereinander-Projektion von drei Reizantworten in der Präzentralregion. Identität in Form und Latenz bei beiden Registriermethoden, Unterschiede über den beiden Seiten und zum Teil in den verschiedenen Hirnregionen (aus UMBACH 1963)

Fig. 11. Comparison between responses to single shock stimulation (60 scale degrees) in the left n. ventr. oral. ant. registrated mechanically (left horizontal line) and oscillographically (right horizontal line). Unipolar frontal, precentral and parietal recordings on both sides; lower left: Projection of three superimposed stimulus responses in the precentral region. Shape and latency are identical in the two methods of registration, differences appear on the two sides and partly in the different cerebral regions (from UMBACH, 1963)

29% als parieto-occipital. Die *regionalen Unterschiede* sind auf Reiz- und Gegenseite gleicherweise zu erkennen (Abb. 12, 13). Zunehmende Reizstärke führt bis zu einem bestimmten Grad zur Erhöhung der Amplituden, wie zu erwarten kommt es kaum zur Verkürzung der Latenzzeiten auf der homo- und der kontralateralen Seite. Bei gleicher Reizstärke waren die Abstände der Wellenspitzen vom Reizartefakt (abgekürzt peak times oder „Latenzen") nahezu gleich, die ausgemessenen Werte wiesen nur eine geringfügige Streuung auf (HEITMANN 1961). Bei den Amplituden ist das Bild variabler.

Es besteht kein verbindlicher Zusammenhang zwischen der Voltage des *Normal-EEG und der jeweiligen Reizantwort,* weder hinsichtlich des Auftretens überhaupt noch in ihrer Form und Größe. Nicht der individuelle Typ des Norm-EEG entscheidet also, ob eine deutliche, eine rudimentäre oder gar keine Reizantwort resultiert. Die Bewußtseinslage spielt keine Rolle; alle Patienten waren medikamentenfrei und ungedämpft. Wir haben in unserer Zusammenstellung der Meßwerte weder Einzel- (Makro- und Mikroableitung) noch Mehrfachreize beim medikamentös gedämpften Patienten verwertet, da aus dem Tierexperiment wie beim Menschen die Synchronisierungstendenz mit einer Verstärkung der unspezifischen Reizantwort (vor allem der recruiting response) bei Dämpfung und leichtem Schlaf bekannt ist. Werden durch Tiefenreize corticale Antworten ausgelöst, so sind sie in der Skalpableitung über allen Cortexregionen nachzuweisen. Sie sind allerdings über der vorderen Schädelhälfte viel deutlicher und vollständiger ausgeprägt als über der hinteren. Meßbare *Unterschiede der Latenzzeit* sahen wir über den verschiedenen Hirnregionen.

Über der Präzentralregion findet sich bei Reiz in dem zum extrapyramidalen System gehörigen Abschnitt des Thalamus — und im Globus pallidus — die kürzeste Latenzzeit, meist auch die höchste Amplitude. Eine *Phasenumkehr* — Zeichen des stärksten Impulszustromes — fand sich bei bipolarer Ableitung zwischen präzentraler und frontaler Skalp-Ableitung (s. Abb. 13), bei Reizung des hinteren Anteils (V. o. p.) des oralen Ventralkerns aber auch zwischen prä- und postzentral. Nur wenig schwächer sind bei Reiz in diesem Kerngebiet die „cortical responses" über dem

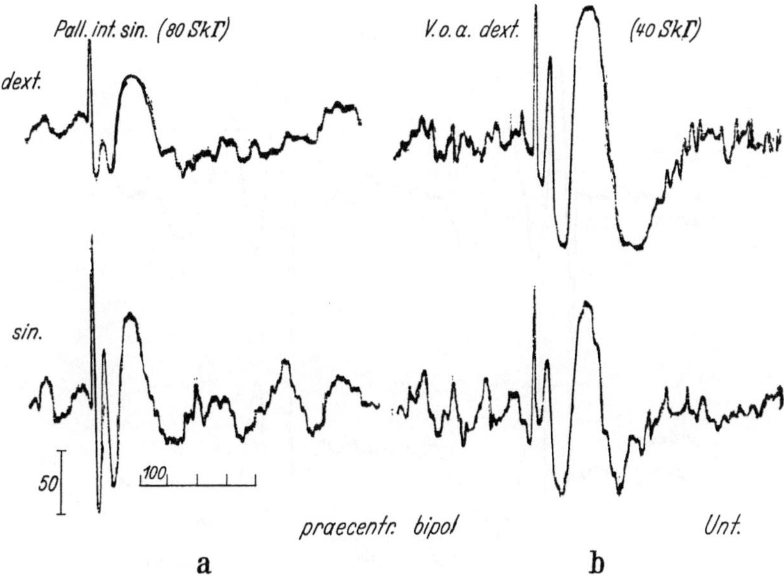

Abb. 12. Vergleich der corticalen Reizantwort (bipolar) präzentral rechts und links: a) nach Reizung im linken Pallidum (80 SkT) und b) im rechten Ventro-Oralkern (40 SkT). — a) Auch nach Pallidumreiz tritt — allerdings mit doppelter Reizstärke — auf der ipsilateralen Seite eine biphasische Reizantwort auf, nur schwache Projektion auf die gegenüberliegende Präzentralregion. b) Der Vergleichsreiz im Ventro-Oralkern zeigt eine wesentlich größere Reizantwort ipsilateral, aber auch eine nur um wenige Millisekunden verspätete, unwesentlich geringer ausgeprägte Miterregung über der gegenüberliegenden Reizregion. Ausschnitt aus 8fach Schwarzer-Direktschreiber des gleichen Patienten (Unt.)

Fig. 12. Comparison of the (bipolar) cortical responses on the precentral right and the precentral left; a) after stimulation in the left pallidum (80 scale degrees) and b) in the right oral ventral nucleus (40 scale degrees). — a) A biphasic stimulus response also appears ipsilaterally after pallidal stimulation — though with double stimulus strength —; only weak projection to the contralateral precentral region. b) Comparative stimulation in the oral ventral nucleus does not only show a considerably stronger response on the ipsilateral side, but also a slightly weaker co-excitation (retarded by only a few msec.) on the contralateral side of the stimulated region. Part of 8-fold Schwarzer direct record of the same patient (Unt.)

Frontalhirn. Sie sind dagegen deutlich größer (meist auch ipsilateral betont) bei Einzelreiz im N. anterior thalami, eine frontal betonte aber doppelseitig ausgeprägte Reizantwort findet sich nach Reiz in der Lamella medialis. Über dem Parietal- und Occipitalhirn sind sie weniger gut ausgeprägt. Einzelheiten über die Latenzzeiten s. S. 29 unter statistischer Auswertung.

Die *Reizstärke* spielt für die Erscheinungsform der Reizantwort eine Rolle. Die durch einen schwachen Thyratonreiz (z. B. 20 SkT) hervorgerufene „cortical response" ist häufig noch nicht vollständig, es kommt nur zum kleinen Primärkomplex der Reizantwort, er unterscheidet sich nicht so deutlich vom normalen Hirnstrombild wie bei Auftreten des primären und des großen Sekundärkomplexes. Vergleichbare *Schwellenwerte* ließen sich weder für die einzelnen Kerne noch für bestimmte Patientengruppen finden. Dagegen zeigen Reize im N. reticulatus thalami oft mehrfache, sehr rasche und häufig einseitig betonte Spitzen vor der langsamen bipolarischen Welle (nicht abgebildet). Es ist kein interindividueller, sondern nur ein *intraindividueller Vergleich* möglich. Wir haben schematisch auf Abb. 15 für eine Cortexregion (Präzentralregion der Reizseite) die Meßwerte der peak times und der Amplitudengröße bei verschiedenen Reizstärken aufgezeichnet. Die *intralaminären Kerne* werden mit der geringsten, für die anderen Regionen meist noch subliminären Reizstärke zur Entladungsprojektion stimuliert. Mit zunehmender Reizstärke werden die Potentialschwankungen profilierter. Schon bei mittelstarken Reizen (in unseren Registrierungen zwischen 60 und 80 SkT) sind sie vollständig, in diesem Bereich ist auch

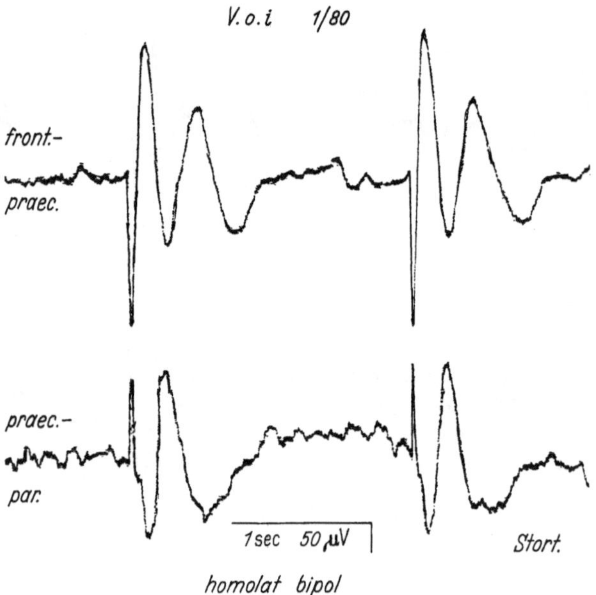

Abb. 13. Reiz über dem inneren Anteil des oralen Ventralkerns (V. o. i.) mit relativ hoher Reizstärke (80 SkT) löst über der Fronto-Präzentralregion eine sehr große, etwa 300 msec anhaltende cortical response aus, in der Praecentro-Parietalregion eine schwächere Antwort. Umkehr des Reizartefaktes! (Ausschnitt aus 12fach Schwarzer EEG; Stort.)

Fig. 13. Stimulation of the internal part of the oral ventral nucleus (v. o. i.) with rather high voltage (80 scale degrees) provokes a very marked cortical response on the fronto-precentral region, which persists about 300 msec and a weaker response of the precentro-parietal region. Reversal of the stimulus artefact! (Part of 12-fold Schwarzer EEG; Stort.)

die Abweichung vom arithmetischen Mittelwert am geringsten. Eine weitere Erhöhung der Reizstärke hat auf die corticale Antwort meist nicht mehr den gleichen steigernden Einfluß, d. h. die Amplituden nehmen kaum noch zu. Offenbar ist bei einer Reizstärke von 60 oder 80 SkT meist schon das Wirkungsoptimum erreicht. Die *Latenzzeit* bis zum Auftreten der ersten Auslenkung aus der Isopotentiallinie ist nur bis zu einem geringen Grad abhängig von der Reizstärke. Dies erklärt sich daraus, daß mit der überschwelligen Erregung der raschest leitenden dicken Fasern praktisch alle diese Bahnen gleichzeitig stimuliert werden; unphysiologisch hohe Reizstärken — die zu einer starken Reizirradiation führen könnten — haben wir vermieden.

Bei der großen Zahl der Untersuchungen ergab sich die Möglichkeit einer *statistischen Behandlung der Meßergebnisse* (Heitmann 1961). Auf dem Schemabild (Abb. 14) sind die Meßstrecken eingezeichnet, sie wurden unter einem Auflichtmikroskop mit einer feingraduierten Glasplatte ausgemessen. Die Ziffern 1—5 bezeichnen die Zeitwerte der negativen oder positiven Spitzen vom Reizartefakt (peak times, kurz „Latenz") und die Ziffern 6—9 die

Amplitudengrößen. Ursprünglich bestimmten wir bei 50 Pat. diese 9 Werte für jeweils drei Punkte über der Reiz- und der Gegenseite und jeden Wert für fünf verschiedene Reizstärken. Wir zogen dann für die statistische Berechnung nur 32 Fälle heran, da nicht bei allen — verständlich bei Aufzeichnungen unter Operationssaalbedingungen — alle Werte vollständig waren. Als Auszug aus den Protokollen soll hier nur das statistische Ergebnis für die peak times 2 und 4 der frontalen und präzentralen unipolaren Ableitung gegen das gleiche Ohr auf Reiz- und Gegenseite mit Reizstärken von 40, 60 80 SkT besprochen werden. Die Abgrenzung der Spitzenzeit 1 gegenüber dem Reizartefakt und der Spitzenzeit 5 gegenüber dem normalen EEG war für eine mathematische Auswertung nicht genau genug möglich. Eine mathematische Analyse der Amplitudengröße unterließen wir wegen der streuenden und filternden Wirkung des Integuments und der beschränkten Darstellungsgenauigkeit der mechanischen Schreibung. Wir untersuchten Reizstärken von 40, 60, 80 SkT genauer, da

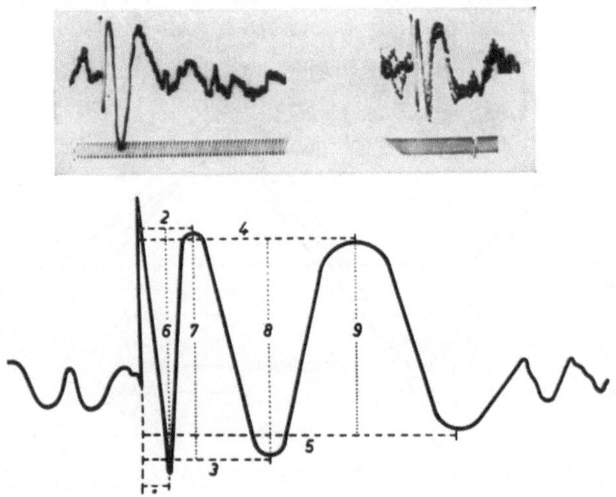

Abb. 14. Schema der reizausgelösten Entladung nach Einzelreiz. Eingezeichnet sind die verschiedenen Meß-Strecken für den statistischen Vergleich (1—5 peak times, 6—9 Amplituden); oben links die oscillographische Registrierung einer Reizantwort, oben rechts die Übereinander-Projektion von drei gleichstarken Einzelreizen

Fig. 14. Diagram of stimulus-provoked discharge after single pulse stimulation. The several distances have been charted for statistical comparison (1 to 5 peak times, 6 to 9 amplitudes); upper left: oscillographic registration of a stimulus response; upper right: projection of three superimposed single stimuli of equal strength

sich hier klare Meßverhältnisse ergaben und keine Integrationsschwierigkeiten bestanden. Berechnet wurden die Mittelwerte, die Standardabweichung (Streuung), die Korrelation und die Regression, um eine Abhängigkeit der Meßwerte untereinander zu erkennen.

Die Einzelheiten wurden früher zusammengestellt (UMBACH 1963). Zusammenfassend ergab sich: Die *Mittelwerte der peaktimes* sind auf der Reiz- und der Gegenseite bei allen Reizstärken (bis auf eine) in der präzentralen Ableitung kürzer als frontal (maximal 4,95% auf der gleichen, 8,29% auf der Gegenseite). Auf der Reizseite selbst sind diese Mittelwerte für beide Regionen kleiner als auf der Gegenseite (frontal bis zu 16,55%, präzentral bis zu 12,64%). Nur die dem Reizartefakt unmittelbar folgenden Gipfel der Wellen, also die Spitzenzeit 2 (mehr noch die nicht genauer analysierte Zeit 1) sind bei zunehmender Reizstärke verkürzt, die übrigen zeigen kein einheitliches Verhalten. Dies beruht auf der Autonomie der reizbeantwortenden corticalen Zellverbände. Die Amplituden werden bei zunehmender Reizstärke größer, dies gilt zumindest für Reizstärken bis 80 SkT.

Die *Streuung der Werte* (berechnet mit dem Faktor 1/n) ist auf der Reizseite gegenüber der Gegenseite für alle Regionen und Reizstärken kleiner. Sie ist meist, aber nicht immer, präzentral kleiner als frontal. Nach dem Fischerschen Vorzeichentest ergibt sich für die Zunahme dieser Werte von Reiz- und Gegenseite eine starke Signifikanz der Spitzenzeit 2 ($\alpha =$

0,01) in allen Regionen und Reizstärken, eine zumindest schwache ($\alpha = 0,05$) für die Spitzenzeit 3 und 4. Fast alle *Korrelationen* zwischen der 2./3. und 3./4. peak time sind hochsignifikant, starke Abweichungen von der Normalverteilung liegen also nicht vor; zwischen der 2./4. ist sie — wie zu erwarten — weniger deutlich, aber noch immer eindeutig genug. Es besteht also eine Abhängigkeit der einzelnen Werte innerhalb der Zeitreihen selbst und eine signifikant kürzere peak time auf der Reiz- gegenüber der Gegenseite, keine ganz so offensichtlichen Unterschiede zwischen frontal und präzentral und keine eindeutige Abhängigkeit der peak time von der Reizstärke (im Gegensatz zur Amplitudengröße).

Die *Regression* — als Maß für die funktionelle Abhängigkeit einer Zufallsgröße von einer anderen — der aufeinanderfolgenden peak times scheint nicht nur dem optischen Eindruck der Verteilung nach ähnlich, dies läßt sich auch rechnerisch stützen. Eine gesetzmäßige innere Abhängigkeit der Werte (etwa im Sinne der stochastischen Funktionen bekannter Prägung) ließ sich nicht einwandfrei bestätigen. Die korrelativen Verhältnisse innerhalb des biologischen Ablaufs sind komplizierter und entziehen sich bis jetzt der mathematischen Formelgebung.

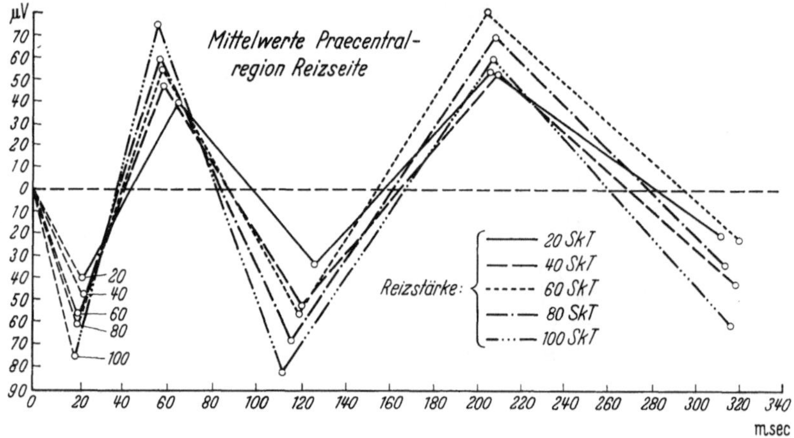

Abb. 15. Schematische Darstellung der Mittelwerte für die Präzentralregion der Reizseite bei unterschiedlich starken Reizen. Bei zunehmender Reizstärke (von 20—100 SkT) nehmen die Amplitudenhöhen der Reizantwort zu, die peak times 1 (positiv) und 2 (negativ) sind verkürzt. Auf der (gedachten) isometrischen Linie ist die Zeit in msec abgetragen

Fig. 15. Schematic representation of the mean values on the ipsilateral precentral region after stimulation of varying strength. The height of amplitudes of the stimulus response increases with growing strength of stimulation (from 20 to 100 scale degrees); peak times 1 (positive) and 2 (negative) are shortened. Time was noted in msec on the (imaginary) isometric line

Bei diesen menschlichen Hautableitungen ist die *Lokalisation und Polarität* durch die zwischen Cortex und Elektrode liegenden Gewebe unsicherer als beim direkten Abgriff vom Cortex im Tierexperiment. Jedoch sind diese diffusen unspezifischen EEG-Antworten nach subcorticaler Reizung auch unter den angeführten Ableitungsbedingungen im menschlichen EEG gut registrierbar. Housepian (1961, 1961 a, 1963) hat zusammen mit Purpura (1961) bei 22 Pat. Registrierungen direkt über dem Cortex und dem Skalp bei Reizung verschiedener subcorticaler Punkte im Thalamus, im Caudatum und Pallidum abgeleitet.

Seine Ergebnisse stimmen — dies konnte auch bei gemeinsamen Registrierungen im dortigen Laboratorium festgestellt werden — weitgehend überein. Bis auf die 1. Spitzenzeit — die meist sehr klein und deshalb von unserer Skalpregistrierung weniger gut erfaßbar ist — haben sich weitgehend identische Potentialabläufe und recruiting-ähnliche Effekte bei 4—8/sec-Reizen ergeben (s. weiteres auf S. 35). Bei der bipolaren elektrischen Reizung in den aufgeführten Regionen werden in einem bestimmten Prozentsatz, am höchsten in den intralaminären Thalamusanteilen (Lamella medialis), *corticopetale Bahnen des unspezifischen thalamo-corticalen Akti-*

vitätssystems miterregt. Ein überschwelliger Reiz führt zur fortgeleiteten Erregung. Die Impulse gehen über die thalamo-corticalen Bahnen und erreichen in diffuser Projektion die Rinde über mehrere Synapsen (zus.-gestellt PAPEZ 1956; JASPER 1958, 1961), sie führen durch Synchronentladungen der corticalen Dendriten zur sogenannten „cortical response" (PURPURA 1961). Spezifische Projektionsbahnen sind dabei wahrscheinlich nicht oder aber nur sekundär beteiligt. Dies geht einmal hervor aus der generellen Ausbreitung der Entladung über der ganzen Rinde und aus der relativ langen Latenzzeit bis zur initialen Deflektion; sie liegt in einem anderen Größenordnungsbereich (15—30 msec) als die kurze Latenz (2—4 msec) der „primary responses" innerhalb eines eng umschriebenen Cortexareals oder auch der „augmenting potentials". Die unterschiedlichen Latenzzeiten beruhen auf der polysynaptischen und dadurch längeren Überleitungszeit. HANBERRY (1953, 1954) entwickelte eine Modellvorstellung über den Charakter der incrementing-Potentiale und ihre Fortleitung über je ein augmenting- bzw. recruiting-System.

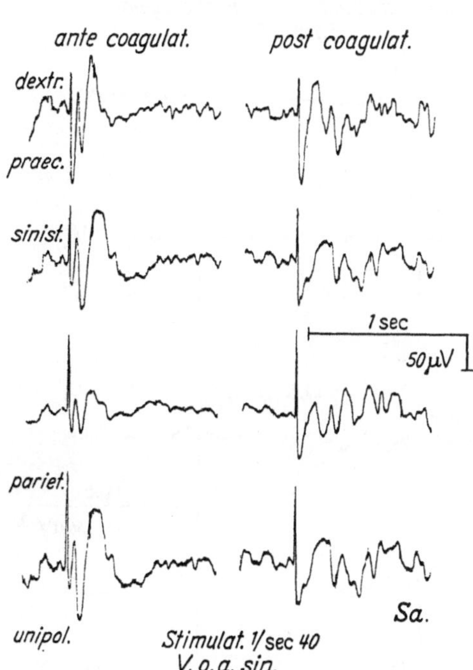

Abb. 16. Vergleich der corticalen Reizantwort auf Reiz (40 SkT) im linken V. o. a. über der präzentralen und parietalen Skalpregion (unipolar gegen gleiches Ohr) vor (linke Reihe) und nach Coagulation (rechte Hälfte). Vor Ausschaltung biphasische cortical response, verstärkt präzentral und links. Nach der umschriebenen Ausschaltung Ausfall des relativ raschen Potentialanteils, nahezu unveränderte 2. Welle. Entladungsanhang größer

Fig. 16. Comparson between cortical responses to stimulation (40 scale degrees) of the left v. o. a. before (left line) and after coagulation (right half) over the precentral and parietal scalp regions (unipolar recording, homolateral ear). Before elimination diphasic cortical response appears intensified in the precentral region and on the left side. After circumscribed elimination disappearance of the rather quick potentials, nearly unaltered second wave, increase group of after-discharges

Die differierenden Latenzzeiten und die unterschiedlich großen Reizantworten über den verschiedenen Schädelarealen der gleichen und der gegenüberliegenden Hemisphäre sprechen für eine Projektion aus subcorticalen Zentren. Die Sequenz der Reizantwort läßt sich auf der *kontralateralen Seite* ebenso nachweisen wie im Tierexperiment (nach Durchtrennung thalamo-corticaler Bahnen blieb über der Rinde die „cortical response" aus (DEMPSEY-MORISON 1942; HANBERRY 1953) und war auch in unseren Fällen nach der Coagulation des Tiefenpunktes die Reizantwort nicht mehr mit der gleichen Konstanz in derselben Form und Größe nachweisbar. Nach relativ ausgedehnter Coagulation der intralaminären Region blieben sie ganz aus (Abb. 16, 17). Schalten wir nur relativ kleine Teile der ventralen Oralkerne aus, so resultiert eine deutliche Änderung der Reizantwort — die rascheren Anteile der Reizantwort (die zum „augmenting system" gehören?) — treten nicht mehr in Erscheinung, es kommt nur noch zu einer diffusen langsamen Entladung (Abb. 16). Bei der relativen Größe der Reizelektroden in bezug auf den ausgeschalteten Bezirk kann es auch postcoagulatorisch durch Reizirradiation zur Miterregung ungeschädigter Bahnen in der Nachbarschaft der Tiefenelektrode kommen. Die *Unterschiede der Reizantwort nach Coagulation* (völliger Ausfall nach Reiz der intralaminären Region, bei Reiz in den extrapyramidalen Kernen aber Überdauern nur der „langsamen" Potentiale) sprechen für die Wichtigkeit der Übermittlungsfunktion der Lam. medialis. Der Ausfall der rascheren Anteile der Reizantwort nach Coagulation des V. o. thalami lassen ein augmenting system beim Menschen vermuten. Darüber wird bei den rekrutierenden Reizantworten (s. S. 35) noch zu sprechen sein.

Die thalamo-corticalen Bahnen bewirken direkt mit ihren Endaufsplitterungen oder indirekt über Zwischenneurone Erregungsantworten der Neurone in den obersten Rindenschichten, hauptsächlich in den Dendriten der Pyramidenzellen (PURPURA 1961). Die Seitenunterschiede der corticalen Reizantwort erklären sich aus den anatomischen Verhältnissen: Die thalamocorticale Projektion ist homolateral am kürzesten, für die Miterregung der Gegenseite ist die zeitlich verzögernde und im Effekt dämpfende Einschaltung zusätzlicher Synapsen erforderlich. Die Reizantwort auf der Reizseite weist demgemäß kürzere Latenzzeiten und höhere Amplituden auf. Eine Mitbenutzung der kürzesten „spezifischen" Leitungsbahnen zwischen Thalamus und Cortex läßt sich aus den Unterschieden der homolateralen Reizantwort vermuten. Die statistisch gesicherten geringsten Latenzzeiten und die höchsten Amplituden treten *bei Reizung des V. o. thalami* in der Gegend der *Zentralregion* auf. Hierhin projizieren die meisten Bahnen aus den, dem extrapyramidalen Funktionskreis angehörenden Kernarealen des V. o. a., V. o. i. und V. o. p. (HASSLER 1949, 1950, 1956). Die Reizung im vordersten Anteil der Lamella medialis, dem retikulären Hüllgebiet (N. reticul.) des Thalamus und dem ventralen Anteil der inneren Kapsel zeigt dagegen — entsprechend der prävalierenden Projektionsrichtung dieser Gebiete — kürzere Latenzen und höhere Amplituden über dem frontalen Cortex (s. Abb. 17). Vor allem von der *Lamella medialis* kommt es zur *beidseitigen Projektion*, deutlichen klinischen Effekten (s. S. 75) und rekrutierenden Reizantworten bei 8/sec-Reizen, von hier aus lassen sich am besten auch klinische Weckeffekte (jedoch beim Menschen z. T. nur mit Desynchronisation des Grundrhythmus) bei höherfrequenten Reizen auslösen.

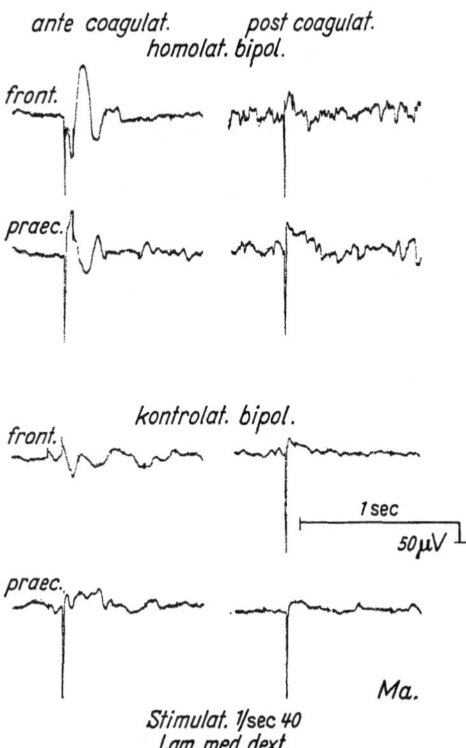

Abb. 17. Reizeffekte gleich starker Einzelreize (40 SkT) in der vorderen Lamella medialis homolateral (obere Hälfte) und kontralateral (untere Hälfte), jeweils über der frontalen und präzentralen Region. Vor Ausschaltung (linke Längsreihe) fast rein homolaterale und frontal größere cerebral response mit positiven Spitzen nach etwa 15, 40 und 200 msec, negative Auslenkung nach 30, 150, 250 msec, Phasenumkehr zwischen frontal und präzentral. Nach der ausgedehnten Coagulation (8 × 4 mm) nur noch minimale uncharakteristische cerebral response (rechte Längsreihe)

Fig. 17. Effects of stimulation produced homolaterally (upper half) and contralaterally (lower half) by single pulses of constant strength (40 scale degrees) over the frontal and precentral regions. Before elimination (left horizontal line) almost pure homolateral cerebral response (which is stronger on the frontal side) with positive peaks after about 15, 40 and 200 msec, negative deflection after 30, 150, 250 msec, reversal of phases between frontal and precentral. After the extensive coagulation (8 × 4 mm.) there is only a minimum non-characteristic cerebral response (right horizontal line)

Der *Reizeffekt hängt vom Reizort ab:* In den Unterabschnitten des V. o., der Lamella medialis oder im Pallidum ist die Zahl der durchlaufenden, gleichzeitig erregten Fasern verschieden. Daneben ist der Effekt von der Stärke des erzeugten elektrischen Feldes abhängig (CREUTZFELDT 1958). Bei Verstärkung des Reizes wird das elektrische Feld zwischen differenter und indifferenter Elektrode größer. Mit stärkerem Reiz wird eine größere Anzahl von corticalen Neuronen überschwellig erregt, es werden z. T. auch mehr Impulse zur Rinde übertragen. Daraus resultiert die Größenzunahme der Amplituden, weniger auch eine Verkürzung der Latenzen bei wachsender Reizstärke, sie sind unter physiologischen Bedingungen durch den ersten überschwelligen Reiz festgelegt. Die zunehmende Reizstärke beeinflußt vorwiegend nur die frühen Anteile der Reizantwort (s. Abb. 16), dieser Einfluß macht sich nur bis zu einer „optimalen" Reizstärke geltend. Wird sie überschritten, so findet sich keine Verstärkung der Synchronisation mehr (s. S. 28), durch eine unphysiologisch starke Erregung der Projektionssysteme kann es zu Desynchronisationen der rekrutierenden Potentiale nach einigen Sekunden kommen (s. Abb. 19); vor allem bei Reizen im mittleren Thalamus ist dies deutlich zu beobachten, nicht selten auch klinisch mit Weckeffekt.

Bei Eingriffen im *Pallidum internum anterior* wird der extrapyramidale Erregungskreis eine Station weiter unterhalb der Rinde unterbrochen als bei Ausschaltungen im Thalamus. Vom inneren Pallidumglied treten die Bahnen über den Fasciculus thalamicus oder als pallido-thalamopolare Fasern zum Thalamus, werden hier umgeschaltet und strahlen dann mit den oben besprochenen thalamocorticalen Bahnen zur Rinde. Aus diesen anatomischen Gegebenheiten erklärt sich, warum die „cerebral response" bei Reizung des Pallidum nur in wenigen Fällen, häufig nur rudimentär und mit unterschiedlicher Wellenform auftritt. Der um mehrere Synapsen verlängerte Weg bedingt die meist längeren Latenzzeiten, die bedeutend schwächere und die häufiger nur einseitige (Abb. 12) Ausprägung der Reizantwort. Wahrscheinlich kommt von hier aus eine „cerebral response" überhaupt nur zustande, wenn die Reizelektrode nahe am Fasciculus thalamicus oder am Ursprung der pallido-thalamopolaren Fasern lokalisiert ist, diese Bahnen also direkt vom elektrischen Reiz miterregt werden. Wir haben durch *Serienableitungen* aus verschiedenen Abschnitten des Pallidum int. ant. außer im Zielpunkt auch bis zu —5 mm und +5 mm abgeleitet. Wenn sich überhaupt eine response auslösen ließ, so dürfte sie eher aus der Ab- bzw. Durchgangsregion der Fasern als aus dem eigentlichen kleinzelligen Kerngebiet des Pallidum internum (oder des Pallidum externum) zu erhalten sein. Erforderlich war stets, d. h. wenn sie sich überhaupt auslösen ließ, eine um 30—50% größere Stromstärke für eine vergleichbare corticale Reizantwort. Bei Pallidumreizen war sie in fast 70% rein einseitig, d. h. homolateral frontal und präzentral nachweisbar, es kam dann auch mit höheren Reizstärken nicht zur Mitreaktion der Gegenseite. Die Latenz der ersten Spitzenzeit war länger (30—40 msec), die Amplituden überschritten kaum 100 μV. Nur bei 3 Pat. sahen wir rasch auftretende Spitzen und große Doppelwellen (über 150 μV), die auch beidseits ausgeprägt waren. Sie waren nach der Coagulation nicht mehr nachweisbar. Wahrscheinlich wurde hierbei ein großes Areal pallidothalamischer Fasern miterregt. Diesen Beobachtungen kommt wegen der kleinen Gesamtzahl kein absoluter Wert zu. Im V. o. i. des Thalamus trat bei über 86% die corticale Reizantwort insbesondere mit höherer Reizstärke über beiden Hemisphären (mit verschiedener Latenz) auf, im Bereich der Lamella medialis waren über 90% doppelseitig. Reizung und Ableitung im C. médian und dem Dorsomedialis zeigten ebenfalls unspezifische Cortexantworten, die aber mit den mittelfrequenten Reizen und dem Caudatum besprochen werden sollen. Der Dorsomedialis zeigt meist nur kleinere Reizantworten auf dem Cortex, das C. médian hatte die besten, typisch rekrutierenden Antworten im Caudatum.

Zusammenfassung

1. Bei bipolarer Reizung der Stammganglien während stereotaktischer Ausschaltungen (1090 Ableitungen) tritt eine corticale Antwort auf Einzelreize niederer Frequenz (1/sec) über der Schädeloberfläche in folgender Häufigkeit in Erscheinung: Bei Reizung der Kerne V. o. a. thalami (430 Fälle) in 66,5%, V. o. i. thalami (37 Fälle) in 86,6%, V. o. p. thalami (37 Fälle) in 47%, der Lam. medialis thalami (14 Fälle) in 93%, bei Reiz im Globus pallidus (440 Fälle) dagegen nur in 5,7%. Der Elektrodenabstand betrug zwischen 2—5 mm.

2. Die corticale Antwort ist doppelt biphasisch und besteht aus einer raschen und langsamen Welle. Die gesamte Dauer des Primär- und Sekundärkomplexes beträgt 0,3—0,35 sec. Sie beginnt meist mit einer kleineren positiven Auslenkung, die erste positiv-negative Schwingung ist rasch (etwa 100 msec), bis zum Übergang in das normale EEG tritt eine zunehmende Verlangsamung der Potentialumkehr ein. In manchen Fällen folgt ein rhythmischer Entladungsanhang der eigentlichen Reizantwort.

3. Mittlere Reizstärken erzeugen die beste Reizantwort, bei schwächeren ist der Erregungsablauf oft nicht vollständig. Reize in der Lamella medialis haben bereits bei relativ kleinen Reizstärken die deutlichste Reizantwort. Wenn bei Pallidumreizen überhaupt eine corticale Antwort entsteht (nur in 5,7%), so sind höhere Reizstärken erforderlich; die Wellenform ist oft atypisch oder rudimentär.

4. Die corticale Reizantwort ist über der Reizseite größer als über der Gegenseite, bei Reizen in den Kernen des extrapyramidalen Systems tritt sie in der präzentralen Ableitung um 4,95% homo- und 8,29% kontralateral früher auf als frontal. Bei Reizen in der Lam. medialis und im Medialkern ist sie frontal auf der Reizseite am größten und um 12,64% kürzer als auf der Gegenseite. Bei bipolarer Ableitung findet sich nach Reiz in den thalamischen Anteilen des extrapyramidal-motorischen Systems meist eine Potentialumkehr zwischen präzentral und frontal auf der Reizseite.

5. Die Abstände der Spitzenzeiten der Welle vom Reizartefakt wurden ausgemessen und statistisch untersucht. Nur die reiznächsten Spitzenzeiten werden bei zunehmender Reizstärke kürzer. Die Spitzenzeiten und Phasen der reizausgelösten Welle zeigen eine funktionelle Abhängigkeit von den ersten Spitzenzeiten mit größerer Variationsbreite.

6. Die Amplitudenhöhe ist von Reizort und -stärke abhängig, sie beträgt durchschnittlich bis zu 2—300 μV, wegen möglicher Fehler der mechanischen Schreibung wurden Amplituden nicht genauer ausgemessen.

7. Nach Ausschaltung in den intralaminären Thalamusregionen kann meist keine corticale Reizantwort mehr ausgelöst werden. Auf postcoagulatorische Reize in den — meist eng umschrieben ausgeschalteten — extrapyramidalen Thalamusanteilen tritt der rasche Teil der Reizantwort nicht mehr auf, es kommt nur noch zu einer langsameren flacheren Entladung. Ähnlich verhalten sich auch die rekrutierenden Antworten auf 4—8/sec-Reize, die im nächsten Kapitel dargestellt werden.

Summary

1. After bipolar stimulation of the basal ganglia during stereotaxic operations (1090 records), a cortical response to single shock stimulation of low frequency (1 per sec.) appears with the following frequency over the surface of skull: After stimulation of the nuclei v. o. a. thalami (430 cases) in 66,5 p. c., of v. o. i. thalami (37 cases) in 86,6 p. c., of v. o. p. thalami (37 cases) in 47 p. c., of the lamella medialis thalami (14 cases) in 93 p. c., while by stimulation of the globus pallidus (440 cases) a cortical response can only be elicited in 5,7 p. c. The distance between the electrodes ranged from 2 to 5 mm.

2. The cortical response is double diphasic, and it consists of a quick and a slow wave. The total duration ranges from 0,3 to 0,35 sec. It mostly starts with a minor positive deflection. The first positive-negative wave is quick (around 100 msec); an increasing slowing of the potentials is obvious to the transition into the normal EEG. In some cases a rhythmical annex of discharges follows the actual stimulus response.

3. The best stimulus response is elicited by medium strength of stimulation; the stimulation response obtained by lower strengths is often incomplete. Stimulation of the lamella medialis already elicits the most marked cortical response with lower strengths of stimulation. If any cortical response at all follows to stimulation of Globus pallidum (in only 5,7 p. c.) always stronger stimuli are necessary; the waveform is often non-typical or rudimentary.

4. The cortical response is more marked over the stimulated than over the opposite side. After stimulation of the nuclei of the extrapyramidal system it arrives earlier over the precentral than over the frontal cortex (ipsilateral by 4,95 p. c., contralateral by 8,29 p. c.). After stimulation in the lamella medialis and the medial nucleus, the cerebral response is most marked frontally on the stimulated side, and the latency is by 12,64 p. c. shorter than on the opposite side. Recording bipolar a reversal of potentials between precentral and frontal on the stimulated side is mostly obtained.

5. The distances of peak times from the stimulus artefact were measured and statistically examined. Only those peak times that are closest to the stimulus are reduced with increasing strength of stimulation. Peak times and phases of the cortical response show with a certain range of variability a functional dependence from the first peak time.

6. The height of amplitudes varies with the site and strength of stimulation. It ranges from 200 to 300 μV on an average. Exact measurements were not made because of possible mistakes of the mechanical writing apparatus.

7. After elimination of intralaminar thalamic regions a cortical response in most cases can no longer be obtained. With post-coagulatory stimulation of extrapyramidal thalamic regions, the elimination of which is in most cases closely circumscribed, the rapid parts no longer appears, only slow and lower discharges can be elicited. Recruiting responses to stimuli from 4 to 8 per sec. show similar results, they are described in the following paragraph.

d) Reizeffekte nach 4—8 und 25—50/sec-Reizen

Den elektrobiologischen Antworten auf Einzelreiz entspricht auch das Verhalten der sogenannten *recruiting-Potentiale* nach Mehrfachreizen mit der Frequenz 4 bis 8/sec. Sie treten überwiegend bei den Patienten auf, die die oben beschriebene Reizantwort auf Einzelreiz zeigten, sie sind gleichermaßen nach Coagulation deutlich reduziert oder nicht mehr auslösbar (Abb. 8, 20). Dies Verhalten ist verständlich, da beide corticale Reizantworten im unspezifischen „thalamoretikulären", corticopetalen System ausgelöst werden. Hierbei ist wahrscheinlich das retikuläre Hüllgebiet des Thalamus in spezielle Bahnen (und zu einer Kontrolle) der thalamocorticalen unspezifischen Projektion eingeschaltet. Die während der stereotaktischen Eingriffe hier gesetzten, relativ wenigen Reize, zeigen am deutlichsten frühe positive Cortexantworten und ein etwas unterschiedliches Increment gegenüber den intralaminären und auch den ventro-oralen Reizen. Die Latenz bei diesen 1+4+8/sec-Reizen in der Nähe des N. reticulatus thalami betrug — soweit dies exakt meßbar war — 5—10 msec, die cortical response war frontal homolateral am deutlichsten, insgesamt aber waren häufiger mehrfache positiv-negative Entladungen mit kurzer Latenz nachweisbar, die Form der biphasischen Welle war unvollkommen. Sie zeigten ein weniger deutliches waxing and waning bei mittelfrequenten Reizen (s. Abb. 8) und wurden offenbar durch höhere Reizstärken rasch kleiner, meist gekoppelt mit einem klinischen Weckeffekt und Augenöffnen (Abb. 19). Sie ähneln also mehr den sogenannten *„augmenting“ responses.*

Nach HANBERRY und JASPER (1952) sowie JASPER (1961) sind die Charakteristika der sogenannten spezifischen Potentiale nach Reiz im Thalamus: Stets kurze Latenzzeit, millimetergenaue topische Projektion in die gleiche Cortex-Region, sehr niedrige Reizschwelle, Auslösung nur in den zum spezifischen Leitungssystem gehörenden thalamischen Kernen ein-

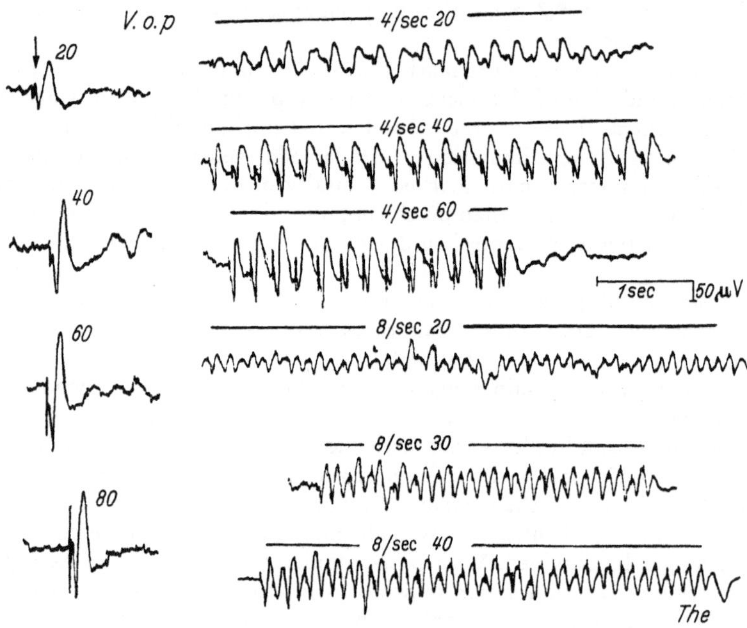

Abb. 18. Einzelreize (linker Abschnitt), 4/sec- u. 8/sec-Reize (rechts) mit unterschiedlicher Reizstärke im V. o. p. beim gleichen Patienten (The.), eine Registrierung über der gleichseitigen Präzentralregion. Deutlich zunehmende Amplitudengröße bei zunehmender Stärke (20—80 SkT) des Einzelreizes. Bei den schwachen 4/sec-Reizen ist nur ein geringes, nach längerem Increment auftretendes recruiting-ähnliches Phänomen nachweisbar, das bei höherer Reizstärke sofort auftritt, mit den ersten Reizen deutlich zunimmt und ein waxing und waning aufweist. Ähnliches gilt für die Reizung mit 8/sec in verschiedenen Reizstärken: Anfänglich nur sehr schwache recruiting-Phänomene, bei mittlerer Reizstärke von 30 SkT deutliches recruiting mit waxing und waning über die Reizzeit; bei höheren Reizstärken (40 SkT) nach etwa 3 sec Abnahme der recruiting-Phänomene, sie ist gekoppelt mit einer Aktivitätszunahme der vorher leicht schläfrigen Patientin. Ausschnitte aus 12fach Direktschreiber Schwarzer-EEG

Fig. 18. Single pulse stimulation (left part), 4 pulses per sec (lower right) delivered with varying strength in the v. o. p. of the same patient (The.); registration of the homolateral precentral region. Increasing height of amplitudes and slight shortening of the latency time during increasing strength (20 to 80 scale degrees) of single pulse stimulation. Weak stimulation with 4 per sec only provokes a small recruiting-like phenomenon which appears after a rather long increment. It appears instantly as a result of increased strength of stimulation, it increases markedly during deliverance of the first pulses, and it shows waxing and waning. Similar reactions can be noted after stimulation with 8 per sec and varying strength: Only very weak recruiting phenomena in the beginning; marked recruiting with waxing and waning during stimulation with medium strength (30 scale degrees): A further increase in the strength of stimulation (40 scale degrees) causes a decrease of the recruiting phenomena after about 3 sec combined with an increase of activity in the female patient, who was previously somnolent. Parts of 12-fold direct-recording Schwarzer-EEG

schließlich der sensorischen Relais- und der Assoziationskerne. Diese Potentiale beginnen mit einer oder zwei Oberflächen-positiven, gefolgt von einer langsameren und uncharakteristischen Oberflächen-negativen Entladung. Die dem diffusen System angehörigen Potentiale beginnen mit einer negativen und nur in manchen Fällen mit einer ganz kleinen Oberflächen-positiven Komponente. Sie haben eine weite Ausbreitung über dem Cortex, die Latenzzeiten rangieren zwischen 5 und 40 msec. Sie erreichen erst mit einem „Increment“ oder „recruiting“, d. h. bei Mehrfachreizen (3—6) ihre größte Amplitude und zeigen ein waxing und waning. Die doppelseitige Ausbreitung der recruiting-Potentiale wird auch durch beidseitige Ausschaltungen des N. dorso-medialis nicht beeinträchtigt. Unterbrechungen der intralaminären

Thalamuskerne blocken das gleichseitige, Ausschaltungen im Balken blockieren nur das kontralaterale Recruitment. Die basalen und lateralen Anteile des V. A. (N. reticulatus thalami) zeigen eine kürzere Latenz (zwischen 5 und 10 msec), aber keine so deutliche recruiting response wie die typischen Kerngebiete des intralaminären Systems im Thalamus. Da ihre

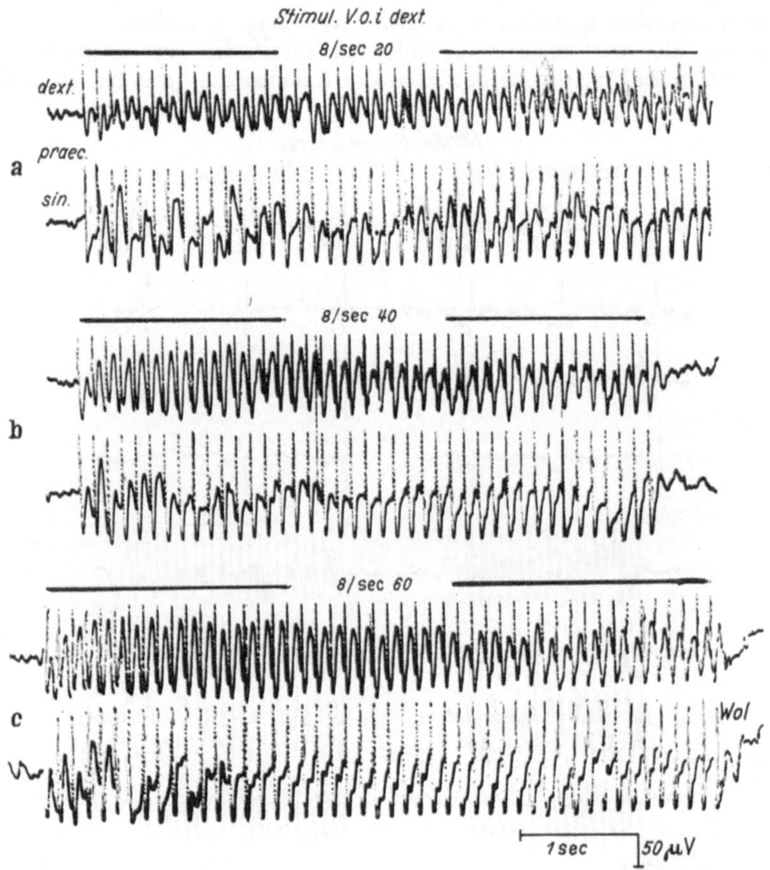

Abb. 19. Reizung im inneren Anteil des oralen Ventralkerns (V. o. i.) mit 8/sec-Reizen unterschiedlicher Reizstärke (20—60 SkT). Ableitung unipolar beiderseits in der Präzentralregion (Wol.). Bei der schwachen Reizung langsam ansteigendes, anhaltendes recruiting-Phänomen, betont ipsilateral. Recruiting-Potentiale sind bei der mittleren Reizstärke noch stärker, sie beginnen aber vor Reizende abzuflachen. Dies kommt bei der Reizung mit 60 SkT noch deutlicher zum Ausdruck. Anfänglich sehr stark, jetzt mehr beiderseitige recruiting-Phänomene, die auf der kontralateralen Seite nach knapp 1 sec, auf der ipsilateralen Seite nach 2—3 sec abflachen und sich auf ein Normalniveau einstellen. Beispiel für die Umstimmung im langsam reagierenden unspezifischen System. Deutlicher Rückgang des recruiting bei starken Kettenreizen von 8/sec wie bei höherfrequenten Reizserien. Verbunden ist damit ein klinischer Weckeffekt bei vorher inaktiven Patienten. Ausschnitt aus 12fach Schwarzer-EEG

Fig. 19. Stimulation of the intern part of the oral ventral nucleus (v. o. i.) with 8 per sec and varying strength (20 to 60 scale degrees). Unipolar bilateral recording of the precentral region (Wol.). Slowly increasing, persisting recruiting phenomenon, ipsilaterally intensified during weak stimulation. Recruiting potentials become still more marked by stimulation with medium strength; they begin, however, to flatten down before the end of stimulation. This appears even more markedly during stimulation with 60 scale degrees: Initially very strong, then bilateral recruiting phenomena which flatten out on the contralateral side after about 1 sec, on the ipsilateral side after 2 to 3 sec, and return to a normal level. Example for the alteration in the slowly reacting non-specific system. Marked decrease of recruiting after stimulation with 8 per sec and after stimulation with higher frequencies. A clinical arousal effect in previously inactive patients is associated with these EEG-effects. Part of 12-fold Schwarzer-EEG

Latenzen insgesamt mehr sich denen der spezifischen Kernareale annähern, führte man für die rekrutierenden Antworten mit kurzer Latenz usw. die Bezeichnung der augmenting responses ein. Sie haben 1. immer zuerst eine positive Ausladung, dann große negative Welle, 2. kurze Latenz (5 msec), 3. Amplitudenzunahme und waxing und waning wenig ausgeprägt, 4. auch auf Einzelreize meist gute Antworten, 5. decrementing-Effekte nach wiederholter Reizung sehr häufig (im recruiting-System ist der Effekt eines Einzelschocks gering, bei wiederholter Reizung nehmen die Potentiale mit langer Latenz aber deutlich zu), 6. eine mehr umschriebene corticale Ausbreitung.

In dem von uns und anderen (HOUSEPIAN 1963) bei stereotaktischen Eingriffen im Thalamus mitgereizten unspezifischen thalamo-corticalen System enden auch Kollateralen aus den spezifischen Kernen und dem Caudatum. Interneuronal kommt es zu einer wechselweisen Beeinflussung spezifischer und unspezifischer Impulse. Die *thalamischen Systeme* bewirken (im Rahmen des gesamten unspezifischen

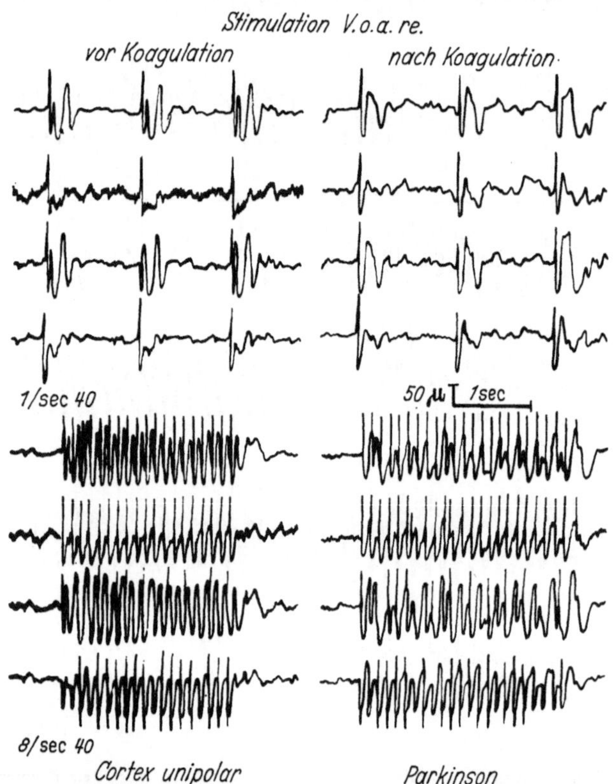

Abb. 20. 1/sec-Reize (obere Hälfte) und 8/sec-Reize (untere Hälfte) mit gleicher Reizstärke im V. o. a. thalami, links vor und rechts nach Coagulation. Skalpableitung frontal (1. Zeile ipsilateral, 2. Zeile kontralateral) und präzentral (3. Zeile ipsi-, 4. Zeile kontralateral); gleiche Ableitung bei 8/sec-Reizen. Einzelreize vor der Ausschaltung erzeugen eine cortical response mit typischem Ablauf nur über der gleichen Seite, nach der Ausschaltung kommt es nur noch zu einer sehr langsamen Antwort (Näheres s. Text). 8/sec-Reize erzeugen gleichzeitig recruiting-Potentiale nur vor der Coagulation, aber nicht mehr nach der Ausschaltung

Fig. 20. Stimulation of the v. o. a. thalami with 1 per sec (upper half) and 8 per sec (lower half) and with constant strength, on the left side before, on the right after coagulation. Scalp records of the frontal (line 1 ipsilateral, line 2 contralateral) and precentral (line 3 ipsi-, line 4 contralateral) regions; the same record performed with 8 per sec. Preoperative single pulse stimulation produces a cortical response only of the same side, after the elimination there is only a very slow response (for further details see text). 8 per sec only provoke recruiting potentials before coagulation but no longer after it

Systems) mit der Aufmerksamkeitssteuerung eine Anpassung an die augenblickliche Leistungsbereitschaft sowohl in inhibitorischer wie facilitatorischer Hinsicht. Dies gilt besonders auch für die Aufrechterhaltung der Gesamtmotorik einschließlich des Tonus. Bei Reiz in den die unwillkürliche Bewegung steuernden subcorticalen Regionen kommt es zur Erregung (JUNG-HASSLER 1960) der thalamo-corticalen Steuerungskreise, dementsprechend auch zu corticalen EEG-Antworten in Form einer cerebral response auf Einzelreiz und zu Incrementing-Effekten nach Mehrfachreiz.

Die Unterschiede zwischen recruiting- und augmenting-Antwort wurden besprochen, weil unsere Effekte auf Kettenreize offenbar eine Zwischenstellung einnehmen. Wie schwer eine Unterscheidung dieser Reizeffekte ist (JUNG 1962), zeigten auch die Untersuchungen von BUSER 1961 und die Zusammenstellung der Reizeffekte von MONNIER 1961. Schwache Reize bis zu einer Frequenz von 8/sec im medialen Thalamus (und im Caudatum: AKERT 1961; GELLHORN 1961) bewirken überwiegend *inhibitorische, dämpfende Einflüsse* auf das elektrische Entladungsmuster des Cortex (im Tierexperiment mit Summation der Mikro-Entladungen — VERZEANO 1961), der Motorik und der gesamten Aktivität. Dies zeigt sich besonders deutlich bei Reizen in den intralaminären Regionen und in ihrer Nachbarschaft (V. o. i.), wo schwache

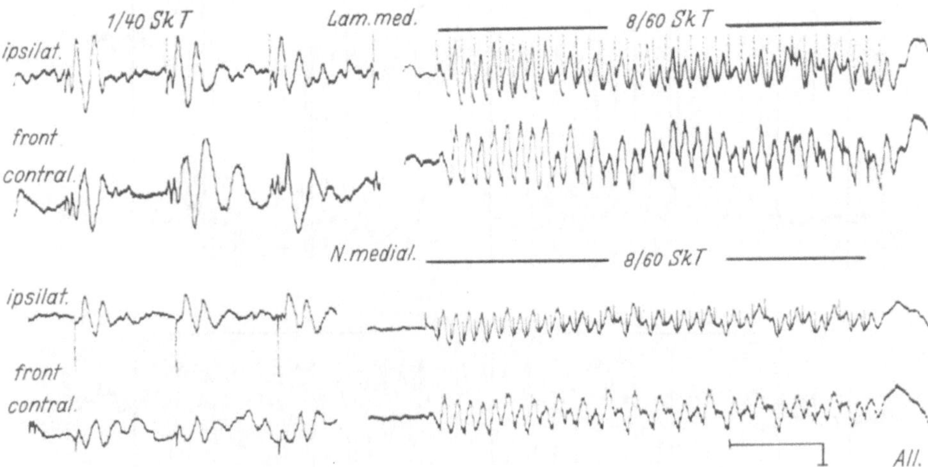

Abb. 21. Reizung mit 1/sec und 40 SkT (linke Hälfte der Abb.) und 8/sec, 60 SkT (rechte Hälfte der Abb.) sowohl in der Lamella medialis (obere Hälfte) wie im N. medialis thalami (untere Hälfte) bei der gleichen Patientin (All.). Ableitung frontal über der gleichen und der gegenüberliegenden Seite, bipolar. Bei gleicher Reizstärke zeigt die Reizung in der Lamella medialis die größte und beidseitige cortical response, die Reizung im Medialkern ergibt nur eine kleinere, ohne scharfe Vorwelle ablaufende und überwiegend einseitig projizierende Reizantwort. Dementsprechend ist auch die recruiting-Antwort bei 8/sec-Reizen nach Reizung in der Lamella medialis beiderseits deutlich mit typischen waxing und waning, die Reizeffekte aus dem N. medialis nur gering. Bei beiden Reizpunkten wird die recruiting-Antwort nach einigen Sekunden kleiner und unregelmäßiger, klinisch Aufmerksamkeitssteigerung. Ausschnitt aus einem 12fach Schwarzer-EEG

Fig. 21. Stimulation with 1 per sec and 40 scale degrees (left half) as well as with 8 per sec and 60 scale degrees (right half) in the lamella medialis (upper half) and the n. medialis thalami (lower half) of the same female patient (All.). Frontal bipolar registration of the ipsi- and contralateral sides. Stimulation of the lamella medialis with constant strength provokes the most marked and bilateral response; stimulation of the medial nucleus only elicits a smaller response without sharp initial wave and with predominantly unilateral projection. Accordingly the recruiting response to stimulation of the lamella medialis with 8 per sec is marked on both sides with typical waxing and waning, and effects produced in the medial nucleus are small. Recruiting responses elicited from both stimulated sites become smaller and more irregular after a few seconds; clinical effect: increase of vigilance. Part of 12-fold Schwarzer EEG

4+8/sec-Reize durchgehend recruitings während des Reizes und gleichzeitig klinisch eine Minderung der Aufmerksamkeit bewirken. Bei über-mittelstarken 8/sec-Reizen (etwa von 80—120 SkT) kam es klinisch schon eher zu *Weckeffekten* parallel mit einer Abnahme der recruiting-Potentiale und einer angedeuteten Desynchronisation des Grundrhythmus (Abb. 18, 19), dies läßt sich auch im V. o. a. und V. o. p. (Abb. 20) beobachten. Nach unserer Ansicht kommt diesem System eine *dualistische,* sowohl dämpfende wie erregende Funktion zu, wobei es dem mesencephal-rhombencephalen Retikulärsystem neben-, vielleicht sogar in dem Sinne übergeordnet ist (TISSOT 1959; MONNIER 1963), daß die generelle Wachheitssteuerung durch die Formatio reticularis je nach Situation modifiziert wird. Daß eine Einengung der Aktivität auf langsame und schwache Reize klinisch weniger deutlich ist, beruht auf der emotionalen Spannung unter Operationsbedingungen; sie wirken sich weniger deutlich aus als die starken und hochfrequenten unphysiologischen Reizstöße mit ihrem Weckeffekt. Im Unterschied zu den tierexperimentellen Untersuchungen, bei denen recruiting-Potentiale meist nur in Narkose deutlich waren, lassen sich diese Potentiale beim Menschen auch ohne Dämpfung erzielen (ebenfalls Matsui 1957; Spiegel 1962).

Wir beobachteten die größten, am regelmäßigsten und überwiegend beidseitig auftretenden *recruiting-Potentiale bei Reiz in der Lamella medialis,* nicht ganz so

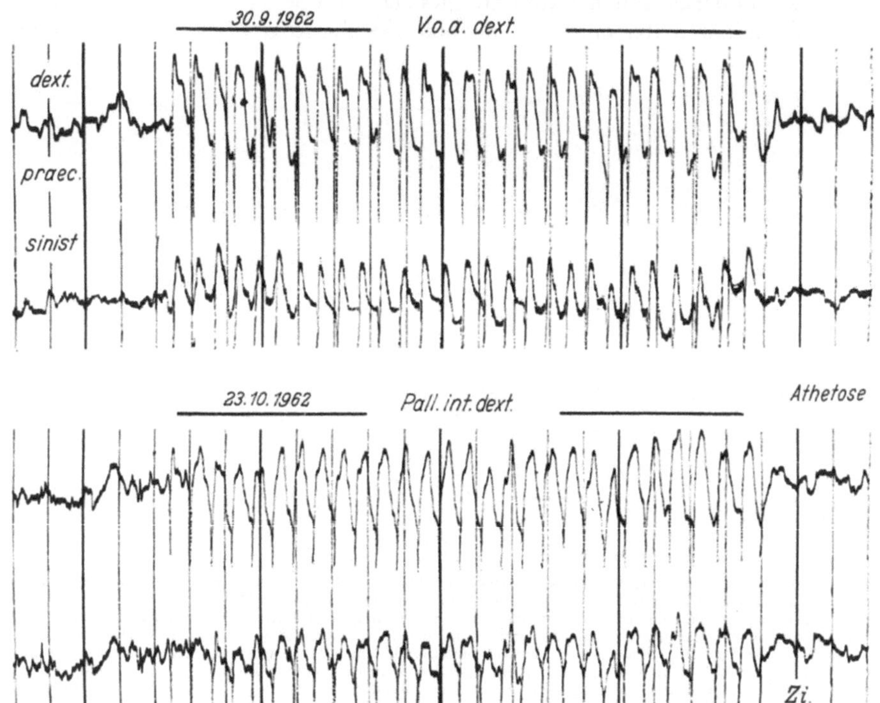

Abb. 22. Reizung im Zeitabstand von 3 Wochen bei der gleichen Patientin. In den oberen beiden Ableitungen Reiz im rechten V. o. a., in den unteren beiden Ableitungen im rechten Pallidum, jeweils mit 8/sec-Reizen und 60 SkT. Bei der Reizung im V. o. a. Projektion in die Präzentralregion und Mitreaktion der gegenüberliegenden Seite. Die Pallidumreizung führt ebenfalls, wenn auch schwächer ausgeprägt und mit längerer Übergangszeit, zu einer überwiegend einseitig betonten Reizantwort. Damit ist anzunehmen, daß der V. o. a. für die Überleitung der recruiting responses aus dem Pallidum keine entscheidende Rolle spielt (Ausschnitte aus zwei 8fach Schwarzer-EEG bei Zi. mit Athetose)

Fig. 22. Stimulations performed at an interval of 3 weeks in the same female patient. Upper two records: Stimulation of the right v. o. a.; lower two records: Stimulation of the right pallidum, each with 8 per sec and 60 scale degrees. After stimulation of the v. o. a. projection into the precentral region and co-reaction of the contralateral side. Pallidal stimulation also provokes a predominantly unilateral, though not so strongly marked response with a longer period of transition. Consequently we have to presume that the v. o. a. does not play a decisive role in the conduction of recruiting responses from the pallidum. Parts of two 8-fold Schwarzer EEG's of patient Zi. with athetosis

deutlich bei Reiz im Centre médian. Die Reizantwort mit kurzer Latenz, wie sie bei Einzelreizen gelegentlich gesehen wird, fällt mit dem zweiten und dritten Reiz meist weg, dafür nimmt die negative Amplitude deutlich zu, die diphasische Reizantwort wird durch den nachfolgenden Reiz abgeschnitten. *V. o. i.-, V. o. a.- und V. o. p.-Reize* zeigten in dieser Reihenfolge ebenfalls außer den Einzelantworten deutlich rekrutierende, überwiegend negative Cortexantworten, hier überwiegen ebenfalls — in der Reihenfolge der Aufzählung — eine mehr doppel- wie einseitige Antwort, betont auf der Praecentro-Frontal-Region der gleichen Seite (Abb. 19, 20) Reizung mit

8/sec im Vorderpol N. lateropolaris, vielleicht auch *N. reticulatus* des Thalamus zeigt — abgesehen von Reizen in den vordersten Abschnitten der Capsula interna mit ihrer direkten thalamo-frontalen Bahn — deutlicher eine frontale und überwiegend einseitige Projektion (Abb. 8). Auch die Reize im *Dorsomedialkern* zeigten (Abb. 21, untere Hälfte) eine rekrutierende, mehr einseitige und frontal betonte Reizantwort, bei schwachen Reizen mit Schläfrigkeitszunahme, bei starken mit Weckeffekt. Miterregung der intralaminären Kerne erscheint uns wahrscheinlicher als eine aktive Tätigkeit im Rahmen der unspezifischen Aktivierung, wie sie SPIEGEL (1962) annimmt. *Caudatum-Reize* hatten meist schwächer ausgeprägte unregelmäßige Reiz-

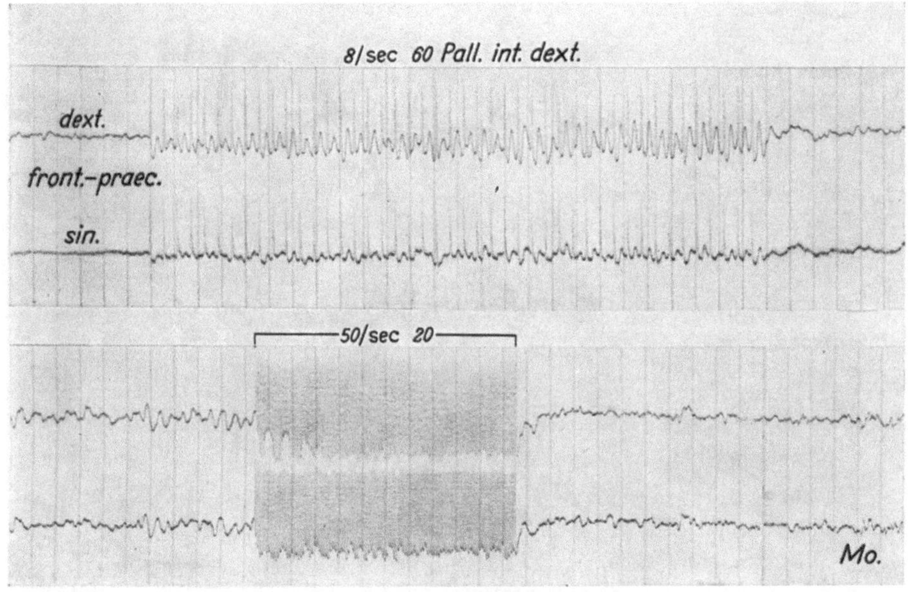

Abb. 23. 8/sec-Reize mit 60 SkT und 50/sec-Reize mit 20 SkT im Pallidum int. post. rechts, Ableitung bipolar über der Fronto-Präzentralregion. Fast ausschließlich homolateral über der Präzentralregion einsetzende recruiting-Potentiale, die langsam sich erst aufbauen und dann über die gesamte Reizung anhalten. Kontralateral praktisch keine recruiting. Während dieser Reizzeit eher Einschränkung der Aufmerksamkeit und der Aktivität. 50/sec-Reize mit nur 20 SkT führen zu einer über das Reizende anhaltenden Desynchronisation des vorher langsamen Grundrhythmus beiderseits. Klinisch wurden während dieser Reizung die Augen geöffnet. Patient blickte nach kontralateral

Fig. 23. Stimulation with 8 per sec and 60 scale degrees as well as with 50 per sec and 20 scale degrees in the right internal posterior pallidum; bipolar recording of the fronto-precentral region. Recruiting potentials starting almost invariably on the contralateral side on the precentral region. They rise slowly and persist throughout the stimulation. During this period of stimulation restriction of vigilance and activity. Stimulation with 50 per sec and only 20 scale degrees causes bilateral desynchronization of the previously slow basic rhythm which persists until after the end of stimulation. Clinical effects during this time: Opening of the eyes, patient looked into contralateral direction

antworten über beiden vorderen Schädelhälften zur Folge. Gelegentlich wurde eine positive Vorwelle mit sehr kurzer Latenz (10—15 msec, ähnlich CHATRIAN 1960; HOUSEPIAN 1963) beobachtet. Sie könnte für eine — anatomisch nicht bekannte — direkte Caudato-Cortex-Verbindung, wie sie auch SPEHLMANN (1960), ALBE-FESSARD (1960), diskutieren, sprechen; Recruitingeffekte gehen nicht oder zumindest nicht allein über die ventro-oralen Thalamusgebiete, wie sich aus der unveränderten Cortexantwort auf Caudatum- und auch bei Pallidumreiz nach Thalamusausschaltung ablesen läßt (Abb. 22). Vom *Pallidum* waren rekrutierende Antworten auf 4 + 8/sec-Reiz etwas häufiger als bei Einzelreiz, bei höherfrequenten Reizen war eine Desynchronisation des EEG, überwiegend über der homolateralen Zentralgegend, zu erhalten; höhere Reizstärken waren erforderlich (Abb. 23). Klinisch war dabei nicht so deutlich wie bei Reizen der intralaminären und medialen Systeme ein Ermüdungseffekt und ein Nachlassen der Aufmerksamkeit zu beobachten. Spiegel (1962) hält — entgegen Hasslers Konzeption — das Pallidum nicht für erforderlich für den Aufbau

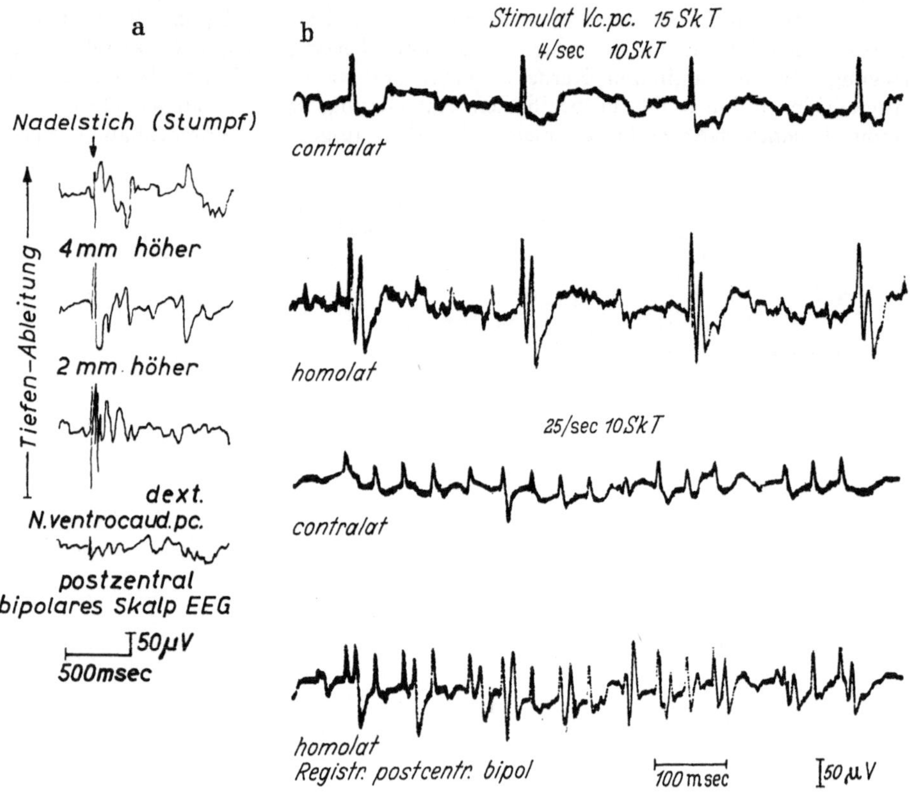

Abb. 24. a) Tiefenableitung aus dem spezifischen Schmerzkern (V. c. pc.) bei Schmerzreiz. Von unten nach oben: Hautableitung über der Postzentralregion rechts, Zielpunkt im N. ventrocaudal. pc. dext. sowie 2 und 4 mm höher im gleichen Kern. Auf Nadelstich im Amputationsstumpf treten evoked potentials in Form eines positiven Doppelspikes (8—10 msec) nur am Zielpunkt auf, 2 und 4 mm höher sowie über dem Skalp nur unspezifische und relativ langsame Mitentladungen. Latenz bis zur negativ-positiven Spitze über der Haut 40—50 msec. b) Registrierung von 4/sec-Reizen und 25/sec-Reizen bei rascher Papiergeschwindigkeit, Reize im spezifischen Schmerzkern links (Nucleus V. c. pc.), Ableitung bipolar über der gegenüberliegenden und über der gleichseitigen Postzentralregion mit einer Latenz von 5—8 msec und einer zweiten biphasischen Antwort nach 30 msec. Auf der gegenüberliegenden Postzentralregion außer dem Reizartefakt (negative Auslenkung) keinerlei Reizantwort. Auch bei 25/sec-Reizen werden die evoked potentials mit kurzer Latenz noch ausgelöst, sie sind aber kleiner, sie werden nicht mehr völlig regelmäßig über der Skalpregion beantwortet. Überwiegend führt jeder zweite Reiz zu einer Antwort

Fig. 24. a) Depth record from the specific pain nucleus (v. c. pc.) during pain stimulation. From bottom to top: Scalp record above the right-hand postcentral region, target-sites in the right n. ventrocaudalis parvocellularis and 2 as well as 4 mm. above it in the same nucleus. After puncture in the amputation stump, evoked potentials only appear in the target-site in the shape of a positive double spike (8 to 10 msec.); 2 and 4 mm. above it and above the scalp there are only non-specific and relatively slow co-discharges. Latency time for the negative-positive spike above the scalp: 40 to 50 msec. b) Registration of 4 and 25 per sec. stimuli with high recording speed; stimulation in the left specific pain nucleus (n. v. pc.), bipolar recording of the contralateral and homolateral postcentral regions with a latency of 5 to 8 msec. and a second biphasic response after 30 msec. With the exception of the stimulus artefact (negative deflection), there is no stimulus response in the contralateral postcentral region. After 25 per sec. the evoked potentials still appear with short latency; they are, however, smaller; above the scalp region they are not responded with full regularity. A response is generally elicited by every second stimulus

und die Weiterleitung im rekrutierenden System. *Einschränkungen der Aufmerksamkeit* traten jedoch auch einige Male bei Pallidum-Reiz auf, eine sehr ausgeprägte Einengung der Bewußtseinsklarheit (transitorische Verwirrtheit) und Schlafneigung zeigte sich nach Coagulationen (s. S. 75). Im V. o. a., V. o. p. und im V. o. i. war eine

Änderung der Bewußtseinslage mit niederfrequenten Reizen kaum zu registrieren. Eine Desynchronisation des EEG-Grundrhythmus war nach *hochfrequenten Reizen* (25—50/sec) — trotz klinischer Aktivitätszunahme — nur gelegentlich festzustellen. Häufiger trat nach Ende dieser Reizserien eine große (hypersynchrone) negative Welle, gelegentlich auch ein Entladungsanhang in Form einiger größerer α-Wellen auf. Dagegen beobachteten wir in einigen Fällen eine Desynchronisation mit 25 bis 50/sec-Reizen in den latero-polaren bzw. retikularen Hüllgebieten des Thalamus (s. Abb. 8) und bei Pallidumreizen (s. Abb. 23), jeweils zusammen mit einem *klinischen Weckeffekt*. Die Ausschaltung dieser Gebiete durch Coagulation beseitigt nicht nur die typische corticale Antwort auf Einzel- und niederfrequente Reize (s. Abb. 8, 20), es trat dann auch kein Desynchronisations- und klinisch kein Weckeffekt mehr auf. Dabei bleibt aber einschränkend zu bedenken, daß, wie schon angedeutet, durch mehrfache Coagulationen — vor allem im Pallidum — klinisch eine außergewöhnlich starke Müdigkeit, z. T. mit Verwirrtheit und inadäquatem Verhalten zu beobachten war. Hierdruch können die an sich schwachen und nach Coagulation der Reizregion weniger wirksamen Reize nicht mehr für einen Effekt ausgereicht haben. Desynchronisationseffekte mit Weckeffekt und Erregungs- bzw. Angstzuständen beobachteten wir häufig bei Reiz im limbischen System (s. S. 136). Über die beobachteten Änderungen der Bewußtseinslage wird im Zusammenhang mit den klinischen Effekten auf S. 70 noch einmal eingegangen.

Die Registrierung von *evoked potentials im spezifischen Schmerzkern* auf cutane Schmerzreize gelang unter Operationsbedingungen nur selten, sie war aber — entsprechend der exakten topischen Repräsentation in diesen Bahnen — auf einen kleinsten Abschnitt (in Abb. 24 auf 2 mm) beschränkt. Die Leitungsgeschwindigkeit zwischen 12—16 msec entspricht den Beobachtungen von Ervin (1960). Elektrische Einzel- und niederfrequente Reize in diesem spezifischen Kern hatten eine nach unserer Ansicht mehr homolaterale [nach Ervin (1960) mehr bilaterale] Projektion, betont auf der hinteren Skalpregion mit Latenzen von mehr als 10 msec (Abb. 24). Sie zeigten ein schwaches recruitment; wahrscheinlich können wir bei unserer Hautableitung überwiegend augmenting- und recruting-Antworten, spezifische Potentiale aber nur selten ableiten (Jung 1954). Die langsamen Reize erzeugen nur gelegentlich schwache subjektive Sensationen („elektrisierendes" Gefühl, s. S. 81), hochfrequente Reize und vor allem der Coagulationsstrom sehr starke Schmerzsensationen und motorische Reizerscheinungen (Hassler-Riechert 1959; Matsui 1957).

Zusammenfassung

Entsprechend der Mitreizung unspezifischer thalamo-corticaler Systeme kommt es bei 8/sec-Reizen in verschiedenen Abschnitten der Stammganglien zu einer recruiting-ähnlichen Antwort über dem Cortex (Hautableitung). Patienten mit einer cortical response auf Einzelreiz zeigen die regelmäßigsten Effekte auf langsame Mehrfachreize, aber auch bei anderen treten (meist mit höherer Reizstärke) rekrutierende Synchronentladungen auf.

Ob es sich um augmenting- oder recruiting-Potentiale mit ihren typischen Eigenschaften handelt, konnte bei unseren Untersuchungen nicht sicher geklärt werden, da wir nicht direkt vom Cortex, sondern von der Kopfhaut ableiten. Eine Miterregung des augmenting-Systems ist zumindest bei Reiz in den N. anterior (meist gleichseitige Projektion) und dem v. o. thalami (überwiegend doppelseitige Projektion) wahrscheinlich. Latenzzeitunterschiede waren festzustellen. Die deutlichsten und am regelmäßigsten doppelseitig auftretenden Synchronpotentiale ließen sich von der Lamella medialis auslösen. Bei schwachen Reizen war hier am besten (etwas weniger deutlich im Dorsomedialkern) klinisch eine Herabsetzung der Vigilanz, bei größerer

Reizstärke (und bei Frequenzen von 25—50/sec) waren Weckeffekte auszulösen. Im EEG waren die Zeichen einer erhöhten Aufmerksamkeit, eine Desynchronisation des Grundrhythmus, wesentlich seltener als im Tierexperiment zu beobachten, es traten eher einzelne große Nachentladungen auf. Desynchronisationseffekte zeigten sich (betont einseitig wie die recruitings) bei Pallidum int.-Reiz und ebenso bei Reiz im Fornix und anderen limbischen Strukturen.

Auch auf Mehrfachreize war eine lokal unterschiedliche Reizantwort festzustellen. Die Projektion erfolgt grundsätzlich deutlicher von den hier gereizten Strukturen aus in die vordere Schädelhälfte. Reize im V. o. thalami zeigten eine Antwort präzentral, Reize mit 4—8/sec im N. reticulatus, dorsomedialis und ebenfalls in der Lamella medialis (doppelseitig) mehr frontal. Von C. médian aus war die beste Caudatumantwort zu registrieren. Das Caudatum selbst zeigt frontal und präzentral recruitings kleinerer Amplitude und weniger regelmäßiger Ausprägung als die thalamischen Reize.

Nach Ausschaltung sind aus den angeführten Regionen keine vollständigen rekrutierenden Antworten mehr auszulösen, nach Lamella medialis-Ausschaltung blieben sie völlig aus. Die Coagulation im V. o. thalami unterdrückt rekrutierende Cortexantworten aus anderen Kerngebieten des extrapyramidal-motorischen Systems nicht.

Reize im spezifischen Schmerzkern ließen einige Male Cortexpotentiale kurzer Latenz über der postzentralen Region erkennen, daneben kamen aber auch kleine Recruitingantworten über der vorderen und mittleren Schädelregion zur Beobachtung, beide sind nach Aussachaltung nicht mehr nachzuweisen.

Summary

Corresponding to the co-excitation of non-specific thalamocortical systems, a recruiting-like response over the cortex (scalp recording) is evoked by stimulation of various parts of the basal ganglia with 8 pulses per sec. Patients who react with a cortical response to single pulse stimulation show most regular effects after slow multiple stimulation; recruiting discharges are also seen in other patients, mostly after strong stimulation.

The question whether these are augmenting or recruiting potentials with their typical characteristics could not be settled with certainty in our studies because we do not directly record from the cortex but from the scalp. A co-excitation of the augmenting system is probable at least after stimulation of the n. anteriores (mostly homolateral projection) and the v. o. thalami (predominantly bilateral projection). Differences in the time of latency were not noted. The most marked and most regularly bilateral synchronous potentials were evoked from the lamella medialis. The most marked clinical symptoms were a restriction of vigilance (somewhat less marked reaction from the dorsomedial nucleus) following weak stimulation, and arousal effects following stronger stimulation (and stimulation with frequencies from 25 to 50 per sec.).

Desynchronization of the basic rhythm, the sign for increased vigilance, was much rarer noted in the EEG than in animal experiments; large single groups of after-discharges were more frequent.

Desynchronizing effects (appearing emphasized on one side in the same way as in the recruitings) were seen after stimulation of the pallidum internum as well as of the fornix and other limbic structures.

Responses to multiple stimuli also varied in dependance on the stimulated site. Principally the projection from the structures stimulated by us into the frontal half of the skull was more marked. Stimulation of the v. o. thalami evoked a precentral response, while the response to stimulation of the n. reticulatus, dorsomedialis and of the lamella medialis (bilateral stimulation) was more frontal. The best caudatum response was recorded from the centre médian. The caudatum itself shows, frontally and precentrally, recruitings with smaller amplitude and less regular shape than those evoked by thalamic stimulation.

After elimination it is no longer possible to evoke complete recruiting responses from the mentioned regions, after elimination of the lamella medialis there was no recruiting response at all. Coagulation of the v. o. thalami does not suppress recruiting cortical responses from other nuclear regions of the extrapyramidal motor system.

Stimuli in the specific pain nucleus sometimes caused cortical potentials with short latency above the postcentral region; in addition to this, small recruiting responses were also noted above the frontal and middle skull regions; they are no longer demonstrable after elimination.

e) Reizeffekte im Caudatum

Ergebnisse der Registrierung und Reizung im N. caudatus

Die tierexperimentellen Untersuchungen von HESS (1932) (Zusammenstellung) ergaben bei Reizung des Caudatum mit niederfrequenten Reizen eine langsame Wendung des Kopfes oder der Katze nach der kontralateralen Seite, dies wurde durch spätere Untersuchungen bestätigt und erweitert (HASSLER in JUNG und HASSLER 1960). Von zahlreichen Autoren (vor allem METTLER 1952) wurde seine *inhibitorische Kontrollfunktion auf corticofugale und petale Impulse* festgestellt (DEMETRESCU 1965; ALBE-FESSARD 1960). Auch hat dieser Kern eine besondere elektro-physiologische Reaktionsweise. Hochfrequente Reize kann das Caudatum ebenso wie rasch aufeinanderfolgende zumindest elektrisch nicht beantworten, z. B. erhielten ALBE-FESSARD (1960) im Tierexperiment reproduzierbare Caudatumantworten nur bei Einzelreiz-Intervallen von 10 sec; sie fanden auch bei einer größeren afferenten Impulsserie im Caudatum rasch nachlassende Reaktionen, ähnlich wie METTLER 1952; UMBACH 1955, 1959. Eine langsam frequente Reizung bewirkt eine „striäre Inaktivierung“ oder eine „arrest reaction“ [SPIEGEL (1962) bezeichnet sie als „tonische Starre“], gekoppelt mit autonomen Umstellungen (Mydriasis u. a.) und nicht selten sogar Einschlafreaktionen. AKERT (1961) erhielt sie mit 1—8/sec-Reiz am besten aus dem Caudatum und der Lamella medialis. Ausschaltungen beider Caudata bewirken klinisch Haltungsstörungen und Ausfall der gerichteten Reaktionsbewegungen (SPIEGEL 1957, 1961). Über diese Kontrollfunktionen des Caudatum innerhalb der extrapyramidalen Regelkreise (HASSLER 1953, 1956) hinaus besteht nach eigenen Untersuchungen (UMBACH 1955, 1959) und zahlreichen anderen Autoren — auf die im folgenden im Zusammenhang mit den Beobachtungen beim Menschen noch eingegangen wird — kaum Zweifel über die *regulative Aufgabe des Caudatum* für den gesamten (Motor-)Cortex. Das Caudatum ist dazu ein wichtiges Glied innerhalb des unspezifischen Projektionssystems.

Uneinheitlich und zum Teil widersprechend sind bis jetzt die operativ-klinischen und elektrophysiologischen Ergebnisse im Caudatum beim Menschen. Wir unternahmen deshalb in Fortführung tierexperimenteller Studien elektrophysiologische Ableitungen des Caudatum im Rahmen der stereotaktischen Eingriffe bei extrapyramidal-motorischen Erkrankungen, in drei Fällen auch bei gemischten Epilepsieformen mit teils psychomotorischen, teils myoklonieähnlichen Entladungsformen. Über die elektrophysiologischen Ergebnisse und die klinischen Reizbeobachtungen soll hier berichtet werden. Die zur Zeit noch laufenden Untersuchungen über die neuro-biochemische Aufgabe des Caudatum für die Homeostase des menschlichen Hirns und die

Wirkungsweise von Catecholamin-Praecursoren (UMBACH und BAUMANN 1964), Monoaminoxydasehemmern, vorwiegend Amphetamin (UMBACH und WOYWODE 1965) bzw. die protrahierte Wirkung der kombinierten Gabe (UMBACH und TZAVELLAS 1965) werden auf S. 19 im Zusammenhang mit dem Spontan-EEG besprochen.

Von insgesamt *47 Caudatum-Ableitungen und -Reizungen* haben wir in der Liste der untersuchten Kerne (s. Tab. S. 3) nur 21 Pat. aufgenommen, bei den anderen lagen keine völlig einwandfreien technischen Verhältnisse vor. Dies ist zwar bei der beschränkten Zeit während des therapeutischen Eingriffes verständlich, doch sollen auf der anderen Seite nur klinisch und elektrophysiologisch vergleichbare Fälle berücksichtigt werden.

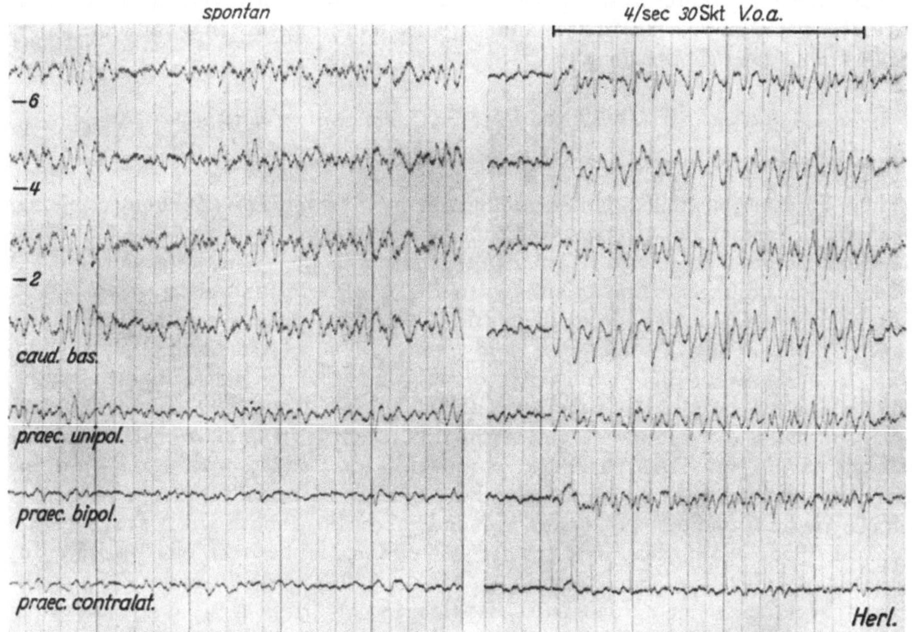

Abb. 25. Spontanabläufe (links) und 4/sec-Reize vom V. o. a. (rechts), abgeleitet im Caudatum (Zeile 1—4), über der homolateralen Präzentralregion (Ableitung 5 und 6) und über der kontralateralen Präzentralregion (Ableitung 7). Deutlich unterschiedliche Spontanfrequenzen, im Caudatum herrschen etwa 5—7/sec-Wellen unterschiedlicher Höhe vor, nur wenige raschere Wellenabläufe. Über den Sklapableitungen dagegen ist der Grundrhythmus im EEG durchschnittlich 9—10/sec. Während Reizung mit 4/sec und 30 SkT im gleichseitigen V. o. a. kommt es im Caudatum, insbesondere im basalen Anteil, zu deutlichen, wenn auch erst langsam einsetzenden recruitingähnlichen Potentialen mit deutlichem waxing und waning, dagegen ist lediglich über der Präzentralregion der gleichen Seite eine teilweise Mitreaktion dieser langsam sich aufbauenden Potentiale nachweisbar

Fig. 25. Spontaneous potentials (left) and 4 per sec. stimuli from the nucl. ventr. oral. ant. (right), regsitrated in the caudatum (lines 1 to 4), in the homolateral precentral region (lines 5 and 6) and the contralateral precentral region (line 7). Markedly varying spontaneous frequencies; in the caudatum about 5 to 7 per sec. waves of differing height are predominant; there are only a few quicker waves. Above the scalp recordings, on the other hand, the average basic rhythm in the EEG is 9 to 10 per sec. In the caudatum, particularly in its basal parts, marked recruiting-like potentials with slow start and distinct waxing and waning appear during stimulation of the homolateral v. o. a. with 4 per sec. and 30 scale degrees. On the other hand it is only above the precentral region of the same side that a partial co-reaction of these slowly growing potentials can be demonstrated

Die ersten systematischen tierexperimentellen Untersuchungen von Caudatum, Putamen, verschiedenen Thalamuskernen zusammen mit corticalen Regionen wurden bereits 1938 von JUNG und KORNMÜLLER durchgeführt. Die im Striatum nahezu synchronisierten Abläufe waren ebenfalls im medialen Thalamus und im Motor-Cortex nachweisbar. Sie nahmen damals bereits — bevor also die koordinative Tätigkeit des sogenannten unspezifischen Aktivierungssystems bekannt war — eine beiden subcorticalen Regionen gemeinsame physiologische Tätigkeit an. Der Zusammenhang des Caudatum mit dem unspezifischen System zeigt sich in erster Linie an dem Auftreten langer, recruiting-ähnlicher Potential-Abläufe oder spontan auftretender langsamer Spindeln bei einem aktivitätsmäßig gedämpften Zustand. Die „Caudatumspindeln" und andere langsame Vorgänge traten hier auf, bevor sie in anderen Hirnregionen und auf dem Cortex gesehen wurden. Auch während der Schlafeinleitung und in der Narkose entstehen im Caudatum die ersten langsamen Wellen, d. h. sobald es von der (übergeordneten?) Aktivität der Formatio reticularis freigestellt ist; siehe dazu die pharmakologischen Untersuchungen bei Caudatumableitung (s. S. 51).

Bei Störungen im extrapyramidal-motorischen Formenkreis stellten wir keine primären Änderungen des Grundrhythmus im Caudatum fest, doch verfügen wir nicht über Simultan-Ableitungen in beiden Caudata und haben deshalb keine Seitenvergleiche; von SPIEGEL 1956 wird eine Seitendifferenz beschrieben. Gleichzeitig wird von ihm bestätigt, daß *fast nur langsame Abläufe in den Caudata* vorherrschen, einerlei welcher corticale Rhythmus bestand. Wir sahen in allen Ableitungen des Caudatum (s. Abb. 25) überwiegend ein Vorherrschen relativ langsamer Rhythmen (ähnlich wie METTLER 1962), rasche Potentiale (über 12/sec) traten hier im Gegensatz zu den verschiedenen Thalamusregionen und zum Pallidum nicht oder nur angedeutet auf. Hier fanden sich auch vorwiegend flache Wellen, sie überschreiten in den meisten Fällen 20—30 μV nicht. Einzelreize und Reize von 4+8/sec im Caudatum zeigten die beste Reizantwort frontal (METTLER 1962) und präzentral, betont auf der Reizseite (HOUSEPIAN 1961). Die von uns ebenfalls gefundene *Überleitungszeit* von durchschnittlich 12—15 msec homolateral und über 20—40 msec kontralateral lassen erkennen, daß ein multisynaptisches System durchlaufen wird, wie es PAPEZ 1956 anatomisch darstellte. Die Überleitungszeit in die untersuchten Thalamusregionen betrug homolateral zwischen 8—20 msec und kontralateral 12—30 msec.

Mit anatomischen Methoden ist unseres Wissens der Nachweis einer direkten Faserverbindung vom Caudatum zum Cortex bisher nicht gelungen. METTLER schloß aus der Atrophie bestimmter Zellformationen im Caudatum nach Cortexablation, daß dies die Existenz einer Verbindungsbahn zwischen Caudatum und Cortex stütze. Wenn es auf elektrophysiologischem Wege möglich ist, einen derartigen Beweis zu führen, so ist dazu eine Latenzzeitmessung direkt über dem Cortex erforderlich [4].

Eigene elektrophysiologische Untersuchungen 1953, 1955 und 1959 bei der Katze ergaben — an Hand von Einzelreizmessungen, die nach unserer Ansicht hochfrequenten Reizserien mit ihrer Gesamtumstimmung der interneuronalen Beziehungen vorzuziehen sind —, daß die Latenzzeiten zwischen Caudatum und Cortex der gleichen wie der anderen Seite nahezu den oben angegebenen Werten bei stereotaktischen Operationen entsprechen.

Seit DEMPSEY und MORISON (1941) ist bekannt, daß recruiting-Potentiale nicht nur durch verschiedene thalamische und subthalamische Reizserien, sondern auch auf Caudatumreiz über den Cortex-Arealen ausgelöst werden. Auch ist bekannt, daß *Recruiting-Potentiale* im Strio-Pallidum konstanter durch Reizung unspezifischer thalamischer Areale erhalten werden als von den Assoziations- oder den spezifischen Kernen im Thalamus. Vom Centre médian und der Lamella medialis (auch bei Mitreizung dieses Gebietes bei stärkeren Reizen im V. o. i. thalami), die eine entscheidende Vermittleraufgabe für die Koordination der unspezifisch-aktivierenden und der extrapyramidal-motorischen Systeme haben, erhielten wir auch im Caudatum am regelmäßigsten gut ausgebildete recruiting-Potentiale. Sie waren nach der Coagulation dieser Kerne nicht mehr nachweisbar (s. Abb. 26). Neben und zusammen mit den Kernen der Lamella medialis spielt das Caudatum eine Rolle bei der Erhaltung der

---

[4] PURPURA (1958) fand bei Katzen in einem eng umschriebenen Cortex-Areal auf Caudatumreize eine Antwort mit sehr kurzer Latenz. SPEHLMANN (1960) hält (ebenso wie WIECK 1960) eine kurze monosynaptische Caudatum-Cortexleitung für möglich, da er durch Caudatumreize eine äußerst rasche (z. T. unter 1 msec) Beeinflussung (in über 90% eine Hemmung, in 10% eine Beschleunigung) der Mikropotentiale des Cortex erhielt. Auch ALBE-FESSARD (1960) schließen das aus ihren sehr sorgfältigen Untersuchungen (Katze) mit Reizen verschiedener afferenter Systeme und im Caudatum.

Attenz. Für die Klinik bildet dies die Erklärung für die deutliche Tremorverstärkung bei Emotion und den Tremorstop im Schlaf (SPIEGEL 1961). Damit stimmen die klinischen Vigilanzänderungen (s. S. 75) und die elektrischen Reizeffekte unterschiedlicher Parameter während unserer Ableitungen gut überein. *Untersuchungen mit Doppelreizen* (s. Abb. 27) rufen — vergleichbar mit den somatischen, visuellen, auditorischen und olfaktorischen Reizen von ALBE-FESSARD (1960), DEMETRESCU (1965) bei Tieren — Potentiale stets mit großer Latenz und mit nur geringer Differenzierung der Antwort in verschiedenen Gegenden des Caudatum hervor. Beim Tier sollen die afferenten Impulse über die Formatio reticularis, die Zona incerta, den

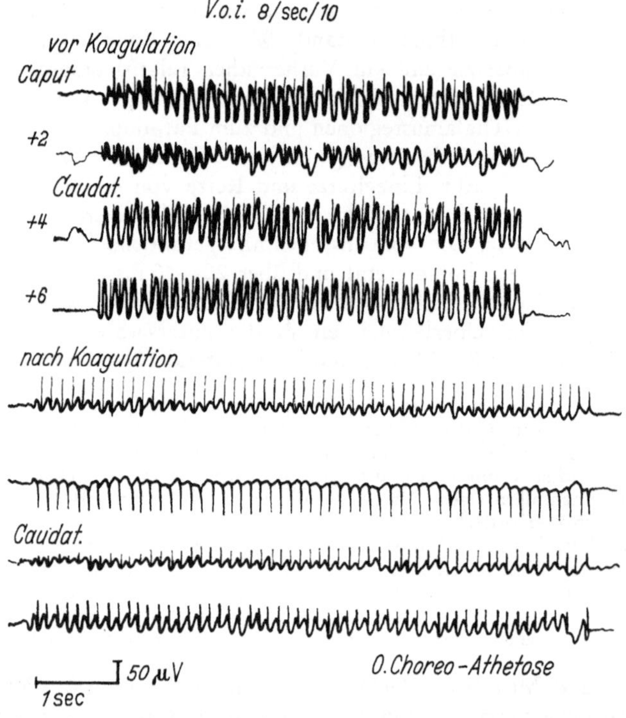

Abb. 26. Vergleichsableitung aus dem Caudatum vor und nach Coagulation. Reizung im inneren Anteil des oralen Ventralkernes (V. o. i.) mit 8/sec und 10 SkT. Vor der Coagulation deutliche recruiting-Entladungen in allen abgeleiteten Abschnitten des Caudatums, nach der Ausschaltung keinerlei recruiting-ähnliche Potentiale im Caudatum mehr nachweisbar. Ausschnitt aus 12fach Schwarzer-EEG, s. dazu auch UMBACH 1964

Fig. 26. Comparative records from the caudatum before and after coagulation. Stimulation of the internal part of the oral ventral nucleus (v. o. i.) with 8 per sec and 10 scale degrees. Before coagulation marked recruiting discharges in all registrated parts of the caudatum; after elimination it is no longer possible to demonstrate recruiting-like potentials in the caudatum. Part of 12-fold Schwarzer EEG, see also UMBACH, 1964

Nucleus centralis medialis und das Centre médian laufen, daher erklären sich die langen Latenzen. Es besteht bis jetzt noch kein verläßlicher Überblick über eine topische Orientierung im Caudatum (vor allem beim Menschen). Abtragungen der Groß- und Kleinhirnrinde modifizieren die Caudatum-Antwort nicht. Antworten mit kurzer Latenz wurden nur gelegentlich nach Reizung über der motorischen Rinde (präzentrale Skalpregion) bei unseren menschlichen Untersuchungen beobachtet. Die meisten, vielleicht sogar alle caudato-corticalen Verbindungen laufen über eine große Reihe Synapsen-Zwischenschaltungen. Dabei sind die Caudatum-Pallidum-Cortexverbindungen (anatomisch: HASSLER 1949; PAPEZ 1956; elektrophysiologisch: SHIMAMOTO-VERZEANO 1954; STOUPEL und TERZUOLO 1954) gerade für die hier verfolgten Effekte bei Bewegungsstörungen von besonderer Wichtigkeit (s. S. 19, Hassler in Jung und Hassler 1960), vor allem ist die innerhalb dieses Kreises gesteuerte affektive und Erregungslage mitentscheidend für die Schwere z. B. der jeweiligen Akinese und Adynamie.

Die Art der Reizüberleitung wurde von uns durch Doppelreize im Caudatum und auf dem Cortex (Purpura 1958) mit unterschiedlichem Intervall untersucht. Ein Conditioning-Reiz im Caudatum verändert die Aktivität für etwa 300 msec. Dies beruht wahrscheinlich auf der Einschaltung mehrerer Bahnen, von denen vielleicht einige direkt caudato-cortical wirken, die meisten aber die caudato-thalamischen Querverbindungen miterregen, entsprechend kommt es mit sehr kurzem Intervall gelegentlich zu einer (s. Abb. 27) geringen Verstärkung, regelmäßiger aber zur Verminderung der diphasischen cerebral response. Diese *„inhibitorische" Wirkung war in der*

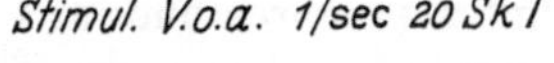

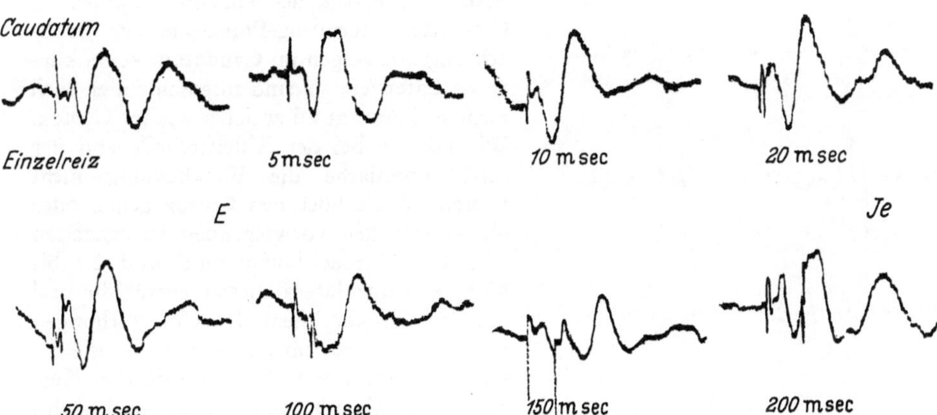

Abb. 27. Doppelreize im V. o. a., Ableitung bipolar im Caudatum-Kopf, von links oben nach rechts unten zunehmendes Reiz-Delay; es zeigt sich, daß bei Doppelreiz die langsame Reizantwort im Caudatum durch Reizabstände zwischen 10 und 50 msec eher gesteigert wird, eine eindeutige Verminderung sowohl der raschen Anteile der Reizantwort wie der Amplitudenhöhe zeigt sich im Zeitraum zwischen 100 und etwa 200 msec

Fig. 27. Double pulse stimulation of the v. o. a., bipolar recording in the head of the caudatum, stimulus delay increasing from upper left to lower right. The slow response to double pulse stimulatin in the caudatum appears to be rather increased by intervals of stimulation between 10 and 50 msec; a marked diminution of the quick parts of the stimulus response as well as of the height of amplitudes is seen in the period from 100 to approximately 200 msec

Zeit zwischen 100—200 msec am stärksten ausgeprägt, hielt aber auch in einigen Fällen bis zu 300 msec an. Alle bewirken letztlich mit unterschiedlichen Zeitabständen eine je nach der Erfordernissituation veränderte Erregbarkeit der Cortex-Dendriten. Die Caudatumreaktionen stehen in einem engen funktionellen Zusammenhang mit den unspezifischen Antworten auf Reiz im Thalamus (V. o. a., V. o. i., Lamella medialis, C. médian, seltener und sehr schwach im V. o. p., nicht im spezifischen Schmerzkern, allerdings haben wir nur drei auswertbare Ableitungen).

Ausschaltungen des Caudatum sollen die corticalen recruitings verändern, sie können sie aber nicht beseitigen. Die Rolle des Striatums innerhalb der Recruiting-Systeme können wir nicht endgültig überblicken, wie dies ebenso Spiegel (1962) für den Menschen anführt; er fand im übrigen in seinen zahlreichen tierexperimentellen Untersuchungen den direkten inhibitorischen Caudatum-Einfluß weniger deutlich ausgeprägt. Unsere Kontrollen unter klinischen Verhältnissen und im Wachzustand sind bei der beschränkten Ableitzeit zu einer Entscheidung vorerst nicht geeignet. Am ehesten ist Jasper (1954) beizupflichten, der wie Terzuolo und Stoupel (1954) (s.

auch UMBACH 1959) verschiedene Latenzen nach Caudatum-Reiz auf dem Cortex fand und dem Caudatum ebenso wie den vordersten Thalamusteilen eine von den übrigen unspezifischen Systemen abweichende Aufgabe zuschrieb.

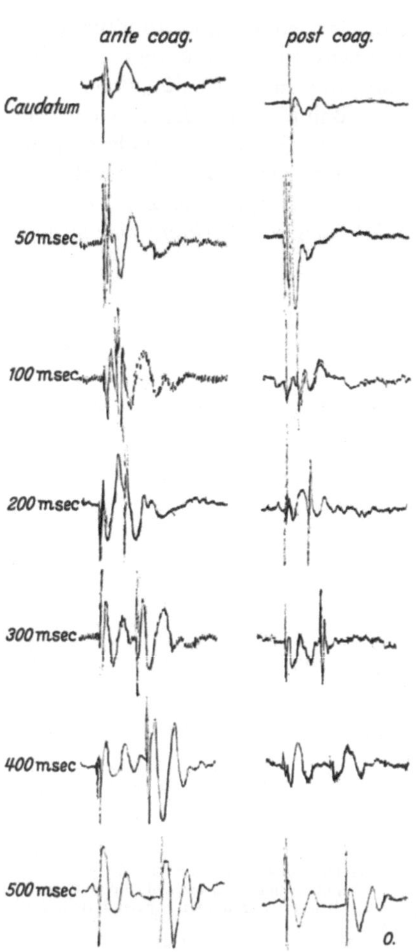

Abb. 28. Einzelreiz (0,5 msec Anstieg, 50 SkT) im V. o. a. führt zu einer biphasischen Reizantwort im Caudatum (linke Bildhälfte), Doppelreize bis zu 100 msec delay erzeugen eine verstärkte, um 200 msec eine sehr geringe Reizantwort, bei Reizabständen zwischen 300—500 msec kommt es zu einer verstärkten Reizantwort über die ursprünglich beobachtete Größe hinaus. Nach Coagulation im V. o. a. führen die gleichen Reize (rechte Bildhälfte) bis zu 300 msec Reizabstand zu keiner, bei Abständen von 400—500 msec nur noch zu einer ganz schwachen Antwort

Fig. 28. Single pulse stimulation of the v. o. a. (0.5 msec, 50 scale degrees) provokes a diphasic response of the caudatum (left half of the figure), double stimuli with a delay up to 100 msec elicit an intensified response and with about 200 msec a very weak response. Intervals of stimulation from 300 to 500 msec elicit an intensified response which surpasses the originally noted extent. After coagulation of the v. o. a. the same stimuli (right half of the picture) up to 300 msec delay do not provoke any response, and only a very weak response is obtained by stimulation with a delay between 400 and 500 msec

Wir führten (ähnlich MARSAN 1953) *Reizungen im Caudatum und im unspezifischen Aktivierungssystem,* d. h. der Lamella medialis des Thalamus, im V. o. a. sowie im Pallidum internum und im Caudatum in beiden Richtungen durch. Dann haben wir den Thalamus und das Pallidum ausgeschaltet, um den Mechanismus der recruiting responses beim Menschen näher zu klären. Während Kettenreizen (6 bis 10/sec) im intralaminären und im V. o. i., nicht so regelmäßig im V. o. a. des Thalamus, kamen im Caudatum recruiting-Potentiale zur Beobachtung. Sie zeigen im Caudatum keine kürzeren Latenzen, sie sind insgesamt hier auch nicht so konstant zu erzielen wie im Cortex. Wir können bei der Ableittechnik von der Schädeloberfläche die Entscheidung nicht treffen, ob sie über den Cortex gehen oder ob — was den vorwiegenden Latenzzeiten von 12—15 msec homolateral und 20 bis 40 msec kontralateral besser entspricht und mit den tierexperimentellen Untersuchungen von ADEY (1960) übereinstimmt — eine direkte Projektion von den unspezifischen Kernen im Thalamus zum Caudatum besteht. Reizung des Caudatum selbst erzeugt über dem Cortex recruiting-ähnliche Antworten, sie sind aber meist kleiner, nicht so regelmäßig und nur mit größerer Reizstärke als in den intralaminären Thalamusregionen zu erhalten (s. Abb. 29). Gelegentlich schienen sie eher kürzere Latenzzeiten zu haben und über weitere Cortexregionen ausgedehnt zu sein als die Reizantworten auf Reize im vorderen Thalamus. Ob das Caudatum einen Einfluß auf das waxing and waning der recruiting-Potentiale — ausgelöst von den unspezifischen thalamischen Kerngebieten — hat, konnten wir nicht klären, da wir keine Caudatum-Ausschaltungen vornehmen. Ein *direkter unspezifischer Aktivierungs-Effekt aus dem Caudatum wird* neben dem thalamischen Weg zum Cortex angenommen (VERZEANO 1954). Ein Desynchronisationseffekt nach hochfrequenten Reizen des Caudatum wurde im homo- und kontralateralen Cortex und in extrapyramidal-motorischen Kerngebieten nicht gesehen.

Spehlmann hat 1960 an Hand der neuronalen Hemmung der Mikro-Potentiale im motorischen Cortex nach elektrischer Reizung des Caudatum — ähnlich wie andere Untersucher aus der Jungschen Gruppe — unsere früheren Makro-Untersuchungen (Umbach 1955, 1959) bestätigt. Der in erster Linie hemmende Einfluß auf die Entladung des Cortex erreicht nach seiner Ansicht das corticale Neuron sowohl über weitverknüpfte Verbindungen wie über kurze, vielleicht sogar monosynaptische Wege. Insgesamt wurden 90% der Neurone durch homolaterale Caudatumreize gehemmt und nur 10% derselben Neurone zeigten eine geringe frühe Aktivierung. Damit wurde die klinische Registrierung (Hess, Spiegel) einer motorischen Hemmung durch das Caudatum erneut elektrophysiologisch bestätigt. Caudatumreize von 1 bis 5/sec zeigten *auch eine Hemmung auf dem kontralateralen Cortex*, was wir im Tierexperiment (Umbach 1959), bei Beobachtungen beim Menschen aber nicht sichern konnten. Dies beruht vielleicht ebenfalls auf den besonderen Verhältnissen des wachen Patienten.

Klee (1962) bestätigte ebenfalls unsere Untersuchungen über den besonderen Entladungstyp nach Caudatum-Reiz, die „inaktive Phase“ zwischen durchschnittlich 100—200 msec (bei Shimamoto und Verzeano, 1954, überwog eine Ruheperiode zwischen 166—277 msec) entspricht einer Hyperpolarisations-Phase an Cortex- und Pyramidenbahnzellen.

Auch in den sorgfältigen Untersuchungen an der Katze von Buchwald et al. (1960, 1961, 1962) und den Formanalysen der caudato-corticalen (Wieck 1960) und der intracaudatalen (Wieck 1961) Potentiale zeigte sich diese relative Ruhephase von etwa 200 msec vor dem weitverbreiteten Auftreten der sogenannten „Caudatumspindeln“, rhythmischen hohen Entladungsserien, etwa entsprechend unserer früher als Entladungsanhang bezeichneten Gruppenentladung. Ein- und mehr noch beidseitige Destruktion des lateralen Thalamus läßt sie nicht mehr auftreten, ähnlich wirkte tiefe Narkose. Eine der aufsteigenden Retikularisationsaktivierung (Format. ret. → C. médian → Ventrolateralis → Cortex) nebengeschaltete inhibitorisch wirkende „Caudatum-Schleife“ ist anzunehmen. Daß eine inhibitorische Wirkung nur *als Teil einer höheren Anpassungseinrichtung* anzusehen ist, konnten sie durch hochfrequente und stärkere Reize zeigen. Derartige Reize in der mesencephalen Formatio reticularis, im Pallidum, dem Forelschen Feld und medialen Thalamuskernen (z. B. auch im C. médian) blockierten die Caudatumspindeln beiderseits, Putamen- und Caudatum-Zweitreize nur gleichseitig. Die Bedeutung dieser nur auf langsame Impulse ansprechenden Caudatum-Inhibition zeigte sich bei wachen Katzen mit einem „Arrest“ beim Drücken einer Belohnungsfuttertaste und bei der visuellen Diskrimination während und noch nach Ende der Reizung; dieser Effekt unterblieb nach hochfrequenter und starker Stimulation der o. a. Regionen. Das stimmt mit den Änderungen der Aktivität und Bewußtseinslage bei unseren (und den von v. Buren 1963) Reizen überein.

Ähnliche Aufgaben kommen dem Caudatum auch bei spontanen und induzierten Krämpfen zu. Wir haben durch Caudatumreize (Umbach 1959) während spontaner und elektrisch ausgelöster Krämpfe eine vorübergehende, gelegentlich auch eine völlige *Krampfunterdrückung* erzielt. Krampferzeugende Drogen, in das Caudatum eingebracht, lösten ganz im Gegensatz zu allen anderen untersuchten Regionen keine Krämpfe, sondern sogar Inaktivierung aus (Spiegel 1961; Stevens 1961). Wir wiesen neben einer Blockade spontan ablaufender Krämpfe durch elektrische Reize im Caudatum auch eine Zunahme der Krampfentladungen bei Minderung der Caudatum-Tätigkeit im Tierversuch nach. Vielleicht ist der extrem hohe Cholinesterase-Gehalt (bis zu zwanzigmal höher als im übrigen Hirn, Einzelheiten s. Umbach 1955, 1959; Traczyk 1964) hierfür verantwortlich. Das vermutet nach experimentellen Prüfungen Rakic (1962).

Blockierte man die Cholinesterase durch Injektion von Eserin in das Caudatum, so unterblieben nicht nur die Caudatumspindeln, es kam auch zu generalisierten Krämpfen, die nur durch z. T. beiderseitige Läsionen des Cortex, des vorderen retikulären und des hinteren intralaminären Thalamus sowie im Hypothalamus unterbrochen werden konnten. Der umgekehrte Effekt — langdauernde Schläfrigkeit und Inaktivität beim eingeübten Reflex zur Vermeidung einer Strafe (Schmerz) — konnte von Stevens (1961) durch Einlage eines cholinergen Medikamentes (kristall. Carbachol) erzielt werden. Blockierte man dagegen die Aktivität der Formatio reticularis durch Megaphen, Pentothal bzw. Parpanit, so war die Schwelle für die Erzeugung der corticalen Spindelantwort auf Caudatumreiz erniedrigt; verstärkte man die Reticularis-Tätigkeit, so war die Spindelantwort im Caudatum nur mit höherer Reizstärke auszulösen. Ein gegensätzliches Verhalten der Spindelaktivität — bis zu einem gewissen Grad entspricht dies dem „recruiting-System“ — mit der cerebralen Erregbarkeit ist auch durch pharmakologische Untersuchungen nachzuweisen (Tokizane 1957).

Diese Befunde finden ihre Entsprechung bei der pharmakologischen Untersuchung des extrem krampfbereiten und -unterhaltenden Hippocampus und anderer Strukturen des limbischen Systems (JUNG 1938; MAC LEAN 1954). Hier wurde besonders reichlich Acetylcholin gefunden. Besondere neuro-biochemische Verhältnisse liegen bei extrapyramidalen Störungen (Parkinsonsyndrom) mit ihrer Verminderung der Catecholamine im Striatum und der S. nigra vor. Als Folge des Zellausfalls kommt es zur verminderten Speicherung, zur Störung der Dopaminsynthese und vielleicht auch zum Ausfall adrenerger und dopaminerger Fasern; auf die dadurch erzeugte Akinese und die Besserung der Bewegungsfähigkeit mit Hebung des gesamten energetischen Niveaus sind wir durch die Arbeiten der letzten 2—3 Jahre unterrichtet. Wir haben eine deutliche Dynamisierung durch Gabe von L-Dopa (UMBACH und BAUMANN 1964, und einem Stoff der Amphetamin-Reihe, UMBACH und WOYWODE 1965) gesehen; in diesen Arbeiten sind die neuro-biochemischen Verhältnisse eingehend geschildert. Sie haben zwar keinen direkten Zusammenhang mit den hier behandelten elektrophysiologischen Untersuchungen, erklären aber die sehr unterschiedlichen und meist nur schwachen Reiz-

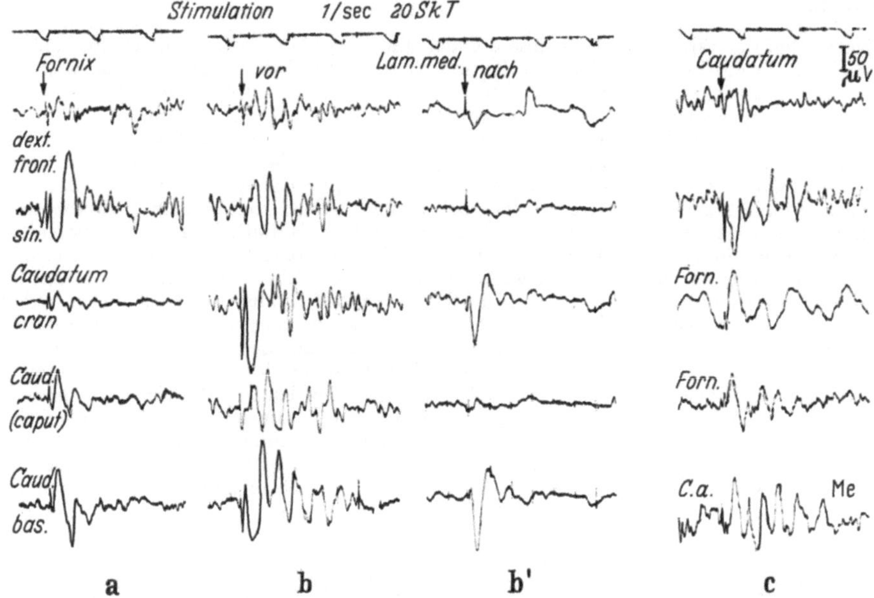

Abb. 29. Gleichstarke Reize a) im Fornix (linke Säule), b + b') in der Lamella medialis vor und nach der Coagulation (mittlere beide Säulen) und c) im Caudatum (rechte Säule). — Die Ableitungen sind in den beiden oberen Zeilen gleichbleibend über der kontralateralen und der homolateralen Frontalregion. In den 3 unteren Reihen ist das Caudatum in verschiedenen Regionen abgeleitet (a—b'), bei der letzten Reizung im Caudatum (c) ist statt dessen der Fornix an zwei Punkten und wahrscheinlich die Commissura ant. (C. a.) abgeleitet. — Einzelreize im Fornix (a) führen über der gleichseitigen Frontalregion und im Caudatum, insbesondere in dessen basalen Anteilen, zu einer langsamen Reizantwort. Noch deutlicher ist diese Antwort bei Einzelreiz in der Lamella medialis (b), die vor der Coagulation zu einer Spindelentladung mit relativ hohen und langsamen Wellen vor allem im Caudatum, aber auch über der Frontalregion führt. Hier sind beide Frontalregionen deutlicher beteiligt. Nach der Ausschaltung in der Lamella medialis (b') ist diese Projektion auf den Cortex nicht mehr und in das Caudatum nur noch angedeutet bzw. durch eine langsame große Welle nachweisbar. Auch der Caudatum-Reiz führt über der Frontalregion der gleichen Seite zu einem Kettenreiz und zu einer Projektion langsamer Wellen in den Fornix und die Commisssura ant. ohne wesentliche Latenzunterschiede. Ausschnitt aus einem 12fach Direktschreiber-EEG

Fig. 29. Stimulation of equal strength a) in the fornix (left column), b) and b') in the lamella medialis before and after coagulation (two middle columns) and c) in the caudatum (right column). In the upper two lines the records have been constantly taken from the contralateral and homolateral frontal regions. In the lower three lines the caudatum has been recorded from different regions (a to b'); in the last stimulation of the caudatum (c) the fornix (in two points) and probably the anterior commissure (C. a.) have been recorded instead. Single pulse stimulation of the fornix (a) produces a slow response of the ipsilateral frontal region and of the caudatum, particularly of its basal parts. Single stimuli in the lamella medialis elicit an even more marked response. Before coagulation a fusiform discharge with relatively high and slow waves is produced in the caudatum but also over the frontal region. Participation of the two frontal regions in this phenomenon is more marked. After elimination of the lamella medialis (b') this projection to the cortex is no longer demonstrated, the projection to the caudatum can only be demonstrated in rudimentary form or by a long slow wave. Stimulation of the caudatum also leads to a stimulation of the homolateral frontal region and to a projection of slow waves into the fornix and the anterior commissure without considerable differences in latency. Part of 12-fold direct-recording EEG

effekte. Ihre Hauptbedeutung liegt in der Besserung der akinetischen Begleiterscheinungen des Parkinsonsyndroms, die im Gegensatz zum Rigor und Tremor durch stereotaktische Eingriffe weniger gut gebessert werden.

Die vorwiegend „inhibitorische" Wirkung und die *poststimulatorischen Spindelfolgen* (Entladungsanhang UMBACH 1959) sprechen für eine spezifische Caudatum-Funktion im Gesamtbewegungsablauf, auch die Frage der Schlafeinleitung steht dabei zur Diskussion; SPIEGEL hat 1957 und 1961 ebenfalls im Tierexperiment (an 130 Katzen) durch chemische und elektrische Reizung in thalamo-striären Regionen versucht, die bei sensiblen und emotionalen Reizen zunehmenden, im Schlafe und bei Ruhe geringer werdenden Bewegungsstörungen zu klären. Seine Befunde wurden durch GELLHORN 1961 bestätigt. Elektrische Reize im Thalamus rufen im Striatum nach einer Latenz von 10—30 msec einzelne oder auch spindelförmige Wellenabläufe hervor, die bei rhythmischen Reizen fluktuieren können. Reize in den intralaminären Kernen erzeugten eine rhythmische Folge von Wellen um 6—7/sec nach einer silent period von etwa 200 msec, wie wir dies bereits früher bei Caudatumreizen beschrieben. Bei 4—10/sec-Reizen wurden recruiting-Phänomene beobachtet. Ähnliche striopallidäre Reaktionen wurden auch nach Reizung des N. anterior und N. dorso-medialis beobachtet, sehr inkonstant nach Reizung des Centralis medialis. Die Pallidum-Reaktionen waren vom Caudatum unabhängig, wie wir beim Menschen nach stereotaktischer Pallidotomie feststellten. Striäre Kollateralen scheinen nicht nur zu den intralaminären Kerngebieten und anderen Thalamusregionen, sondern auch zum Fornix zu bestehen, wie die Abb. 29 zeigt. Umgekehrt reagiert auch der Fornix und die Commissura anterior auf Caudatum-Einzelreize. Die *Spindelabläufe im Caudatum* auf Reiz in Ruhe *waren verringert* beim Tremor (sowohl dem spontanen wie dem reizausgelösten). Schwache Reize bis zu 8/sec in der Lamella medialis und im Caudatum erzeugen neben schlafähnlichen Zuständen (AKERT 1961; VAN BUREN) nicht selten eine Verminderung des Spontantremors kontra- und ipsilateral. Es ist zu vermuten, daß diese *Tremorreduktion* im Zusammenhang mit der Schlafeinleitung und einer allgemeinen *Absenkung der Aktivitätslage* steht, dies könnte jedoch nur durch Mikro-Elektroden-Ableitungen gesichert werden. VERZEANO (1956) beobachtete eine deutliche Änderung der neuronalen Aktivität in den Zellen der hinteren laminären Gebiete beim Übergang vom desynchronisierten zum synchronisierten Zustand. Wir sind bewußt nicht auf die psychischen Reizeffekte bei Caudatumreiz eingegangen. Die Zahl schien uns für eine Aussage zu klein. Es kam zu Inaktivierung, zu verringertem Kontakt mit der Umgebung und zu kurzdauernder Verwirrtheit (ähnlich VAN BUREN 1963).

Zusammenfassung

Unsere Registrierungen und die gelegentlichen Reizungen im Caudatum bestätigen weitgehend die bisher bekannten tierexperimentellen Ergebnisse. Wir führten keine Coagulationen in diesem Kern durch, da wir mit dem Eingriff einen ausschließlich therapeutischen Zweck verfolgen. Starke Reize zeigten klinisch eine Einschränkung der Aufmerksamkeit.

Die Spontanpotentiale im Caudatum waren bei Patienten mit Parkinson und Myoklonusepilepsie überwiegend langsamer und hatten kleinere Amplituden als in den anderen subcorticalen Regionen. Seitenunterschiede haben wir nicht registriert. Auf 1—8/sec-Reize zeigte das Caudatum die besten Antworten vom C. médian aus (und etwas weniger deutlich in der Nähe der Lamella medialis). Sie waren nach Ausschaltung dieser Punkte nicht mehr nachweisbar. Auf höhere Frequenzen und größere Reizstärke zeigt das Caudatum elektrisch keine Reizantwort. Langsame Reize im Caudatum erzeugten die beste Projektion über dem präzentralen und frontalen

Cortex, die Latenz betrug 12—15 msec über der gleichen und 20—40 msec über der Gegenseite.

Doppelreize ergaben auch beim Menschen ähnliche inhibitorische Caudatum-Funktionen, wie sie aus dem Tierexperiment und der Klinik bekannt sind. Stimulationen im V. o., und bei einigen Reizen in der Lamella medialis, zeigten bei kurzen Reizabständen im Caudatum eine verstärkte, bei Reizabständen zwischen 100—200 (in einigen Fällen bis zu 300) msec eine Verminderung oder eine Blockade der Reizantwort. Größere Reizabstände hatten wieder eher verstärkte Antworten zur Folge. Kontrollreize nach Coagulation im V. o. ergaben keine Caudatumantworten bei Reizabständen zwischen 50 und 300 msec.

Diese bis jetzt im menschlichen Caudatum noch nicht vollständigen Untersuchungen werden im Zusammenhang mit tierexperimentellen und klinischen Effekten beim Menschen besprochen. Es wird aus eigenen früheren Tierexperimenten, die ihre Bestätigung durch Untersuchungen mit Mikroelektroden fanden, und biochemischen Untersuchungen (Mangel an Dopamin) sowie ihrem Ausgleich durch L-Dopa und/oder eines als MAO-Hemmer wirkenden Sympathomimeticum die dämpfende Tätigkeit des Caudatum abgeleitet, die der Tonisierung des motorischen Gleichgewichts dient.

Summary

Our registrations and the occasional stimulations of the caudatum largely confirm the results of animal experiments known up to the present. We did not perform any coagulations in this nucleus because we pursue a solely therapeutic aim with our interventions. Clinically it was observed that strong stimuli caused a restriction of vigilance.

In patients with parkinsonism und myoclonus epilepsy most of the spontaneous potentials were slower and showed smaller amplitudes than those in the other subcortical regions. Differences between the two sides were not registrated. Following stimuli from 1 to 8 per sec., the caudatum showed its best responses from the centre médian (and, somewhat less markedly, near the lamella medialis). These did no longer appear after elimination of the mentioned sites. No response can be elicited from the caudatum by stimulation with higher strength and frequency. Slow stimuli in the caudatum produced the best projection above the precentral and frontal cortex; latency varied from 12 to 15 msec. above the same side and from 20 to 40 msec. above the opposite side.

Double stimuli applied in humans produced similar inhibitory caudatum functions as known from animal experiments and from clinical observations. Stimulations of the nucl. v. o. and several stimuli placed in the lamella medialis provoked an intensified caudatum response if short intervals of stimulation were used, a diminution or a block of the stimulus response if intervals between 100 and 200 msec. (in some cases up to 300 msec.) were applied. Longer intervals in stimulation again tended to cause intensified responses. With intervals between 50 and 300 msec., control stimulation after coagulation of the v. o. did not produce any responses from the caudatum.

These investigations, which are still incomplete as far as the human caudatum is concerned, are discussed in connection with effects of animal experiments and with clinical observations in man. The compensatory function of the caudatum is described on the basis of the author's earlier animal experiments which were confirmed by studies with micro-electrodes, and on the basis of biochemical examinations (absence of dopamin in the caudatum and the substantia nigra in Parkinson's syndrome). This biochemical deficiency could largely be compensated for a period from some hours up to several days by substitution with L-Dopa and/or a sympathetically

acting amphetamin (which acted as MAO-inhibitor?). The function of the caudatum, viz. to tonicize the motor balance, is thus also confirmed by clinical studies.

4. Ableitungen mit Mikroelektroden in den Stammganglien des Menschen

Ableitungen mit Mikroelektroden unternahmen wir zur weiteren Klärung der Zusammenarbeit zwischen den subcorticalen und den corticalen Anteilen des extrapyramidal-motorischen Systems sowie ihren peripheren Erfolgsorganen, den Muskeln. Wir leiten während des stereotaktischen Eingriffes im V. o. thalami, im Pallidum und deren unmittelbaren Nachbarschaft (bis in den Hypothalamus) ab. Neben der *Spontanaktivität von Einzelzellen* und kleineren Zellverbänden registrierten wir das neuronale Entladungsmuster in den extrapyramidal-motorischen Kernen während aktiver und passiver Bewegungen verschiedener Muskelgruppen. Da wir neben den Mikroableitungen die Makropotentiale der Tiefe und *gleichzeitig die Elektromyogramme der Muskeln* aufzeichneten, kann damit die Korrelation zentraler und peripherer elektrophysiologischer Abläufe untersucht werden.

Wegen der technischen Schwierigkeiten, der erforderlichen Asepsis und der zeitlichen Beschränkung während eines therapeutisch-operativen Eingriffes wurden nur wenige Untersuchungen bis jetzt beim Menschen durchgeführt. Guiot, Albe-Fessard, Arfel haben zwischen 1962 und 1963 in mehreren Arbeiten über subcorticale Ableitungen der spontanen Entladungspotentiale und des evoked potentials, aufgenommen mit ihrer etwa 40 μ starken bipolaren Elektrode, dabei über die Koppelung von Mikroentladungen und Tremorausschlägen berichtet. Gybels (1963) veröffentlichte — neben EEG-Untersuchungen bei extrapyramidal-motorischen Erkrankungen des Menschen (zum Teil basierend auf unseren früheren Angaben: Hassler et al. 1960) — Mikroableitungen im Cortex und dem Hirnstamm bei Tieren mit experimentellem Tremor. Ward (1959/1960), Rayport (1961) berichteten über das Zusammentreffen von Spikes-Entladungen und Krampfwellenabläufen bei Epileptikern. Jasper und Bertrand (1964) fanden in verschiedenen Anteilen des Thalamus spezifische Spitzenentladungen auf somatosensible Reize im VPL und dem Tremor bzw. der Bewegung vorangehende oder (in anderen Zellen) synchrone Spitzenentladungen im VL (ähnlich Li 1964 im Cortex); unspezifische Antworten in Form von Spitzenentladungen bei Anpassung an neue Situationen fanden sie vorerst nur im C. médian.

a) Material und Methodik

Bei bisher insgesamt 35 mit Mikroelektroden untersuchten Patienten fanden wir bei 13 von ihnen auswertbare Neuronentladungen mit reproduzierbaren Änderungen während der Innervation verschiedener Muskelgruppen. 28 verschiedene Einzelneurone zeigten zum Teil über 10 min anhaltende Entladungen, einzelne davon bis zu 21 vergleichbare Änderungen bei aktiven und passiven Bewegungen.

Unsere selbstgefertigten (Ehrhardt 1965) Mikroelektroden aus Wolframdraht (Hubel) hatten entweder an der Spitze 20 μ oder um 1 μ Durchmesser. Die Widerstände der Elektroden betrugen zwischen 50 und 200 kΩ. Sie werden mit einem speziell dafür entwickelten Elektrodenführer im Zielgerät nach Riechert (1951, 1955) eingeführt. Die Elektrodenführung ist isoliert, sie trägt am vorderen Rand einen Ring zur Registrierung des Tiefen-EEG. Erst im Arbeitspunkt wird die Mikroelektrode frei mit einer hydraulischen Feintriebvorrichtung stufenlos und erschütterungsfrei vorgeführt.

Eine entsprechende Untersetzung an der Vortriebseinrichtung gestattet ein Vorführen um jeweils wenige Tausendstel Millimeter. Zur Abschirmung von Störeinflüssen, wie sie unter Operationssaalbedingungen zahlreich sind, erfolgt die Ableitung über abgeschirmte koaxiale Kabel und eine geerdete aufklappbare Metallhülse (Prinzip des Faradayschen Käfigs). Als Verstärkereinrichtung dienten zwei 4stufige CW-Verstärker mit umschaltbarer Zeitkonstante, imparativer Eingangsstufe in Kathoden-Folge-Schaltung nach Tönnies, der Darstellung diente ein 2-Strahl-Kathodenstrahl-Oscillograph mit angeschlossenem Lautsprecher zur optischen und akustischen Kontrolle. Der Anlage parallel geschaltet sind weitere Oscillographen zur photographischen Registrierung („Portabile" von Tönnies) und eins Oscillograph mit drei Kanälen zur Aufnahme von Einzelpotentialen in schneller Ablenkung (Tectronix).

Die Ableitung der Mikropotentiale erfolgt unipolar. Gleichzeitig mit den Hirnpotentialen und mit gleicher Geschwindigkeit registrierten wir die Muskelaktionsströme verschiedener Muskelgruppen mit einem direktschreibenden (Schwarzer-)Elektrencephalographen und aufgeklebten Hautelektroden.

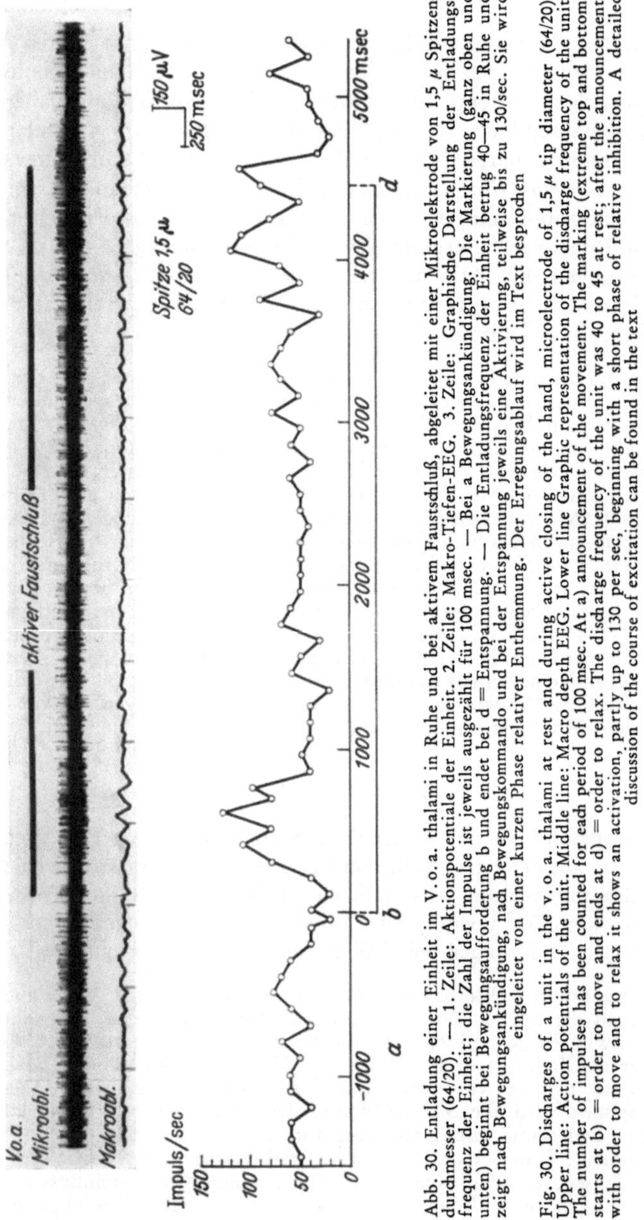

Abb. 30. Entladung einer Einheit im V. o. a. thalami in Ruhe und bei aktivem Faustschluß, abgeleitet mit einer Mikroelektrode von 1,5 μ Spitzendurchmesser (64/20). — 1. Zeile: Aktionspotentiale der Einheit. 2. Zeile: Makro-Tiefen-EEG. 3. Zeile: Graphische Darstellung der Entladungsfrequenz der Einheit; die Zahl der Impulse ist jeweils ausgezählt für 100 msec. — Bei a Bewegungsankündigung. Die Markierung (ganz oben und unten) beginnt bei Bewegungsaufforderung b und endet bei d = Entspannung. — Die Entladungsfrequenz der Einheit betrug 40—45 in Ruhe und zeigt nach Bewegungsankündigung, nach Bewegungskommando und bei der Entspannung jeweils eine Aktivierung, teilweise bis zu 130/sec. Sie wird eingeleitet von einer kurzen Phase relativer Enthemmung. Der Erregungsablauf wird im Text besprochen

Fig. 30. Discharges of a unit in the v. o. a. thalami at rest and during active closing of the hand, microelectrode of 1,5 μ tip diameter (64/20). Upper line: Action potentials of the unit. Middle line: Macro depth EEG. Lower line Graphic representation of the discharge frequency of the unit. The number of impulses has been counted for each period of 100 msec. At a) announcement of the movement. The marking (extreme top and bottom) starts at b) = order to move and ends at d) = order to relax. The discharge frequency of the unit was 40 to 45 at rest; after the announcement, with order to move and to relax it shows an activation, partly up to 130 per sec, beginning with a short phase of relative inhibition. A detailed discussion of the course of excitation can be found in the text

Aktive Muskelbewegungen wurden in verschiedenen Muskelgruppen nach einem genormten Schema durchgeführt und protokolliert. Hierbei wurden Ankündigung, Aufforderung sowie die Durchführung der Bewegung und der Zeitraum nach dem Bewegungsende in einheitlicher Form registriert und durch Reizmarkierungen auf

dem Film bzw. bei der Direktschreibung gekennzeichnet. Zeitraum und Ausmaß der aktiven Bewegung kann an Hand der Muskelaktionspotentiale im EMG genau bestimmt werden.

b) Ergebnisse

Das Entladungsmuster der Einzelneurone und benachbarter Neurone war am besten mit Elektroden von 1—2 μ Spitzendurchmesser zu verfolgen. Im V. o. a./p. thalami zeigten sich Entladungsfrequenzen bei aktiven Bewegungen bis zu 130/sec. Die Grundaktivität wechselte innerhalb der verschiedenen Neurone. Reproduzierbar fanden sich bei verschiedenartigen motorischen Tätigkeiten *vergleichbare Aktivitätsmuster.* Zum besseren Vergleich zählten wir jeweils für 100 msec die Zahl der Impulse pro Zeiteinheit und stellten sie, fortlaufend aufgetragen, den elektrophysiologischen Kurven gegenüber (Abb. 30, 31). Somit ergibt sich ein Vergleich der verschiedenen Bewegungsstadien im EMG, des Grundrhythmus im EEG der Tiefe und gleichzeitig der Zahl der Impulse während der verschiedenen Ruhe- und Bewegungsphasen. Bei Bewegungsankündigung (Abb. 31) tritt oft eine 150—200 msec dauernde Verminderung der Frequenz auf 50—60% der ursprünglichen Impulse auf, bei einigen Neuronen herrschte eine völlige Entladungsruhe von 100 msec Dauer. Diese *initiale Hemmungsphase* (Abb. 30) war bei aktiven und wachen Patienten deutlicher, bei eingeengter, schläfrig-inattenter Gesamteinstellung war sie geringer. Einen Anhalt dafür geben uns die gleichzeitig abgeleiteten EEG-Potentiale der Tiefe. Regelmäßig folgt in der etwa 600 bis 800 msec dauernden Phase zwischen Ankündigung (a) und Aufforderung (b) zur Bewegung entweder eine Zunahme der normalen Spitzenentladungen oder das Auftreten besonders hoher Spitzen (Abb. 31). Während dieser *Aktivierungsphase* ist der EEG-Makrorhythmus beschleunigt (Desynchronisation = Aufmerksamkeitsverstärkung, Abb. 32). Mit Bewegungsaufforderung (b) kann eine kurze Entlandungshemmung (um 100 msec) nachweisbar sein (Abb. 30), dann ist eine deutliche Aktivierungsphase von durchschnittlich 700 bis 1000 msec die Regel (Abb. 30). Während dieser individuell verschieden langen Zeitspanne zwischen Aufforderung und aktivem Bewegungsbeginn ist die Neuronentätigkeit im Muskel oft verringert, der Tremor unterdrückt (Abb. 32). Während der aktiven Bewegungsdauer, erkennbar am EMG, herrscht ein wechselndes Bild der Aktivität (Abb. 31) oder auch eine Blockade der Spikes vor (Abb. 32). Die unterschiedliche celluläre Entladung scheint mit dem Grad der muskulären Anspannung zu differieren, beweisende Tonusmessungen liegen bis jetzt nicht vor, wir fanden mehrfach eine deutlichere *Reduktion der Entladungen bei starker Tonisierung der Muskulatur* (Abb. 32). Bei der Aufforderung zur Entspannung (d) und bis zur aktiven Bewegungsbeendigung finden wir häufig ein ähnliches Erregungsmuster wie zwischen den Phasen a und b. Einige Male (Abb. 30) kam es zu einer Aktivitätszunahme bei der Aufforderung zum Entspannen. Sehr deutlich ist fast immer eine *Phase der Nachaktivierung* zwischen 200 und 600 msec nach Bewegungsende nachweisbar (Abb. 31). In einer gewissen Zahl der Fälle beobachteten wir während der muskulären Ruhe seltene größere Spike-Entladungen (etwa 150 μV) neben durchgehenden kleineren Spitzenentladungen (70—80 μV). Die großen Spitzen zeigen — während die Aktivierung des Muskels selbst eher nachläßt — zwischen a und b eine ausgesprochen starke gruppierte Entladung (Abb. 31), bei der Durchführung der Bewegung entweder eine völlige, in einigen Fällen eine durch nur einzelne Spitzen unterbrochene Entladungspause während der Bewegung (Abb. 31, 32). Nach Bewegungsende (d) treten sie wieder auf und zeigen eine deutliche Nachaktivierung für durchschnittlich 1—2 sec.

Die im Pallidum internum registrierten Neurone zeigten ein ähnliches Entladungsmuster wie in den thalamischen Anteilen. Rhythmische *Entladungen einzelner Neu-*

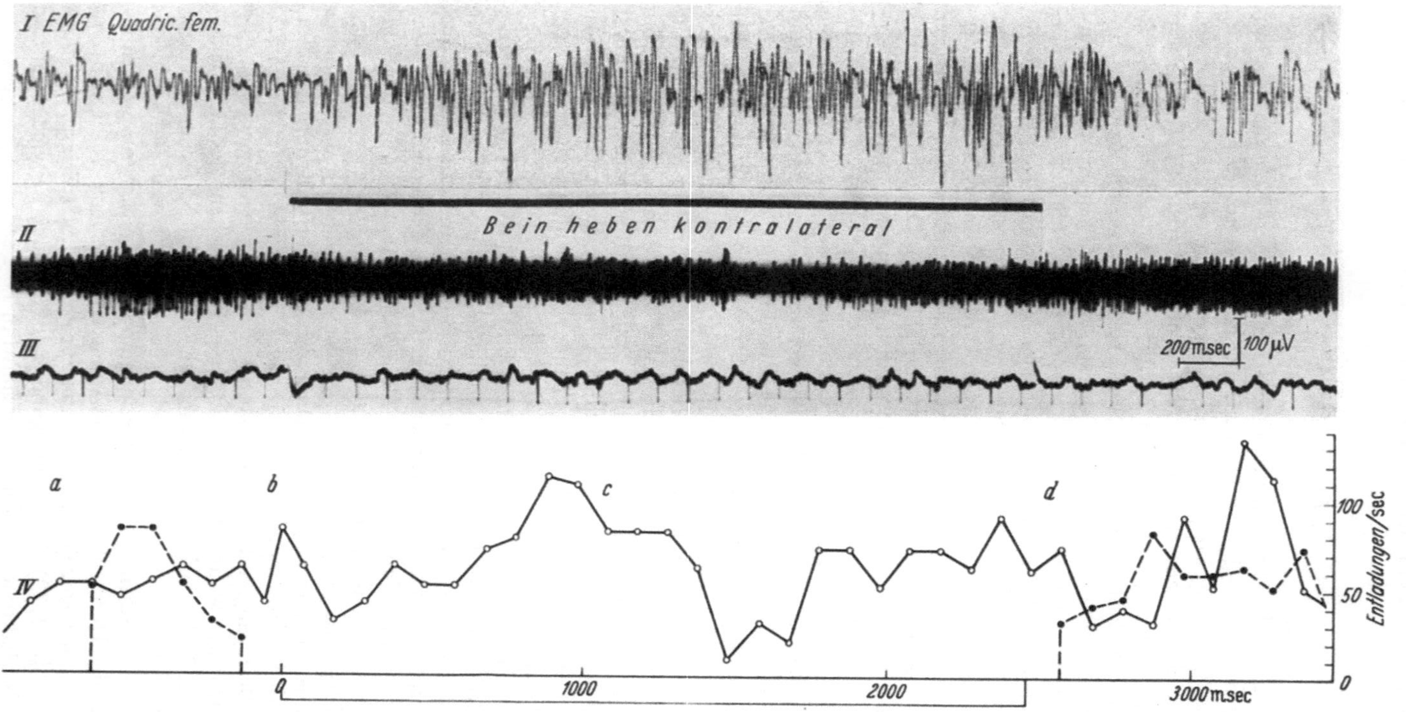

Abb. 31. Entladungsmuster von zwei Einheiten im V. o. a./p. thalami; Elektrode 1,5 µ Spitzendurchmesser. 1. Zeile: EMG des Quadric. fem., 2. Zeile: Aktionspotentiale, 3. Zeile: Makro-Tiefen-EEG, 4. Zeile: Graphische Darstellung der Entladungsfrequenz (kleine Spikes durchgezogene Linie, große Spikes unterbrochene Linie). — Die beiden Neurone zeigen ein unterschiedliches Verhalten vor und während aktiver kontralateraler Bewegung. Bei der Ankündigung und dem Ablauf der Bewegung verhalten sich die kleinen Spitzen etwa nach dem oben beschriebenen Muster. Dagegen zeigen die großen Spitzen zwischen a und b eine starke Aktivierung (Entladungspulk), sie sind während der Bewegung nicht mehr nachweisbar, treten aber sofort nach Bewegungsende wieder auf. Auch während aktiver Anspannung anderer Muskeln sind diese großen Spikes (bis auf wenige Einzelspitzen) verschwunden

Fig. 31. Discharge pattern of two units during active lifting of the leg. Electrode 1,5 µ tip diameter, 64/24. Line 1: EMG; Line 2: discharge of neurons; Line 3: depth-EEG; Line 4: graphic representation of the discharge frequency of small spikes (permanent line) and of large spikes (interrupted line). The two neurons show a different behavior before and during active contralateral movements. During announcement and course of the movement the small spikes behave generally in accordance with the pattern described above. The large spikes however show a strong activation (pulk of discharges) between a und b during the movement they are not to be seen but return instantly after the end of the movement. With the exception of a few single spikes, this discharge of large spikes also disappears during other movements

rone, synchron mit dem Tremor, sahen wir in einigen Fällen in Abhängigkeit von der Richtungsänderung des Tremors. Die Entladungsspitzen folgen den Tremorausschlägen mit einer Latenz von durchschnittlich 20 msec bei jeder Phasenänderung, sie zeigen während einer klinischen Ruhe, z. B. vor und während aktiver Bewegung (latenter Tremor) größere, durchgehende Spitzenentladungen (Abb. 32). JASPER-BERTRAND (1964) und GYBELS (1963) bei Tieren) beobachteten ähnlich diskordante Abläufe zwischen den neuronalen Spitzen und dem Tremor.

Eine Verminderung des Spontantremors während der individuell verschieden langen Phase zwischen der Bewegungsaufforderung und der effektiven Durchführung beobachteten wir bei 5 Pat. Daß es sich hierbei um eine zentral-nervöse Umstimmung (bisher ungeklärten Ablaufs) handelt, lassen auch die elektromyographischen Beobachtungen von GANGLBERGER (1964) vermuten. Die von uns registrierte *Entladungsminderung* im *Muskel* fällt nicht nur zusammen mit einer *verstärkten Spitzenentladung,* sondern auch mit einer *Desynchronisation des Tiefen-EEG* (Abb. 32). Während der Bewegung selbst sind die Tremorartefakte praktisch immer durch das Aktivitätsmuster der muskulären Entladung überdeckt, gelegentlich sieht man aber auch dann noch eine unterschiedliche Fluktuation innerhalb der Muskelspannung, etwa im Tremorrhythmus. Auch die relative Tremorpause nach Ende einer aktiven Bewegung geht oft einher mit einer verstärkten Spike-Aktivität (Nachentladung). GUIOT und ALBE-FESSARD grenzen an Hand des Entladungsmusters (akustisch und optisch) Ventrikel, weiße und graue Substanz gegeneinander ab, sie glauben verschiedene Kerngebiete innerhalb der Basalganglien allein an Hand dieser Spikesmuster bestimmen zu können; uns war es bis jetzt nicht ver-

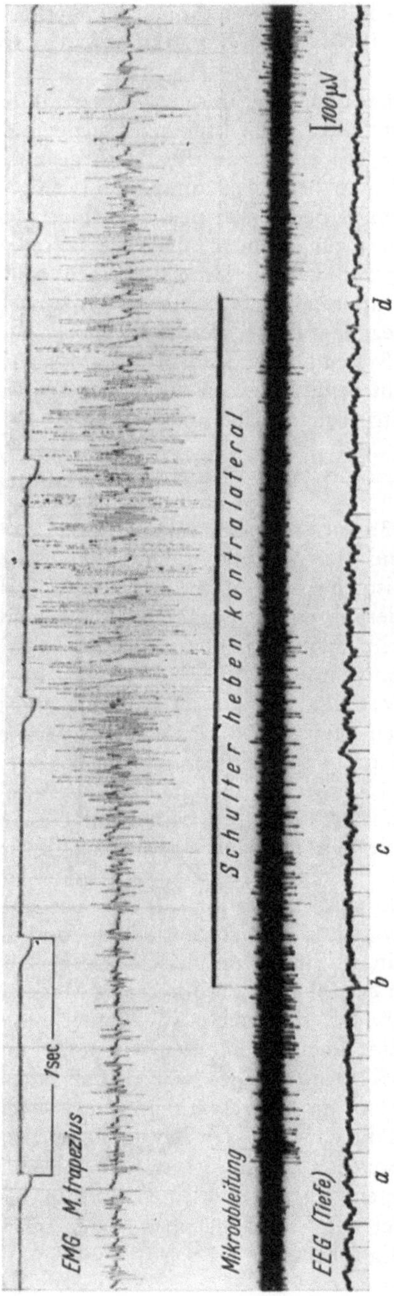

Abb. 32. Das EMG des Trapezius zeigt in Ruhe nur geringe (rhythmische) Entladungen, zwischen Bewegungsankündigung (a) und aktiver Schulterhebung (c) sind sie vermindert. Während dieser Zeitspanne kommt es zunehmend zur Entladung großer Spitzen; mit dem Bewegungsbeginn (600 msec nach Kommando) treten mit zunehmender Zahl und Größe der Muskelaktionspotentiale die Mikrospitzen zurück; sie bleiben während der ganzen Zeit der Bewegung geschwunden. Erst bei nachlassender Bewegung (d) zeigen sich wieder einzelne, weitere 600 msec später eine deutliche Häufung von Spitzen

Fig. 32. Before movement the EMG of the trapezius shows only very few discharges; these are diminished from announcement (a) to active lifting of the shoulder (c). In the period between a and b there is a discharge of large spikes which increases markedly until the start of active motion; together with the start of the movement (600 msec after order) the micro-spikes go down with the increasing number and size of the muscular action potentials; they remain vanished throughout the period of movement. During subsiding motion (d) they show a small, 600 msec later a marked accumulation of spikes

läßlich möglich (bei unipolarer Ableitung und mit Mikroelektroden zwischen 1 und 20 μ) eine derartige *topische Entladungsdifferenzierung* reproduzierbar nachzuweisen. Uns scheint die Ortsbestimmung mit Mikroelektroden bei unserer Operationstechnik entbehrlich, die klinische Beobachtung der Effekte auf schwache Reize am Zielpunkt (Hassler et al. 1960) läßt u. E. individuelle Varianten der subcorticalen Kerne besser erkennen.

Unsere Beobachtungen erbrachten — verständlich unter Operationssaalbedingungen und der Kürze der zur Verfügung stehenden Zeit — beim Menschen bisher keine mit dem Tierexperiment vergleichbaren Ergebnisse über afferente Neuronentladungen. Doch sind auch beim Tier bisher nur wenige Mikroableitungen von cerebralen Neuronen-Systemen bei motorischen Leistungen bekannt. Solche Korrelationen sind durch Willkürbewegungen beim Menschen besser zu untersuchen. Unsere Ergebnisse sollen Ausgang für weitere Untersuchungen werden. Die hier abgeleiteten Kerngebiete des extrapyramidal-motorischen Systems regulieren und koordinieren höchst komplexe Bewegungsabläufe, deren Aufgabe eine synergistische Steuerung der Koordination ist. Systematische Studien über Mikroableitungen aus den Stammganglien können vielleicht beim Menschen die neurophysiologischen Regulationen der cerebralen Bewegungssteuerung genauer analysieren.

Zusammenfassung

Bei bisher 35 Pat. mit Erkrankungen des extrapyramidal-motorischen Systems wurden während stereotaktischen Operationen unipolare Ableitungen mit Mikroelektroden (zwischen 1—20 μ) gewonnen. Die Technik wird beschrieben. Untersucht wurde die Änderung des Erregungsmusters einzelner Neurone während aktiver Bewegung und beim Spontantremor an Hand der Einzelzellaktivität, des Tiefen-EEG und des Elektromyogramms.

28 der im V. o. thalami und im Pallidum registrierten Neurone zeigten bei aktiven und passiven Bewegungen verschiedener Muskelgruppen eine Änderung der neuronalen Entladung in vergleichbarer Sequenz. Zur Auswertung zählten wir die Spikes für jeweils 100 msec aus und stellten sie graphisch den Entladungskurven gegenüber. Meist reagierte die Einheit bereits auf die Ankündigung und die Aufforderung zur Bewegung jeweils mit einer vermehrten Entladung; das Entladungsmuster des Muskels und der Tremor zeigten währenddessen Phasen verminderter Aktivität. Während der aktiven Innervation war die neuronale Entladung vermindert bis unterbrochen. Eine verstärkte Spitzenentladung fand sich bei und nach Bewegungsende. Verschiedene Einzelneurone, im gleichen Kerngebiet registriert, zeigten ein vergleichbares Verhalten bei Innervation differenter Muskelgruppen. Sichere Beziehungen zwischen Spontantremor und (mit etwa 20 msec Latenz folgenden) rhythmischen Entladungen der Einzelneurone konnten wir nur in einigen Fällen feststellen. Eine Verstärkung der Mikroentladungen war in der latenten Phase bis zur aktiven Bewegung — erkennbar am Muskelaktionsmuster — regelmäßiger als eine Verminderung der Einzelzell-Aktivität bei der Bewegung selbst. Doch war in einigen Fällen die Zahl der Neuronentladungen bei starker muskulärer Tonisierung am deutlichsten verändert. Zeigten sich neben kleinen Spitzen auch größere vor Bewegungsbeginn gruppiert auftretende Entladungen, so waren sie während der aktiven Innervierung meist (fast) völlig gehemmt.

Summary

Until now we systematically performed during stereotaxic operations in 35 patients with disorders of the extrapyramidal system unipolar records with microelectrodes (between 1 and 20 μ) in the direction of the inserted electrode. On the base of our experience the technical principles, the method of registration are described. We studied the alteration of the pattern of unit discharges from single neurons during active movements and spontaneous tremor, the depth-EEG and the myogram are compared.

28 of the neurons registered in the nuclei v. o. thalami and in the Globus pallidus showed alteration of neuronal discharge in comparable sequence during active and passive movements of various muscle groups. For the sake of comparison we counted the number of discharges during 100 msec and posed the figures on a diagram with the pattern of discharges. Most units reacted to the announcement and the order to move with intensified discharges, the muscular activity and the tremor showed during this period phases of diminished activity. During the active innervation the neuronal spikes were diminished or blocked. Similar discharge patterns were also observed at and after the end of the movements. Various single neurons, registered in the same nuclear area, showed a similar reaction with innervation of different muscle groups. A connection between spontaneous tremor and rhythmical discharges of single neurons, following with 20 msec latency, could be noted in some cases. Groups of discharges appeared with alteration of activity in the myogram. In the latent phase between command and active movement — recognizable from the pattern of muscleaction — an activation of microdischarges was more regular, a diminution of neuronal activity during the movement itself was not regular. In some cases however the number of neuronal discharges was most markedly altered during strong muscle activity. If small and high spikes could be recorded, the great spikes (almost) completely disappeared during active innervation.

5. Reiz-Untersuchungen beim Parkinson-Tremor

Der Tremor ist eine der charakteristischen Begleiterscheinungen bei Störungen innerhalb des extrapyramidal-motorischen Systems, vor allem beim Parkinsonsyndrom. Es handelt sich bei diesem Ruhetremor um eine rhythmische, unwillkürlich ablaufende und um eine Mittellage schwingende Bewegung in einem oder mehreren Gelenken bzw. Extremitäten, gelegentlich auch im Bereich des Unterkiefers und der Zunge. Der Parkinson-Tremor ist von anderen Tremorformen (Intentionstremor bei Willkürbewegungen, psychogenem Tremor u. a.) eindeutig zu unterscheiden. Die Durchschnittsfrequenz dieser ohne zweckgerichtete Funktion unwillkürlich ablaufenden Wechselbewegungen beträgt zwischen 5—7/sec. Er ist bei den einzelnen Patienten in seiner Ausprägung verschieden, wird durch Emotion verstärkt und ist in Ruhe herabgesetzt, im Schlaf verschwunden. Die *Frequenz und die Amplitude* können in verschiedenen Extremitäten bzw. im Kopf und den Extremitäten auch beim gleichen Patienten unterschiedlich sein (JUNG 1941, 1962). Diese rhythmische, reziproke Dauerinnervation der Agonisten und der Antagonisten wird ausgelöst vom Schaltzellenapparat im Vorderhorn des Rückenmarks, sie beruht letztlich auf dem *Ausfall übergeordneter hemmender Zentren und Bahnen*, vor allem der subcorticalen Anteile und hier ist entscheidend der Ausfall des N. niger. Dadurch kommt es zu einer mangelhaften Kontrolle der corticopetalen und -fugalen Impulse, d. h. zu verschiedenen Störungen der interneuronalen Regelkreise und der unwillkürlichen Selbstkontrolle aller Bewegungen. Hier spielt einmal das fehlende Tonisierungsgleichgewicht zwischen Niger und dem Vorderhornapparat über das efferente extrapyramidale Neuronensystem eine Rolle. Es kommt zu einer verstärkten Impulsaussendung aus der Zentralregion über die sogenannte Pyramidenbahn, weil die protektiven und regulierenden Nebenschlüsse nicht mehr funktionieren. Die grundsätzlichen Erwägungen über die Tremorgenese und die intracerebralen Steuerungskreise sind bei Hassler (1955) zusammengestellt. Durch Ausschaltung der afferenten Bahnen aus dem Striatum, Pallidum internum und Thalamus zum motorischen Cortex kann der Tremor beseitigt oder zumindest gebessert werden, ohne daß — wie bei den früheren Efferenzunterbrechungen — Paresen eintreten. Über die Gesamtergebnisse wurde zusammenfassend von Mundinger und Riechert 1963 referiert.

Durch systematische Untersuchungen während der subcorticalen Reizung vor und nach der stereotaktischen Ausschaltung gewinnen wir einmal einen Einblick in die Steuerungsmechanismen, wir haben damit vor allem auch eine *Wirkungskontrolle der Coagulation* in verschiedenen subcorticalen Regionen. Hier soll vor allem auf die Tremorabläufe während der Ruhe und der elektrischen Reizung mit verschiedenen Frequenzen eingegangen werden. Eine umfassende Besprechung der gesamten Untersuchungen wurde von Precht 1963 und von Ganglberger und Precht (1964) veröffentlicht, bei klinischen Beobachtungen fand Krotz 1962 vergleichbare Werte.

Zur *Tremorregistrierung* wurde eine aus dem Prinzip des Transduktors, d. h. der elektromagnetischen Induktion arbeitende Widerstandsspule benutzt, die die mechanische Bewegung in elektrische Stromstöße verwandelt. Die Registrierung erfolgte mit dem Schwarzer-Direktschreiber, wobei die Polung so eingestellt wurde, daß der Ausschlag nach oben (negativ) der Extensoren-, der Ausschlag nach unten (positiv) der Flexorentätigkeit entspricht. Praktisch wurde immer an beiden oberen Extremitäten abgeleitet, gleichzeitig das EEG in der üblichen Form uni- oder bipolar geschrieben. Hierbei ließ sich neben der Registrierung der „cortical responses" auf die subcorticale Reizung gleichzeitig auch der Einbruch und die Dauer des Reizartefaktes sowie die *Umstimmung des Tremorrhythmus* genau fixieren. Die geringere Empfindlichkeit des Gerätes und die Aufzeichnung in nur einer Bewegungsrichtung ist zwar gegenüber anderen Dynamo- bzw. Tremorographen (Schwab 1962) ein gewisser Nachteil, er wird indes wettgemacht durch die reproduzierbaren Untersuchungen unter den verschiedenen Reiz- und Ableitbedingungen und die verläßlichen Registrierungsvergleiche.

Tremorkontrollen in Ruhe und während der subcorticalen Reizung haben wir in annähernd 150 Fällen vorgenommen. Bestimmt wurde einmal die mittlere Frequenz des Ruhetremors und zu diesem der Mittelwert der verschiedenen Tremorausschläge während der Reizung unterschiedlicher Frequenz (1, 4, 8, 25 und 50/sec) und Stärke in Beziehung gesetzt. Wegen der starken individuellen Unterschiede und der mechanisch eingeschränkten Registrierfähigkeit wurden die Amplituden und deren Veränderung nicht in absoluten Meßgrößen ausgewertet. Bei 68 Pat. verfolgten wir unter vergleichbaren Bedingungen fortlaufend das Tremormechanogramm, der Eingriff erfolgte bei 46 dieser Patienten (67,6%) im V. o. des Thalamus, bei 22 im Pallidum (32,4%). Die zahlenmäßige Verteilung ist zufällig. Nach der Konzeption von Hassler (u. a. 1955) über die extrapyramidalen Regelkreise ist die stereotaktische Ausschaltung im Thalamus wirksamer gegen den Tremor, die im Pallidum beseitigt den Rigor besser. Dies wurde durch Längsschnittbeobachtungen der eigenen Fälle ohne (Mundinger 1963) und mit Medikamentenkontrolle (Ganglberger und Umbach 1965) und von den meisten anderen Autoren bestätigt. Bei V. o. -Ausschaltungen war der Tremor auf der kontralateralen Seite in etwa 35% völlig beseitigt, in weiteren über 40% deutlich gebessert. Nach Pallidumausschaltung betrugen diese Werte knapp 20% bzw. 30%.

Die *Frequenzunterschiede* wurden in Ruhe und bei Reizung quantitativ untersucht; die Veränderungen der Kurvenform und der Rhythmisierungstendenz wurden auch qualitativ beurteilt. Die subcorticale Reizung in den Kernen der extrapyramidalen Steuerungskreise führt nach zahlreichen Beobachtungen (Hassler und Riechert, 1961) meist zu koordinativen Zuckungen in mehreren Muskeln oder -gruppen; sie unterscheiden sich eindeutig von den Zuckungen einzelner Muskeln, wie man sie bei der direkten Reizung der Pyramidenbahn, z. B. in der inneren Kapsel, erhält. Diese sind mit viel schwächeren Reizen auslösbar und bewirken eine „blitzartig" einsetzende und uniforme Bewegungsreaktion. Ganglberger 1962, 1964 hat die Kriterien elektromyographisch herausgearbeitet, er beschreibt charakteristische Unterschiede zwischen intracapsulärer Reizung und einer Reizung über die Cortexafferenzen. Die von den Kernen des extrapyramidal-motorischen Systems durch Reiz ausgelösten Muskelzuckungen zeigen auch eine relativ lange *Überleitungszeit von rund 40 msec.* Eine bevorzugte Auslösung der Extensoren- bzw. der Flexorenzuckung auf Reiz läßt

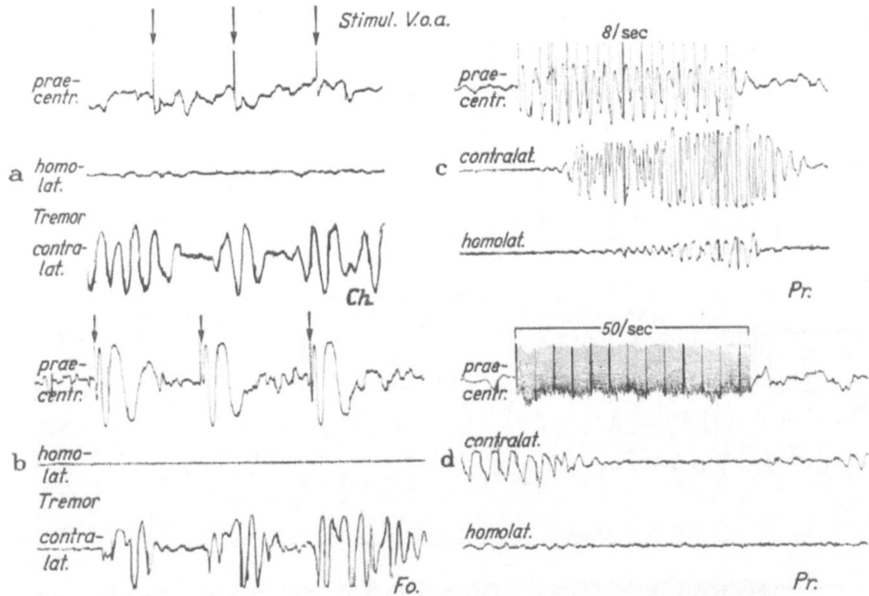

Abb. 33. Beispiele für Tremorbeeinflussung durch Reiz im V. o. a. bei 3 Pat., obere Ableitung jeweils aus EEG-Skalpableitung (präzentral), die beiden unteren sind Tremorregistrierungen. a) Einzelreize unterbrechen bei vorhandenem Tremor die kontralateralen Ausschläge jeweils kurzzeitig (Pat. Ch., 60 SkT). b) Einzelreize (80 SkT, Pat. Fo.) lösen einen zu Reizbeginn ruhenden Tremor für kurze Zeit und mit Reizsummation verstärkt aus. c) 8/sec-Reize (Pat. Pr.) lösen nach 1/2 sec Latenz einen gerade nicht ablaufenden Tremor zuerst auf der kontralateralen Seite mit rascher Frequenz, dann auch auf der homolateralen Seite aus. d) 50/sec-Reize (Pat. Pr.) unterbrechen nach knapp 1 sec Latenz einen bereits ablaufenden langsamen Tremor auf der kontralateralen Seite für die Reizdauer und 1 sec über das Reizende hinaus

Fig. 33. Examples for the influence on tremor by stimulation of the v. o. a. in three patients; the upper record was taken from an EEG scalp recording (precentral), the lower two are registrations of tremor. a) Contralateral tremor motion is for a short time interrupted by single stimuli (patient Ch., 60 scale degrees). b) Tremor resting at the start of stimulation is for a short time provoked by single stimuli (80 scale degrees, patient Fo.); in intensified form it is seen after the addition of further stimuli. c) Stimulation with 8 per sec (patient Po.) evokes a tremor just not in motion after 0.5 sec latency. It appears first on the contralateral side with high frequency, then on the homolateral side. d) After nearly 1 sec latency, 50 per sec (patient Pr.) interrupt a slow tremor already in motion on the contralateral side for the period of stimulus-deliverance and until 1 sec after the end of stimulation

sich nicht statistisch sichern (PRECHT 1963). Eine Verstärkung des Tremors durch Einzelreiz wurde etwa gleich häufig wie Hemmung beobachtet; eine Abhängigkeit vom Reizeinbruch scheint dabei eine Rolle zu spielen, ein sicherer Zusammenhang mit der jeweils gerade ablaufenden Tremorphase konnte nicht festgestellt werden (Abb. 33, 34). HASSLER (1961) und KROTZ (1962) geben Hemmungen in 16% vom V. o. a. und 7,5% vom Pallidum, Verstärkungen in 35,5% und 20% an.

Der spontan ablaufende Tremor ist nicht stets gleich stark ausgeprägt. Über längere Strecken zeigt er eine unterschiedlich starke *Spindelmodulation der Amplituden* (JUNG 1941), ähnlich wie dies z. B. von den α-Wellen des Hirnstrombildes bekannt ist. Subcorticale Reize verursachten eine Änderung im Tremorablauf. Reize von 4—8/sec bewirken eine Modulation der Tremorfrequenz nach dem Reizrhythmus (Abb. 33 c, 34 b), doch konnte nur eine Rhythmisierungstendenz — deutlich in

26% bei Reizen im V. o. und bei 22,7% im Pallidum — aber keine völlige Angleichung an den Reizrhythmus festgestellt werden. Eine Annäherung an den Rhythmus des Reizes ergab sich weiter in 41,5% bei V.o.-Reizen und in 4,7% bei Pallidumreizen. Die Rhythmusänderung war nicht selten mit einer Amplitudenvergrößerung (= Tremoraktivierung) gekoppelt. Ebenfalls war bereits bei niederfrequenten Reizen (Abb. 33 a, 34 a) eine Tendenz zur Irregularisierung der Schlagzahl, der Amplitude

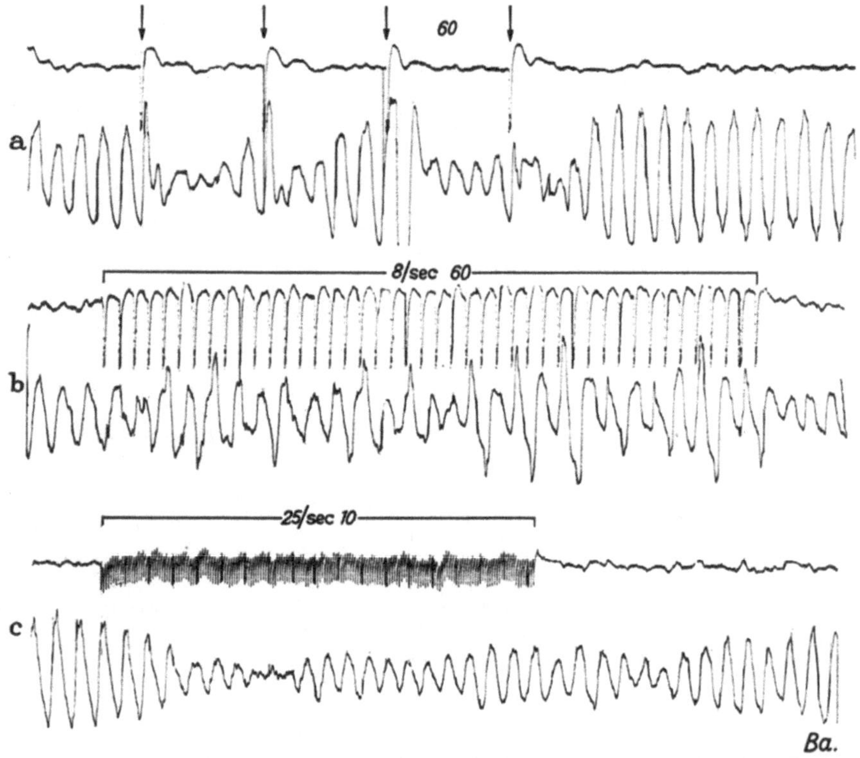

Abb. 34. 1/sec-Reize, 8/sec- und 50/sec-Reize im V. o. a., Skalpableitung in der oberen, Tremorableitung jeweils in der unteren Zeile. a) 1/sec-Reize mit 60 SkT führen nach jedem Einzelreiz zu einer kurzdauernden Blockade des kontralateralen Tremors, der sich zwischen den Reizen und nach Reizende in alter Stärke wieder restituiert. b) 8/sec-Reize führen zu einer Irregularisierung des Rhythmus, zu einer Vergröberung und einer teilweisen Verminderung einzelner Tremorphasen. Vor und nach Reizende regelmäßiger etwa 6/sec-Tremor. c) 50/sec-Reize mit sehr schwacher Reizstärke (10 SkT) führen nach 1 sec zu einer Teilblockade des Tremors, der sich 1 sec nach Ende des Reizes wieder renormalisiert. Bei stärkeren Reizen in dieser Region rasche und komplette Tremorblockade für die Reizdauer und einige Sekunden darüber hinaus

Fig. 34. Stimulation of the v. o. a. with 1, 8 and 50 per sec; upper line: scalp record; lower line: tremor registration. a) Stimulation with 1 per sec and 60 scale degrees produces a short block of the contralateral tremor which returns with former intensity between the stimuli and after the end of stimulation. b) Irregular rhythm, coarsening and a partial diminution of single tremor phases are caused by 8 pulses per sec. Before and after the end of stimulation regular tremor of about 6 per sec. c) Stimulation with 50 per sec and very low strength (10 scale degrees) produces a partial tremor block after 1 sec, which is normalized again 1 sec after the end of stimulation. Stronger stimulation in this area produces instant and complete tremor block persisting throughout the period of stimulation and until a few seconds after it

und der Tremorform nachweisbar; dies steht in Gegensatz zu Spiegel (1964), der bei dieser Frequenz keine Unterschiede sah. Nach Hassler (1961) waren die *Effekte der Reizung* im Thalamus etwa doppelt so häufig wie die des Pallidum. Die von ihm und Krotz 1962 an jeweils 200 V. o. a.- und Pallidumreizungen gewonnenen, klinisch beurteilten Ergebnisse stimmen überein mit unseren durch das Tremor-Mechanogramm genau ausgemessenen Werten. Insgesamt wirkten niedere Reizfrequenzen auf die Spindelabläufe nur kurzdauernd, sowohl im Sinne der Aktivierung wie der Hemmung ein (Abb. 33 a, b, 34 a), der Effekt hochfrequenter Reize tritt rascher ein, hält längere Zeit und nicht selten sogar über die Reizdauer hinaus an (Abb. 33 d, 34 c, 35). Trat zu Beginn einer Reizung eine Tremorhemmung auf, so schlug sie bei längerdauernden Reizen oft in eine Aktivierung um, dies zeigte sich häufiger vom V. o. als vom Pallidum aus und war deutlicher bei hoch- als bei niederfrequenten Reizen. Diese *Aktivierung* geht oft mit einer *Frequenzbeschleunigung* einher. Dies steht in Übereinstimmung mit den Untersuchungen von Alberts (1960, 1961), der mit 60/sec-Reizen über 10 sec Dauer vom Thalamus aus in 70—80% und vom Pallidum zwischen 53%

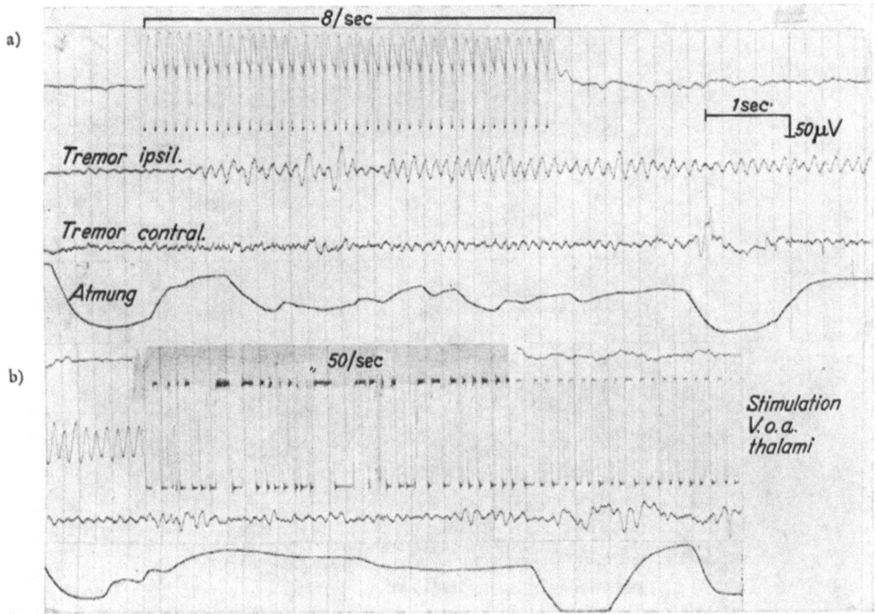

Abb. 35. 8/sec-Reize und 50/sec-Reize im V. o. a. beim gleichen Patienten. a) bei den 8/sec-Reizen kommt es bei einer latenten Tremorneigung nach etwa 1 sec Latenz zu einer leichten, aber anhaltenden Tremorprovokation, zu einer deutlichen Abflachung und einem nahezu kompletten Stillstand der Atmung, die sich nach etwa 2 sec nach Reizende wieder renormalisiert. b) 50/sec-Reize mit sehr geringer Reizstärke führen dagegen bei bereits ablaufendem Tremor zu einer deutlichen Vergrößerung der Tremorausschläge, die zum Teil übersteuert sind, zu einer Beschleunigung des Tremorrhythmus, zu einer Irregularisierung und einer nach Reizende beibehaltenen raschen Tremorfrequenz, fast ausschließlich nur auf der kontralateralen Armseite. Während des Reizes kommt es sofort einsetzend zu einem deutlichen inspiratorischen Atemstillstand nur während der Reizzeit, nachher wieder Normalatmung

Fig. 35. 8 and 50 per sec stimuli in the v. o. a. of the same patient. a) In a state latent tendency to tremor, 8 per sec provoke, after about 1 sec latency, a light but persistent tremor, acceleration of respiration and a nearly complete apnea. 2 sec after the end of stimulation the respiration is normalized again. b) In a tremor already in motion, marked (partly excessive) coarsening of the tremor amplitudes, acceleration of tremor rhythm, irregularity and high frequency of tremor (persisting after the end of stimulation) are caused by 50 per sec stimuli almost exclusively in the contralateral arm. A marked inspiratory block, which is instantly provoked by stimulation, only persists during stimulus deliverance, after which respiration becomes normal again

und 65% eine Tremorauslösung oder -verstärkung nach 5—8 sec Reizdauer erzielte. Häufig konnten wir schon durch einen (Abb. 33 b), besser noch durch mehrere 1/sec-Reize einen Tremor auslösen („provozieren"), wenn dieser zu Reizbeginn sistierte. Eine Summation dieser an sich sehr schwachen Reize bewirkt also eher eine Aktivierung der latenten Tremorbereitschaft. Krotz (1962) sah dies ebenfalls bei Reiz im V. o. a. in 30%, im Pallidum in 26,5%. Eine Aktivierung tritt allerdings häufiger auf bei bereits ablaufendem Tremor (Abb. 35 untere Abl., 36), dies ist deutlicher bei V. o. a.-Reizung — die Aktivierung erfolgt häufiger sofort und ohne Verzögerung — als bei Reizen im Pallidum. Auch hierbei ließ sich jedoch nicht sichern, ob der Zusammenfall des Reizbeginns mit einer bestimmten Phase der spontanen, spindelförmig an- und abschwellenden Tremorentladungen oder auch ob der Reizeinbruch in die Extensoren- bzw. Flexorenphase die Aktivierung des Tremors begünstigt. Eine sofort oder mit leichter Verzögerung von bis zu 2 sec Dauer einsetzende *Aktivierung* konnte (in Klammern sind die Werte von KROTZ [1962] gesetzt) mit 4/sec-Reizen vom V. o. a. aus in 21,8% (26%), vom Pallidum aus nur in 4,6% (16,5%) erzielt werden. Durch 8/sec-Reiz kam es zu einer (länger andauernden) Aktivierung vom V. o. a. aus in

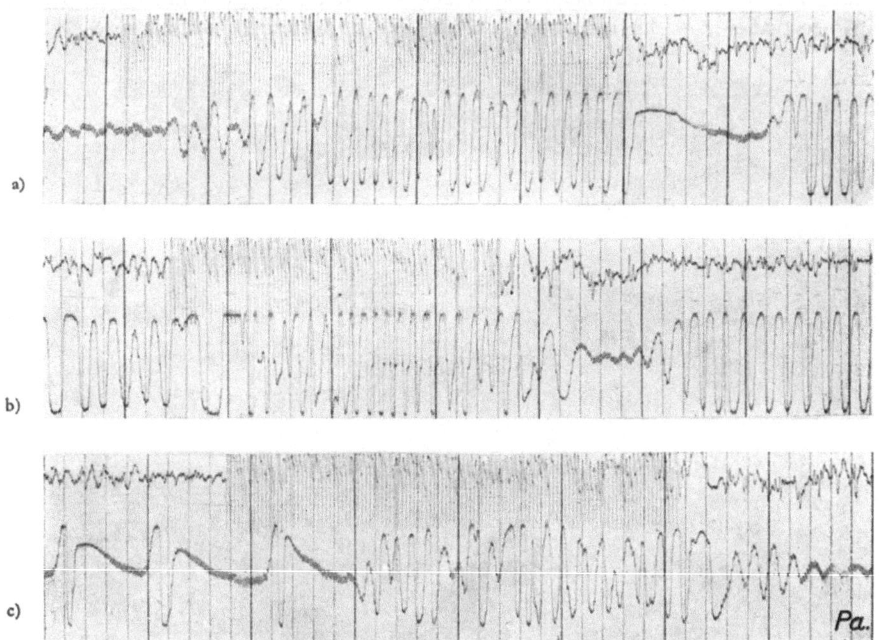

Abb. 36. 25/sec-Reize (40 SkT) im V. o. a. (Pat. Pa.) führen in der kontralateralen Hand zu einer Änderung des Tremorrhythmus: a) Bei latentem, zur Zeit ruhendem Tremor kommt es etwa 1/2 bis 1 sec nach Reizeinsetzen zu einem sehr starken 7/sec-Tremor, der für die Reizdauer anhält, dann für 1 1/2 sec sistiert und dann wieder in der gleichen Stärke einsetzt. b) Bei bereits vorhandenem 6/sec-Tremor kommt es während des Reizeinsatzes zuerst zu einer Irregularisierung, dann zu einer deutlichen Beschleunigung und zu einer Vergrößerung der Tremorphasen. Ebenfalls kurz nach Reizende vorübergehende Blockade, dann wieder Aufnahme des ursprünglichen Ruhetremorrhythmus. c) Bei Wechselbewegungen des kontralateralen Armes, kenntlich an den verschiedenen Phasen vor Reizeinsatz, wird nach etwa 1 1/2 sec die Wechselbewegung gebremst, der Arm verhält sich in völliger Ruhe, dagegen wird der vorher latente Tremor jetzt deutlich erregt, es kommt zu unregelmäßigen Zuckungen und zu einer Beschleunigung des Grundrhythmus, der bei den Pat. etwa 6/sec betragen hatte. Nach Reizende relativ rasch nachlassender Tremor, dann völlige Tremorpause

Fig. 36. 25 per sec stimuli (40 scale degrees) in the v. o. a. (patient Pa.) cause an alteration of tremor rhythm in the contralateral hand: a) in latent, presently resting tremor a very strong 7 per sec-tremor appears about 0.5 to 1 sec after the beginning of stimulation. This tremor persists during stimulus deliverance; it is then suspended for 1.5 sec. After that it returns again with the same intensity. b) Irregularity, then a marked acceleration and an increase of tremor phases are provoked in a 6 per sec-tremor which is already in motion. Again transient block shortly after the end of stimulation, then return of the original resting tremor rhythm. c) Alternate movements of the contralateral arm, recognizable by the varying phases before the beginning of stimulation, are stopped after about 1.5 sec; the arm is completely at rest. On the other hand the previously latent tremor is now markedly provoked. Appearance of irregular jerks and of an acceleration of the basic rhythm which amounted to about 6 per sec in this patient. Tremor subsides relatively soon after the end of stimulation, then complete tremor stop

26% (25%), vom Pallidum aus in 22,7% (11,5%). 25/ und 50/sec-Reize hatten vom V. o. a. aus in 34,8% (10,5%), vom Pallidum aus in 31,8% (14%) eine Verstärkung des Tremors zur Folge. Die *Tremorhemmung* wirkt sich aus in einer mehr oder weniger starken Amplitudenverminderung, die bis zu einer völligen Blockade gehen kann (Abb. 33 d). Eine längerdauernde Hemmung [in Klammern stehen die Werte von KROTZ (1962)] fand sich bei mittelfrequenten 4/ und 8/sec-Reizen in 17% (17,5%) vom V. o. a. und in 4,6% (10,5%) vom Pallidum aus, unter 25/ und 50/sec-Reizfolgen war sie in 21,8% (10,5%) V. o. a.- und 18,2% (6%) Pallidumfällen nachweisbar. Tremorhemmung wie Aktivierung der spontan ablaufenden Amplituden über unterschiedlich lange Zeit fand sich also *häufiger bei höheren Reizfrequenzen.* Nicht immer trat bei unseren Registrierungen die Aktivierung bzw. Hemmung sofort mit Reizbeginn ein, oft vergingen 1—2 sec, bis der Tremor verändert wurde (Abb. 33 c, 35, 36 a, c). Bei höheren Reizfrequenzen überdauerte die Hemmung wie die Aktivierung öfter das Reizende. Für die Tremormodulation wirkten sich *thalamische Reize stärker* aus als die des Pallidum. Hemmung wie Aktivierung traten vorwiegend auf der der Reizelektrode kontralateralen Seite in Erscheinung, in einigen Fällen zeigte sich jedoch auch eine Modifikation homolateral. Dies fand sich indes fast ausschließlich nur bei thalamischen Reizungen mit hoher Reizfrequenz (Abb. 33 c).

Die *kontralaterale* Seite — für die der stereotaktische Eingriff geplant ist — wies spontan immer einen *stärkeren Tremor,* d. h. eine größere Amplitude auf; die *langsamere Ruhefrequenz* war (bei Thalamuseingriffen in 77%, bei Pallidumoperationen in 85%) auf der gegenüberliegenden Seite deutlich gegenüber der homolateralen Seite (statistisch signifikant, Precht 1963).

Als Ursache für die langsamere Tremorfrequenz auf der schwerer betroffenen Seite erwies sich die hier ebenfalls stärker ausgeprägte Rigorsymptomatik. Denkbar wäre auch, daß die gröberen Tremorausschläge allein wegen ihres höheren Zeitbedarfs für den mechanischen Ablauf eine Verzögerung innerhalb des zeitlichen Ablaufs bewirken. Der höhere Prozentsatz bei Pallidumeingriffen spricht jedoch mehr für den Miteinfluß des Rigors auf den Tremorablauf, bekanntlich werden Pallidumeingriffe bei stärker ausgeprägter Rigor- neben einer eventuell gleichzeitigen Tremorsymptomatik bevorzugt. Es bleibt zu erwähnen, daß Spuler 1962 im Tierexperiment auf Reize im Tegmentum mesencephali auf der Reizseite eine höhere Frequenz und eine größere Amplitude des Tremors beobachtete.

Die durchschnittliche Ruhefrequenz des Spontantremors liegt zwischen 5—6/min, oft unterschiedlich auf den verschiedenen Seiten. Man sollte erwarten, daß durch 4/sec-Reize eine Verlangsamung, bei höherfrequenten eher eine Beschleunigung aufträte. Die Verhältnisse demonstriert am besten das Blockdiagramm (Näheres s. Legende zu Abb. 37) aus der Arbeit von Precht (1963). Vergleicht man die mittleren Ruhefrequenzen und die prozentuale Zu- bzw. Abnahme für beide Seiten, so kommt es [in Klammern stehen wieder die Werte von Krotz (1962)] bei 4/sec-Reizen zu einer *Verlangsamung* im V. o. a. in 37% (40,5%) und im Pallidum in 37% (25%), zu einer *Beschleunigung* im V. o. a. in 64% (2,5%) und im Pallidum mit 63% (1,5%). Bei 8/sec-Reizen ergab sich eine Verlangsamung im V. o. a. in 27% (28,5%) und im Pallidum in 42% (14,5%), eine Beschleunigung in diesen Gebieten in 73% (37,5%) und in 58% (21%). Bei 25+50/sec-Reizen kommt es zu einer Verlangsamung im V. o. a. mit 19% (14%) und im Pallidum in 33% (9,5%), zu einer Beschleunigung in 81% (8,5%) und in 67% (3%). Aus diesen Zusammenstellungen ergibt sich, daß die Auslösung einer Tremorverlangsamung nicht bei Reizen unter der Ruhefrequenz überwiegt, daß aber generell mit zunehmender Reizfrequenz sich das Verhältnis zugunsten der Beschleunigung verschiebt. Setzte man die mittlere Ruhefrequenz beider Seiten zu den mittleren Reizfrequenzen in Beziehung, so zeigte sich bei *Pallidumreizen* eine signifikante *Beschleunigung* erst bei *hohen Frequenzen,* bei 8/sec-Reizen bestand höchstens eine Tendenz zur Frequenzzunahme. Eine Reizung des thalamischen Punktes ergab eine Beschleunigung bereits bei 4/sec-Reizen, mehr noch mit den höherfrequenten Reizen. Hier war eine Beeinflussung sowohl der kontralateralen wie auch der ipsilateralen Seite — wenn auch nicht im gleichen Ausmaß — feststellbar und statistisch zu sichern (s. Abb. 37). Die bessere Wirkung der Thalamusreize resultiert aus seiner engeren interneuronalen Beziehung zum Cortex einerseits und zu den dentato-thalamischen Bahnen andererseits.

Die zum Teil differierenden Ergebnisse erklären sich aus der Art der Registrierung, die Aufzeichnung übertrifft die rein klinische Registrierung. Dabei kommen vor allem auch die Seitenunterschiede (s. Blockdiagramm) besser zur Darstellung. Über die Abhängigkeit der Frequenzänderungen von der Reizstärke hat KROTZ 1962 Untersuchungen angestellt, auf die hier nicht näher eingegangen werden soll.

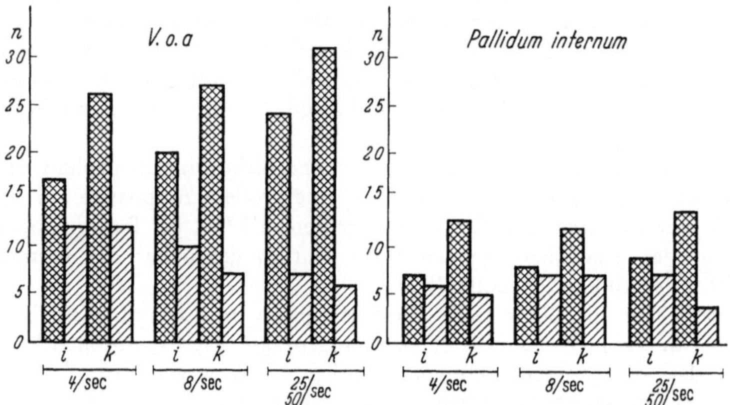

Abb. 37. Zusammenstellung der Frequenzbeschleunigung (eng schraffiert) und der -Verlangsamungen (weit schraffiert) des Tremors auf der ipsilateralen (i) und der kontralateralen (k) Seite, aufgegliedert nach den Reizorten und den -Frequenzen. Es zeigt sich die bessere Beeinflussung des Tremors vom thalamischen Punkt, es überwiegt die Beschleunigung des Ruhetremors gegenüber der reizausgelösten Verlangsamung. Dies ist bei höherer Reizfrequenz für die ipsi- und die kontralaterale Seite nachzuweisen (aus PRECHT 1963)

Fig. 37. Survey of the acceleration (narrow hatching) and retardation (wide hatching) of tremor frequency on the ipsilateral (i) and contralateral (k) sides, arranged according to stimulated sites and stimulation frequencies. The better influence on tremor from a thalamic site is shown. Following stimulation, acceleration of the resting tremor is more frequent than retardation. This can be demonstrated with regard to the ipsilateral as well as to the contralateral side, if higher frequencies of simulation are applied (from PRECHT, 1963)

Zusammenfassung

Tremorregistrierungen mit dem magnetischen Tremormechanogramm wurden bei annähernd 150 Pat. vorgenommen. Bei 68 Pat. mit einem Parkinsonsyndrom verschiedener Ätiologie haben wir die Veränderungen genau ausgemessen (GANGLBERGER und PRECHT 1964). Beim stereotaktischen Eingriff (bei 46 im V. o. a. = 67,6%, bei 22 im Pallidum = 32,4%) wurde während der intraoperativen Reizung (mit 1/, 4/, 8/, 25/ und 5/sec-Reizen in verschiedener Stärke) an je einem Finger beider Hände mit einem Transduktor das Mechanogramm des Tremors auf zwei Kanälen eines direktschreibenden EEG-Gerätes aufgezeichnet. Die Ergebnisse wurden für die beiden Zielpunkte nach qualitativen und quantitativen Gesichtspunkten geordnet und ausgewertet (PRECHT 1963). Die gewonnenen Zahlen wurden mit den nur durch klinische Beobachtung von KROTZ 1962 gefundenen Werten bei jeweils 200 V. o. a.- und Pallidumreizen verglichen.

Die Spindelmodulation des Tremors, d. h. seine spontan wechselnde Amplitudengröße über größere Zeiträume konnte durch subcorticale Reize verändert werden. Mit zunehmender Reizfrequenz wurde diese spontane Modulation seltener, vom V. o. a.-Reiz wurde sie wesentlich wirksamer als vom Pallidum int. aus egalisiert, entweder im Sinne einer Aktivierung oder einer Hemmung. Mittelfrequente Reize führten sowohl zu einer Rhythmisierungstendenz — nicht zu einer frequenzsynchronen Rhythmisierung, wie man bei Beobachtung mit dem bloßen Auge glaubt — wie einer Irregularisierung von Frequenz, Amplitude und Form der Schwingung für die Zeit der Reizeinwirkung.

Eine Abhängigkeit von der Lage des Reizes zur Phase der Tremorauslenkung oder zum Spindelablauf ließ sich weder in einer Bevorzugung der Extensoren- noch der Flexorenbewegung zeigen. Reizabhängige Muskelzuckungen treten mit einer Latenz von 40 msec, bezogen auf den Beginn des Reizartefaktes, auf.

Eine Aktivierung und eine Hemmung, d. h. eine Verstärkung oder Verminderung (bis zur Blockade) der Tremoramplitude, wurde registriert. Beide Arten des Reizeffektes — die Aktivierung wie die Hemmung — waren deutlicher mit zunehmender Reizfrequenz; die Zahlen werden im einzelnen aufgeschlüsselt. Bei niederen Reizfrequenzen wurden meist kurze Strecken aktiviert oder gehemmt, bei hochfrequenten Reizen eher längere Distanzen, oft mit kurzer Verzögerung nach Reizbeginn und nicht selten die Reizung überdauernd. Eine anfängliche Hemmung schlug bei längerer Reizdauer oft in eine Aktivierung um.

Die mittlere Ruhefrequenz des Tremors war auf der zum Zielpunkt kontralateralen Seite (in 77% bei V. o. a.-Eingriffen, in 85% bei Pallidumeingriffen) langsamer als ipsilateral. Ursache ist wahrscheinlich der auf der langsameren Seite (= stärker betroffenen) gleichfalls stärkere Rigor. Die mittleren Ruhefrequenzen beider Hände wurden zu den mittleren Frequenzen bei Reizung in bezug auf Frequenzbeschleunigung oder Verlangsamung ausgewertet. Die Zahlen werden durch ein Blockdiagramm (Precht 1963) illustriert. Verlangsamungen der Frequenz waren bei allen Reizparametern (auch bei 4/sec-Reizen, die unter der spontanen Tremorfrequenz von 5—6/min liegen) seltener als Beschleunigungen, das gilt vor allem für die V. o. a.-Reize. Beim Pallidum-Reiz tritt eine Beschleunigung erst bei Reizung mit hohen Frequenzen auf der zum Reizort kontralateralen Hand auf. Beim V. o. a.-Reiz war hingegen die Beschleunigung bereits bei Reizen von 4/sec auf der zum Zielpunkt kontralateralen Seite, bei Reizfrequenzen von 8/ und 25—50/sec sowohl kontralateral wie (schwächer) auch ipsilateral nachzuweisen. Die bessere Beeinflussung des Tremors vom thalamischen Punkt aus steht in Einklang mit den klinischen Ergebnissen der Reizung (Krotz 1962) und der Ausschaltung (Mundinger und Riechert 1963).

Summary

Tremor was recorded by means of a magnetic tremor mechanogram in approximately 150 patients. Alterations were exactly measured in 68 patients with Parkinson's syndrom of various etiologies (Ganglberger and Precht 1964). During the stereotaxic interventions (46 = 67,6 p. c. in the nucleus v. o. a. thalami, 22 = 32,4 p. c. in the Globus pallidus) this mechanogram was recorded from one finger of both hands by means of a transducer. It was directly registered on two channels of an EEG-instrument during intraoperative stimulation (1, 4, 8, 25 and 50 stimuli per sec. with differing strength). The results obtained from both targetpoints were arranged and evaluated according to qualitative and quantitative criteria (Precht 1963). These figures were compared to those collected by Krotz (1962) from purely clinical studies of 200 cases with v. o. a.-stimulation and of the same number of cases with pallidal stimulation.

The spindle modulation of tremor, i. e. the spontaneous waxing and waning of amplitudes during longer periods, could be altered by subcortical stimulation. This spontaneous modulation became rarer with increasing frequency of stimulation; by stimulation of v. o. a. it was much more effectively compensated than by pallidal stimulation, either in the sense of activation or of inhibition. Stimulation of medium frequency led to a tendency to rhythmical reactions — although not to pulse-synchronous rhythmisation, as observation with the naked eye suggests — as well as to an irregularisation of frequency, amplitude and shape of the waves during the period of stimulation.

No strict dependence between the break-in of stimulation to the phase or the spindle-form was found, neither in a preference of movements of extensors nor of flexors. Muscle convulsions evoked by stimulation appear with a period of latency of to 40 msec. after the beginning of the stimulus artefact.

We found an activation and an inhibition, i. e. an increase and decrease (up to a complete block) of the amplitude of tremor. Both kinds of stimulation-effects — activation as well as inhibition — became more marked with increasing frequency of stimulation; figures are evaluated in detail. By lower frequencies short distances were activated or inhibited in most cases, while highfrequency stimulation rather affected longer distances, often with a short delay after the beginning of stimulation. Frequently the effect lasted longer than the stimulation. With longer lasting stimulation an initial inhibition was often reversed into an activation.

The mean frequency of the tremor at rest was lower on the contralateral side of the target-pont than on the ipsilateral side (77 p. c. of v. o. a. interventions, 85 p. c. of pallidal interventions). This is probably caused by rigidity, which is more marked too on the slower (more strongly affected) side. The mean frequencies at rest of both hands were evaluated with regard to the mean frequencies during stimulation and to acceleration and retadation of frequency respectively. The figures are illustrated by a block diagram taken from PRECHT's contribution of 1963.

In all parameters of stimulation, retardation of frequency was much rarer than acceleration, particularly after stimulation of v. o. a. By pallidal stimulation an acceleration in the contralateral hand was not produced until high frequencies were used.

By stimulation of the v. o. a. however it was possible to demonstrate acceleration at 4 per sec. on the contralateral side of the target-point, at 8 and 25 to 50 per sec. acceleration appeared contralaterally as well as — less marked — ipsilaterally. A better influence on the tremor from thalamus is in accordance with the clinical results of stimulation (KROTZ 1962) and of elimination (HASSLER and RIECHERT).

II. Vegetative und klinische Effekte auf umschriebene subcorticale Reizung und Ausschaltung

Den Anstoß und die ersten klinischen Grundlagen für eine wissenschaftliche Erforschung zentral-nervös ausgelöster Verhaltensänderungen beim Menschen gaben die subtilen Untersuchungen von KLEIST (1934); er korrelierte phänomenologische Erscheinungen und Verletzungen in den verschiedenen Hirnregionen. Tierexperimentell geklärt wurde — seit den klassischen Versuchen von HESS (1930) — die Bedeutung zahlreicher subcorticaler Regionen für die *Steuerung des vegetativen Gleichgewichts.* Ähnliche Untersuchungen waren bisher beim Menschen aus verständlichen Gründen nicht möglich, man war auf Analogieschlüsse bei Verletzungen und raumfordernden Prozessen angewiesen, die Zahl der einschlägigen Publikationen ist groß. Sie zeigten zwar, daß eine Schädigung bestimmter Regionen des Cortex bzw. des Subcortex oft gekoppelt ist mit vergleichbaren vegetativen Reaktionen, mit Änderungen des Bewußtseins und des Verhaltens, eine topisch verläßliche Zuordnung dieser Störungen zu bestimmten Hirnarealen ist jedoch durch die Beobachtung von Tumor- oder Verletzungsfolgen allein nicht möglich. Dieser beschränkte Aussagewert beruht nicht zuletzt darauf, daß sie fast immer erst im chronischen Gewöhnungszustand, also nach Anpassung der autonomen Systeme an die veränderten Verhältnisse beobachtet wurden. Vom Cortex durch Reiz und Ausschaltung auslösbare akute Effekte und Regulationsänderungen wurden beim Menschen relativ früh erforscht, stellvertretend für viele andere seien nur FÖRSTER (1935), PENFIELD (1937, 1955, 1958) und JASPER (1959) erwähnt. Durch die Einführung der *stereotaktischen Operationsverfahren* (SPIEGEL und WYCIS 1947) ist erstmals auch beim Menschen eine Klärung der subcortico-corticalen Relationen und *der Einfluß von tiefen Hirnregionen auf die vegetative Grundsteuerung*, auf das Bewußtsein und die seelische Erlebniswelt möglich. Mit schwellennahen Reizen verschiedener Parameter können wir im „Beobachtungsexperiment" die Beziehung zwischen psychischer bzw. vegetativer Umstimmung, Funktionsänderung und cerebraler Organisation überprüfen. Damit kommen wir einer *„vergleichenden Psycho-Physiologie"* näher, wie sie erstmals Hess forderte, um — wie er es 1962 formulierte — die „endogenen Motive funktionell spezifischer Verhaltensweisen" zu klären. Die Kenntnis der physiologischen Verhaltensweisen (Trieb, Instinkt, Handlungen) und ihrer Verkettung mit vegetativen Reaktionen schafft auch für den Menschen ein besseres Verständnis für die Abweichung von der normalen Psychosomatik. Am bekanntesten ist dieser Zusammenhang zwischen Vegetativum und Angst, aber auch die autonomen Effekte bei „positiver" Stimmung sind hinlänglich bekannt. Sicher werden wir emotionelle Regungen und affektives Verhalten nicht ohne weiteres einer physiologisch faßbaren Funktionsänderung zuordnen oder vielleicht sogar von dieser als grundsätzlich abhängig ansehen. Diese mechanische Auffassung wäre ebenso falsch wie die Realität einer psycho-physischen Koppelung generell leugnen zu wollen.

Wir haben uns unter folgenden Voraussetzungen und mit einer gleichbleibenden Systematik der überwiegend praktischen Erforschung dieser wichtigen, weil bis jetzt beim Menschen nicht umfassend bekannten Verhältnisse angenommen. Seit Beginn unserer stereotaktischen Operationen wird regelmäßig ein Reiz- und Coagulationsprotokoll während des Eingriffes geführt. Kontrolliert werden vor allem dabei die klinischen Effekte der Reizung mit verschiedener Frequenz bzw. Stärke je nach Reizpunkt, also die motorischen Effekte sowie die Änderung von Rigor und Tremor in den extrapyramidalen Kernen oder die Schmerzausstrahlung aus den spezifischen Schmerzkernen. Ebenfalls wird registriert der Rückgang der spezifischen Begleitsymptomatik der jeweiligen neurologischen Störung während der stufenweise durchgeführten subcorticalen Ausschaltung. Über die reizabhängige Änderung der Motorik berichten mehrere Arbeiten (Hassler et al. 1960; Hassler und Riechert 1961; Krotz 1962), das gleiche gilt für die Effekte bei Schmerzeingriffen (Hassler und Riechert 1959). Sie sollen in diesem Zusammenhang nicht weiter verfolgt werden. Auch psychische und vegetative Begleiterscheinungen wurden in diesen Arbeiten bereits erwähnt. Wir haben sie bei Eingriffen gegen extrapyramidal-motorische Störungen, bei Schmerzzuständen, bei Eingriffen im medialen Thalamus und den thalamofrontalen Bahnen laufend verfolgt und darüber kurz berichtet (Umbach 1961, 1964, 1964 a; Umbach und Schmidt 1962). Die deutlichsten vegetativen Begleiterscheinungen und die markantesten psychischen Veränderungen traten kurzdauernd bei Reiz im limbischen System zur Besserung der temporalen Epilepsie auf; sie waren nur zum Teil mit klinischen Dämmerattacken oder psycho-motorischen Anfällen verbunden. Oft waren diese Reaktionsänderungen im autonomen und emotionalen Bereich lokalisatorisch abgrenzbare Reizeffekte oder auch „Äquivalente" für die Epilepsieattacken. Darüber wurde früher bereits berichtet (Umbach und Riechert 1957, 1964; Umbach 1961, 1962, 1964), sie werden im Zusammenhang auf S. 127 gesondert besprochen.

In Ergänzung zu den bereits berichteten Beobachtungen (u. a. Krotz 1962) versuchten wir einen in etwa repräsentativen Querschnitt zu erheben über die bei stereotaktischen Operationen auftretenden vegetativen und psychischen Begleiterscheinungen. Zu diesem Zweck werteten wir die Reiz- und Coagulationsprotokolle von 500 fortlaufenden Operationen aus (Nr. 1450—1950, Braun 1965). Aus technischen und äußeren Gründen wurden nur 474 Pat. in dieser Zusammenstellung verwandt. Bei ihnen reizten wir oft mehrere subcorticale Punkte und führten in einem Teil der Fälle zwei Ausschaltungen durch, so kam es zu insgesamt 616 Beobachtungen. Die in der

Tabelle 3 aufgeführten Punkte haben wir — wegen des Vergleiches — zusammen mit 21 Fornixreizen bei der temporalen Epilepsie (CHOUDRY 1965, s. Tab. 4) in ihren Reizeffekten zusammengestellt und aufgegliedert.

Die fortlaufende, d. h. die auswahllose Auswertung gibt einen Einblick in die Häufigkeitsverteilung der zur stereotaktischen Operation kommenden Patienten und der bei Reiz verschiedener Parameter auftretenden subjektiven und objektiven Wirkungen. Ein Vergleich mit den von KROTZ 1962 gesichteten Reizeffekten bei je 200 Eingriffen im Pallidum internum und den oralen Ventralkernen zeigt die Verhältnisse noch deutlicher. Von einigen erfaßten wir auch den in längerem Zeitabstand (meist mindestens 6 Monate) in verschiedenen Punkten und in der anderen Hirnhälfte durchgeführten zweiten Eingriff. Damit waren lokalisatorisch verwertbare Reaktionsunterschiede beim gleichen Patienten möglich. Die hier zusammengestellten Ergebnisse sind nur eine Zusammenfassung der wichtigsten Beobachtungen. Weitere Einzelheiten und genauer aufgegliederte Prozentzahlen sind bei BRAUN (1965) zusammengestellt. Hier ist auch die Aufgliederung nach der Zahl der Eingriffe in den beiden Hemisphären, der dabei gereizten bzw. ausgeschalteten Punkte und der Reizeffekte veröffentlicht. Wir stellten in der vereinfachten Übersichtstabelle 4 die vegetativen und psychischen Begleiterscheinungen (in %) zusammen nach ihrem Auftreten in

Tabelle 3. *Aufgliederung der klinischen Reizeffekte nach Zielpunkten und Krankheitsformen bei 474 fortlaufenden Operationen*

Zielpunkt	Krankheit			
	408 Parkinson-Syndrom	46 Hyperkinese	12 Schmerz	8 Psychochirurgie
V. o. a. thalami	350	24		
V. o. p. thalami	24	6		
V. o. i. thalami	1	15		
V. c. pc. thalami	1		9	
Dorsomedialis thalami			1	10
Pallidum internum	156	19		
	532	64	10	10
Gesamtzahl	616			

den einzelnen Punkten bei verschiedener Reizfrequenz (a: 1—8/sec, b: 25—50/sec-Reize). Vergleichbare Prozentwerte lassen sich in verläßlicher Form nur im oralen Ventralkern und Pallidum angeben, da nur hier eine große Zahl von Eingriffen ausgewertet wurde. Wir haben aber des einfacheren Vergleiches wegen auch für die anderen Punkte Prozentzahlen angeführt, sie sind wegen der kleinen Fallzahl nicht als verbindlich zu betrachten. Die absoluten Zahlen, den Vergleich der Effekte aus anderen Regionen besprechen wir zusammen mit den Beobachtungen während der Coagulation. Auch beim gleichen Eingriff wird oft an verschiedenen Punkten, z. B. in der Achse der eingeführten Zielnadel (besonders im oralen Ventralkern [s. Abb. 39] und im Pallidum int.) bei —5 und +5 mm (bezogen auf den Zielpunkt mit 0) gereizt. Damit ist eine lokalisatorische Durchforschung zur Klärung der somatotopischen Gliederung erreicht oder bei tiefen Pallidumreizen, um Miterregungen des nahe benachbarten Tractus optikus zu erkennen und Schäden der Sehstrahlung bei der Coagulation zu vermeiden.

1. Vegetative Begleiterscheinungen am Auge

Eine *Mydriasis* tritt während der Reizung in zahlreichen meso-diencephalen Zielpunkten reproduzierbar auf. Bei niederfrequenter Reizung (4—8/sec) war sie im V. o. a. (5,6%), V. o. p. (10%), V. o. i. (18,8%), im Dorsomedialis (18%) und im V. c. pc. thalami (10%) weit häufiger als im Pallidum (3,4%). 25—50/sec-Reize

Tabelle 4. *Klinische und vegetative Effekte bei subcorticaler Reizung (in %)*

Zielpunkt	Operat.-Zahl	Reiz-frequenz	Auge		Rubor, Sudor	subjektive Sensationen			Depers. Halluz.	Atmung		Kreislauf		Vigilanz	
			Mydr.	Deviat.		veget.	Angst	Freude		↓	↑	↓	↑	↓	↑
Fornix	21	a)	9	—	14	38	24	—	26	33	—	9	—	65	—
		b)	43	—	57	38	28	—	14	28	38	—	45	—	76
Thalami															
V. o. a.	374	a)	5,6	3,2	2,2	1,1	1,1	1,3	—	1,1	—	—	—	4,8	—
		b)	60	28	12	4,3	5,1	5,1	6,2	5,1	1,6	—	RR + 28 P + 8,2	—	4,5
V. o. p.	30	a)	10	—	—	—	—	—	3	—	—	—	—	—	—
		b)	53	37	17	25	—	—	6,7	—	—	—	—	—	—
V́. o. i.	16	a)	18,8	—	—	—	—	—	13	18,8	—	—	—	12,5	—
		b)	69	18	31	—	—	50	13	12,5	—	—	—	—	50
Dorso-med.	11	a)	18	—	—	—	18	—	—	—	—	—	—	19	—
		b)	54	27	—	18	—	18	15	18	—	—	—	—	27
V.c.pc.	10	a)	10	—	—	—	20	—	—	—	—	—	—	—	—
		b)	20	20	10	10	30	—	—	10	—	—	—	—	10
Pall. int.	175	a)	3,4	1,1	—	—	1,7	—	—	—	1,1	—	—	1	—
		b)	43	6,3	4	8,6	4,6	3,4	4	8	1,7	—	s. V. oa.	—	1

lösten eine Mydriasis wesentlich regelmäßiger aus: im V. o. a. in 60%, V. o. p. 53%, V. o. i. 69%, Dorsomedialis 54%, V. c. pc. 20%, Pallidum 43% (hier meist nur mit höherer Reizstärke). Wurde die Nadel 5 mm weiter vorgeschoben, so war sie im Pallidum nur noch in 13% und im V. o. p. in 10%, im V. o. a. sogar nur noch 1,3% zu beobachten. Während der Coagulation war sie nur im V. o. i. (12%), allerdings auch hier nur sehr kurz zu beobachten. Diese Zahlen ähneln den Werten in der Zusammenstellung von HASSLER 1961, er registrierte bei hochfrequenter Reizung des ventrooralen Thalamus eine Mydriasis bei 45% (KROTZ 44%) der Patienten (KROTZ im Pallid. in 16,5%). MATSUI 1957 beobachtete eine Mydriasis in 37% und eine — verglichen mit unseren Beobachtungen außergewöhnlich häufige — Miosis in 59% der Fälle in diesem Zielpunkt. Eine sichere Miosis (und Lidspaltenverengerung) traten bei unseren Beobachtungen (außer im Fornix, s. S. 134) praktisch nicht auf. Eine *Blickdeviation* — es handelte sich in allen Fällen um konjugierte Bewegungen und nicht um die einzelner Augenmuskeln — trat im V. o. a. (3,2%) und Pallidum (1,1%) schon bei 1—8/sec-Reizen auf, in allen anderen Zielpunkten war sie erst durch hochfrequente Reize auslösbar. Bei 25—50/sec-Reizen beobachteten wir sie in den einzelnen Kernen des Thalamus viel häufiger (18—37%) als im Pallidum (6,3%). Im V. o. p. trat sie vorübergehend auch während der Coagulation auf (6,7%). Im Pallidum sehen wir sie auch im Zielpunkt +5 in ebenfalls 6,3% der Fälle und im V. o. p. bei +5 in 13%. Die Deviation ging in der Mehrzahl der Fälle zur kontralateralen Seite, in Einzelfällen auch nach oben, zur gleichen Seite und nach unten. HASSLER (1961) und KROTZ (1962) gaben für den Thalamus bei 50/sec-Reizen 37,5% Abweichungen nach kontralateral, 16% nach oben, 1,5% nach unten und 1% zur Reizseite an. Im Pallidum beobachtete er sie in 12% nach kontralateral, in 2,5% nach oben und in 3% nach unten, überwiegend bei 50/sec-Reizen (ähnlich BERTRAND). Hier könnte durch Reizausstrahlung in die benachbarten fronto-pontinen Fasern die Deviation mitausgelöst sein. Die Zahlen weichen nur wenig von den Beobachtungen von SPIEGEL 1964 (bei 33 Pat. mit Bewegungsstörungen) bei Reiz im Forelschen Feld in Nachbarschaft der Zona incerta ab. Er sah 23 homolaterale und 19 bilaterale Augenbewegungen, davon in 12 Fällen eine Adduktion des gleichseitigen Auges. Reagierten beide Augen, so kam es meist zu Konvergenzbewegungen mit einer nach oben oder unten gerichteten Komponente. Zu einem Blickkrampf kam es in unseren Fällen nie, nach KROTZ nur zweimal bei vorbestehender Neigung zu häufigen Blickkrämpfen.

Die beschriebenen Pupillenerweiterungen und Blickbewegungen hängen einmal zusammen mit der reizausgelösten sympathikotonen Umstimmung, sie sind aber wahrscheinlich auch im Zusammenhang mit den konjugierten Blickbewegungen durch Erregungen in den durchlaufenden Faserbahnen zu den thalamischen Augenmuskelkernen (im V. i. m.) vom frontalen Blickfeld bzw. den Bahnen für zusammengesetzte Augenbewegungen (nach SPIEGEL 1964 aus den Hirnschenkeln) zu erklären. Die Miterregung bei Affekten verläuft vom Pallidum zum Thalamus und gleichzeitig über den Tractus pallido-hypothalamicus — der Hauptverbindungsbahn für alle vegetativen Umstimmungen — in die (etwa 20) Regulationskerne der autonomen Steuerung im Hypothalamus. Gleichzeitig werden über das hintere Längsbündel (SCHÜTZ) die parasympathischen Kerne (N. salivatorius) des Hirnstammes und die sympathische Kernsäule des Rückenmarkes miterregt, so kommt z. B. über das Centrum ciliospinale Pupillenerweiterung und Lidraffung zustande. Daneben bestehen Fasern aus Pallidum-Thalamus über die zentrale Haubenbahn zu den Augenmuskelkernen und den olivären Koordinationskernen der gerichteten Mitbewegung, nicht zuletzt auch zu den aufmerksamkeitssteuernden Arealen der Formatio reticularis des Hirnstammes. Aus diesen vielfältigen, in Koordination stehenden Verbindungen erklären sich die komplexen Bewegungssynergien der Augen; eine Kopfdrehbewegung, wie sie HESS 1932 und andere Untersucher im Tierexperiment fanden, kann wegen der Fixierung des Patienten im Zielgerät nicht zustande kommen. Die Aufmerksamkeitsänderungen resultieren aus der gleichzeitigen Miterregung der wachheitssteuernden subcorticalen Areale, auf sie wird noch eingegangen (s. unten). Hatten die Patienten die Augen teilweise oder ganz geschlossen, so tritt *Augenöffnen* oder noch häufiger Lidspaltenerweiterung auf. Die Patienten haben dabei meist einen etwas verwunderten Blick, sie schauen eher geistesabwesend die umstehenden Personen an, unterbrechen oft ein als Aufgabe gestelltes Reihenzählen und geben hinterher verminderte Attenz oder nicht selten Oppressionsgefühle an. Häufig folgt dem Augenöffnen ein Augenschluß. Niederfrequente Reize lösten ein Augenöffnen im V. o. a. nur in 1% und im Pallidum nur in 1,7% aus. Im Dorsomedialis war es dagegen bei hoher Reizstärke bei dieser Reizfrequenz (durch Miterregung der aufmerksamkeitssteuernden intralaminären Kerne?) häufiger (18%). Durch hochfrequente Reize wird Augenöffnen im V. o. a. in 4,5% und Pallidum in 6,3% (bei +5 in 7%, bei —5 in 1,7%) ausgelöst. Im V. o. i. trat Augenöffnen in der Hälfte der Fälle (50%) auf, in anderen medial gelegenen Thalamuskernen (JUNG u. HASSLER 1960) war es häufiger (10 bzw. 18%) als im V. o. a. und im Pallidum, es wurde bei Reizen im V. o. p. nicht beobachtet. Im Pallidum sahen wir diese Begleiterscheinung vereinzelt während der Coagulation (2%). JUNG 1954, 1960 gab Augenöffnen bei hochfrequenter Reizung des Thalamus wie MUNDINGER 1963, BERTRAND et al. 1961 an. Die hohe Zahl von Augenöffnen bei KROTZ 1962 mit 45,5% (im Pallidum nur 18%) beruht wohl auf der Zusammenfassung der Reizeffekte in allen Unterabschnitten des Thalamus. Eine *Lidspaltenerweiterung* war nur während hochfrequenter Reize zu beobachten. Zwischen V. o. a. (4,8%) und Pallidum (5,1%) bestand kaum ein Unterschied, KROTZ 1962 gab in beiden Fällen 2,5% an. Dieser Effekt war im Dorsomedialis (27%) häufiger, auch im V. o. p. und V. c. pc. zeigte er sich in jeweils 10%.

Augenschluß war mit hochfrequenten Reizen im V. o. a. (4,8%, KROTZ 4,5%) und Pallidum (7,4%, KROTZ 2,5%) etwa genau so häufig wie Augenöffnen. Während bei unserer Beobachtungsserie im Pallidum +5 ein Augenöffnen nicht auslösbar war, trat ein Augenschluß in 6,3% der Fälle ein. In unserer Beobachtungsreihe sind Reizeffekte in der zum unspezifischen Aktivierungssystem gehörenden Lamella medialis oder dem mit diesem System eng gekoppelten C. médian nicht enthalten; hier fanden sich ziemlich regelmäßig Augenschluß bei niederfrequenten Reizen als Begleiterscheinung eines hypnotischen Effektes (zusammen mit einer EEG-Synchronisation, s. Abb. 8) und beinahe regelmäßiges Augenöffnen bei hochfrequenten Reizen mit Weckeffekt klinisch und im EEG (oft mit Desynchronisation, s. Abb. 8). JUNG 1954 berichtete über derartige Beobachtungen, besonders geht HASSLER (in JUNG und HASSLER 1960) näher darauf ein. Während Mydriasis und Lidspaltenerweiterung, in anderen Fällen mit Augenöffnen am ehesten mit einem klinischen Weckeffekt einhergehen, ist Miosis (in unseren Fällen extrem selten) und Augenschluß eher ein Zeichen für einen Einschlafeffekt. Daneben ist eine Mitreaktion der oben erwähnten autonomen Kerne für das Pupillenspiel und die Lidbewegung möglich. Coagulationen im Pallidum int. führten, zunehmend mit der Zahl der Coagulationen, zu einer deutlichen Ermüdung, zur Kontaktlosigkeit und gelegentlich zu transitorischer Verwirrtheit. Dieser Effekt kommt in unseren Zahlen nicht so deutlich zum Ausdruck (s. JUNG 1960; HASSLER 1961). In unserer Tabelle 4 sind in der letzten Längsspalte diese *Änderungen der Aufmerksamkeit* für die einzelnen Kerne angeführt. Eine Abnahme der Wachheit fand sich besonders häufig bei niederfrequenten Reizen des Fornix (65%), dann auch in der Nähe der medialen Thalamusgebiete (V. o. i., Dorsomedialis). Ein Weckeffekt war bei niederfrequenten Reizen nie, bei hochfrequenten Reizen im Fornix in 76%, in den medialen Thalamusarealen in 50 bzw. 27% zu beobachten. In diesem letzteren Gebiet können aber starke niederfrequente Reize ebenfalls Weckeffekte erzeugen (Abb. 19). Auf Unterschiede in der Art des Weckeffektes, ausgelöst vom (unspezifischen, aufmerksamkeitssteuernden) Thalamus und dem Pallidum, ist HASSLER 1961 eingegangen. Nach JUNG 1954, 1960 — er vergleicht die klinischen Zeichen und das EEG — ergibt sich oft eine zeitliche Reihenfolge bei einer Weckreaktion: Atemaktivierung, Desynchronisation des EEG (s. Abb. 23), autonome Reaktionen (Gesichtsrötung, Schwitzen usw., s. Abb. 38).

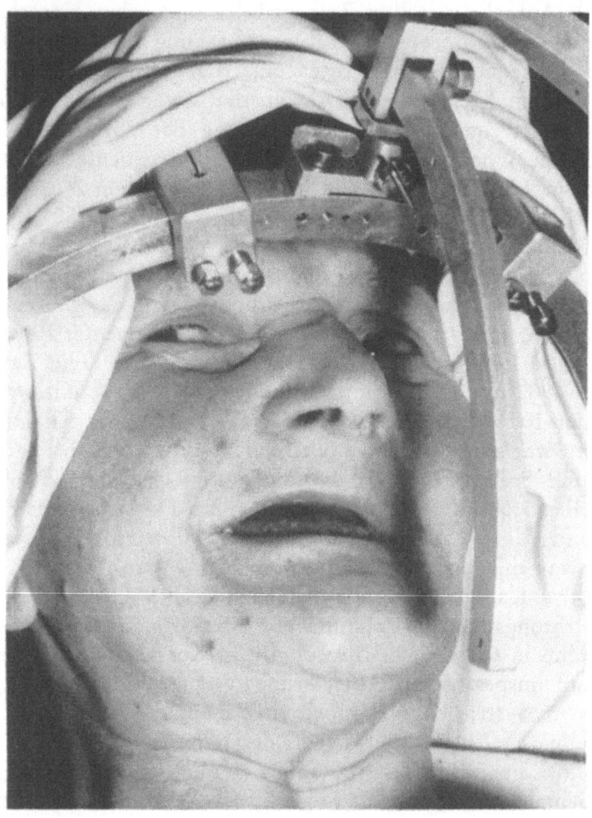

Abb. 38. Bei der 67jähr. Patientin kommt es bei der 25/sec-Reizung im V. o. a. thalami links zu einer Blickdeviation rechts, zu einer Mydriasis, zu einem (rechts betonten) Lächeln und zu einer (im Colorfoto deutlichen) ebenfalls halbseitigen Gesichtsrötung

Fig. 38. Right-sided visual deviation, mydriasis (predominantly right-sided) reddening of the face (recognizable in the color photo) are provoked in the 67-year old patient by stimulation of the v. o. a. thalami with 25 per sec

Wir haben vergleichbare Beispiele auch für eine mehr trophotrop-inaktive Umstellung in vergleichbarer Sequenz bei niederfrequenten Reizen: Natürlich sahen wir (UMBACH 1961, ähnlich wie HOUSEPIAN 1961; MATSUI 1955, 1957) im EEG nicht selten recruiting-ähnliche Antworten bei niederfrequenten Reizen (4—10/sec) ohne sicheres klinisches Korrelat. Eine Minderung der Aufmerksamkeit oder ein Einschlafen bei niederfrequenten Reizen ist zwar auch von den vorderen Thalamuskernen oder auch von den medialen und intralaminären Regionen auszulösen. Dies ist jedoch am ehesten im Rhinencephalon (UMBACH 1961) zu beobachten (s. auch S. 134). Dabei kommen eher hypersynchrone 5—7/sec-Wellen als recruiting-ähnliche Wellenformen zur Beobachtung. Auf die Bewußtseinsänderungen ist auf S. 89 im Zusammenhang mit den psychischen Begleiterscheinungen bei Reiz und Coagulation eingegangen. Wir wiesen schon auf die besondere emotionale Spannung des Patienten während des

Eingriffes hin; sie läßt sedierende Effekte bei den schwächeren, niederfrequenten Reizen nicht so leicht sich auswirken wie die weckenden hochfrequenten (und damit stärkeren) Reize.

2. Autonome Effekte

Autonome Begleiteffekte beobachteten wir in unterschiedlicher Häufigkeit, sie sind abhängig einmal von der Lokalisation der Elektrode, dann aber auch von der Reizfrequenz und in geringerem Maße von der Reizstärke; in einigen Fällen haben wir vegetative Effekte auch polygraphisch — wie VAN BUREN 1961, 1963 — registriert (SCHMIDT 1962; UMBACH-SCHMIDT 1962). Im Kopfbereich sind neben den besprochenen Reaktionen des Auges, oft auch gekoppelt mit ihnen, am augenfälligsten *Gesichtsrötung* und seltener -Blässe. Sie treten häufig nur auf der zum Zielpunkt kontralateralen Seite in Erscheinung. Oft kommt es, wenn auch meist nicht so eindeutig ausgeprägt, gleichzeitig zu Rötung, Schweißausbruch oder Kältegefühl am kontralateralen Stamm und den Extremitäten. Bei unseren Beobachtungen trat eine Rötung sehr viel häufiger auf als eine Blässe. Durch niederfrequente Reize von 4—8/sec war eine Vasodilatation vor allem vom Fornix (14%), sonst nur vom V. o. a. (in 2,2%) auszulösen. Bei hochfrequenten Reizen trat sie in 57% bei Fornixreizen auf, hier oft als Übergangsstadium zu einer nachfolgenden sehr unangenehm empfundenen Reizumstimmung mit Übelkeit, Blässe, Schweißausbruch, sie kann bis zu kollapsähnlichen Zuständen führen. Rubor und Sudor als Zeichen einer Vasodilatation trat bei rascher Reizfrequenz im Thalamus sehr viel häufiger (V. o. a. 12%, V. o. p. 17% (in +5 in 6,7%), V. o. i. 31%, V. c. pc. 10%) auf als im Pallidum (4%), im Pallidum mit —5 nur in 1%. Gefäßreaktionen waren durch Reiz im Dorsomedialis überhaupt nicht auszulösen, auf Reiz in der Lamella medialis oder in der Zona incerta war höchstens einmal ein ganz kurzdauernder „Flush" zu beobachten. KROTZ 1962 fand sie in 6,5% bei V. o. a.- und in 3% bei Pallidumreizung. *Vasokonstriktion* und Blässe waren seltener und dann nur durch hochfrequente Reize auszulösen, sie scheinen überwiegend als Gegenregulation nach einer vorangegangenen Rötung oder als Begleiterscheinung bei Übelkeit und Kollaps (s. unten) aufzutreten. Bei hochfrequenten Reizen zeigte sie sich im V. o. a. (1%) und im Pallidum (4%), im Pallidum hielten sich also Rötung und Blässe die Waage. Am Oberrand des Pallidum (Position —5) war sie nur in 1% zu registrieren. Auch MATSUI 1957 sah nach Reiz im Thalamus abwechselnd Rötung und Blässe; SPIEGEL 1964 betont, daß eher multiphasische Reaktionen mit alternierender Vasodilatation und -konstriktion, z. T. in Abhängigkeit von der Reizfrequenz, zu beobachten waren. Eine Verschiebung der Elektrodenspitze um nur 2 mm im Forelschen Feld hatte nach seinen Angaben manchmal schon einen unterschiedlichen Effekt.

Übelkeitsgefühl wird von den Patienten meist als ein aufsteigendes Gefühl aus der Magengegend, nicht selten auch als Druck- und Engegefühl im Thorax oder der Herzgegend beschrieben, einige Male wurde gleichzeitig mit diesem Gefühl objektiv Blässe registriert. Brechreiz oder gar Erbrechen trat bei den hier zusammengefaßten Reizungen nur extrem selten auf, es fand sich dagegen öfter bei Reiz in den zum limbischen System gehörenden Regionen (UMBACH 1962, s. auch S. 136). Während Übelkeit bei niederfrequenten Reizen nur im V. o. a. bei 4 Pat. (= 1,1%, KROTZ 1962 = 1,5%) bemerkt wurde, war sie bei hochfrequenter Reizung im Dorsomedialis bei zwei von 11 Pat. (= 18%) und im Pallidum mit 8,6% (KROTZ 1962 = 3,5%) häufiger als im V. o. a. (2,7%, nach KROTZ 1962 in 0,75%). Im V. c. pc. lag sie relativ hoch (10%); hier bleibt aber die reizausgelöste Schmerzsensation als mitbedingender Effekt zu berücksichtigen. Nicht auslösbar war eine subjektive Übelkeit im V. o. i. und V. o. p. Ähnliche Gefühle vom Magen her beschrieben auch HASSLER und RIECHERT

(1961), MATSUI (1957) nach Reiz im Thalamus und in limbischen Strukturen, SPIEGEL (1964) bei Reiz im Forelschen Feld sowie MUNDINGER (1963) im Pallidum. Besonders eindeutig und fast regelmäßig stellte sich mit jedem Reiz in den verschiedenen Zielpunkten eine *Änderung der Atmungsfrequenz und -tiefe* ein. In unserer fortlaufenden Auswertung trat bei den hier registrierten Zielpunkten eine Verlangsamung, die bis zur Apnoe gehen konnte, fast immer im Inspirium auf, im V. o. a. kam z. B. nun zweimal eine Atemhemmung im Exspirium (dieser Typ ist häufiger bei Reiz im lim-

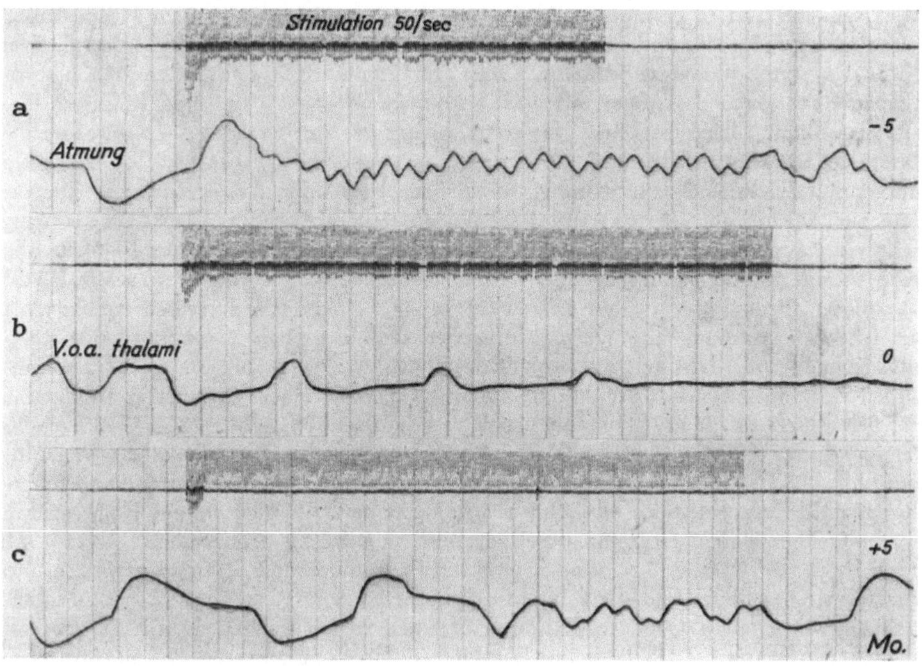

Abb. 39. Reizung mit 50/sec, 40 SkT, sowohl a) im V. o. a.-Oberrand, b) in der Mitte näher an der Grenze zwischen V. o. a./p. und c) im V. o. p. Während des Reizes in der obersten Ableitung wird die Atmung weitgehend reduziert. Es kommt zu flachen, nahezu frustanen Atemexkursionen („Hacheln"), die über die Reizdauer und 1 sec länger anhalten. Bei der Reizung in der Mitte, d. h. an der Grenze zwischen V. o. a./p. kommt es mit Einsetzen des Reizes zu einem (fast vollständigen) Atmungsstillstand, der über 5 sec nach Reizende noch anhält. Dagegen ergab die gleichstarke Reizung im V. o. p. erst nach 3 sec Latenz eine kurzdauernde und nur ganz geringe Einengung der Atmungsfrequenz, die nach Reizende sich wieder in ihren Normalrhythmus einpendelt

Fig. 39. Stimulation with 50 per sec and 40 scale degrees a) in the upper part of the v. o. a., b) in the middle near the borderline to the v. o. a./p., c) in the v. o. p. During stimulation in the top recording, respiration is largely reduced. Accelerated, nearly frustrated respiratory excursions ("panting") which persist during stimulus deliverance and until 1 sec after the end of it. A (nearly complete) apnea persisting for over 5 sec after the end of stimulation was seen simultaneously with the start of stimulation in the middle and on the border to the v. o. a./p. Stimulation of equal strength in the v. o. p. produced, on the other hand, only a short and very slight narrowing of respiratory frequency which returned again to its normal rhythm after the end of stimulation

bischen System) bei niederfrequenten Reizen zur Beobachtung. Insgesamt ist beim Vergleich von Atmungsverlangsamung und -beschleunigung eine Reduktion häufiger als eine Frequenzsteigerung.

Diese Verlangsamung (auf Tab. durch ↓ gekennzeichnet) ist oft von einer Oppression („Engegefühl") in der Brust begleitet, in anderen Fällen geben die Patienten auch Herzbeklemmungen oder ein nicht beschreibbares, komisches Gefühl an (s. S. 140). Eine *Atmungsverlangsamung* trat im V. o. i. (18%) und V. o. a. (1,1%), vor allem aber im Fornix (33%, meist exspiratorisch) schon bei niederfrequenten Reizen auf. Bei hochfrequenten Reizen war sie im V. o. i. mit 12,5% und im vorderen Dorsomedialis — also in der Nähe der intralaminären (unspezifischen) Gebiete! —

am häufigsten, wenn wir die Besprechung der Effekte im limbischen System vorerst zurückstellen. Im V. c. pc. trat sie einmal bei 10 Pat. auf (Schmerzeffekt??), während sie im Pallidum mit 8% häufiger war als im V. o. a. mit 5,1%. Reizung im V. o. p. löste kaum Änderungen des Atmungsrhythmus aus.

Eine *Atmungsbeschleunigung* zeigte sich nur im V. o. a. und Pallidum — abgesehen von den Reizeffekten im limbischen System (s. Abb. 40) — sie trat in beiden Zielpunkten überwiegend bei hochfrequenter Reizung, dann etwa gleich häufig auf. Im Pallidum war sie zweimal auch schon durch niederfrequente Reize auszulösen. Ein Beispiel für die Abhängigkeit von der Reizfrequenz ist auf Abb. 35 dargestellt, hier kam es bei 8/sec-Reizen (neben einer Änderung der Tremorfrequenz s. S. 65) nur zu einer geringen, bei 50/sec-Reizen zu einer starken, über die Reizdauer anhaltenden inspiratorischen Blockade (Richtung der Registrierung nach oben zeigt Inspirium

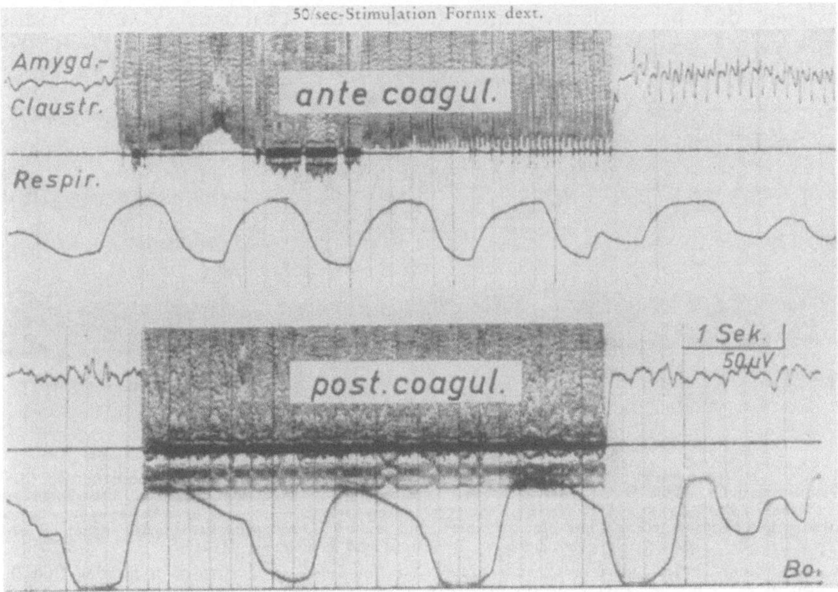

Abb. 40. Schwache 50/sec-Reize (8 V) im Hippocampus bewirken während des Reizes eine Beschleunigung der Atmung, nach Reizende und während eines sehr kurz dauernden Elektrokrampfes ist die Atmung weitgehend abgeflacht. Nach der Coagulation ist die Atmung nicht mehr durch den Reiz zu beeinflussen

Fig. 40. Weak 50 cycles per second stimuli (8 V) of the Hippocampus produce during stimulation an acceleration of breathing, at the end of stimulation and during a short electrical fit respiration is flattened. After coagulation same stimulation produces no more alteration of breathing

an). Inwieweit die Lokalisation eine Rolle spielt — gleichzeitig als weiterer Beleg, daß wir keine Masseneffekte erzielen — demonstriert die Abb. 39. Mit gleicher Reizstärke resultiert bei den Patienten (Mo.)

1. nur eine Einengung der Amplitude mit raschen, nahezu frustranen Oscillationen („Hacheln") bei Reiz am Oberrand des V. o. a. (—5),

2. bei Reizung am Zielpunkt selbst (0) ist die Atmung sofort fast ganz ausgefallen (andauernd für 5 sec nach Reizende!), bei Reizung in +5, also schon im V. o. p., wird die Atmung nur noch gering und kurz beeinflußt. Deutliche und längerdauernde Blockaden sehen wir bei Reizen im limbischen System (33 bzw. 28%, s. Tab. 9), bei einem der seltenen Krampfanfälle hielt der Atmungsblock über 80 sec an. Es kam hier aber auch, häufiger als in den thalamischen Kerngebieten, zur Frequenzbeschleunigung bei hochfrequenten Reizen im Fornix (38%), und in der Hippocampus-Amygdalumregion (s. Abb. 40). Auf limbische Reize war der exspiratorische Atmungsstop häufiger.

Fast alle Operateure machten Beobachtungen über Änderungen der Atmungsfrequenz und -tiefe, die ersten Berichte über vegetative Effekte überhaupt handeln von inspiratorischer Atemhemmung. MONNIER (1956) berichtet von einer tiefen Inspiration mit nachfolgender Hyperpnoe zusammen mit Tachykardie bei Reiz im Thalamus (Dorsomedialkern?). DELL-TALAIRACH 1954 sahen eine verlangsamte Atmung bis zum völligen Atemstillstand während stereotaktischer Operationen im Thalamus (im V. L., etwa V. o. a. entsprechend) mit Frequenzen von 80—100/sec (17 Pat.). Die gleichen Effekte waren auch im Hypothalamus, Nucleus ruber und Gyrus cinguli (POOL 1954 b) zu beobachten. Außer im Cingulum gelang es am ehesten im N. ventr. anterior den Atemrhythmus zu verändern, fast immer im Sinne einer Blockade, auch nach Ausschaltung jeweils eines vom anderen Gebiet war die respiratorische Inhibition unverändert zu erhalten (SPIEGEL 1961).

In früheren Zusammenstellungen (UMBACH 1961, 1962) hatten wir bereits darauf hingewiesen, daß bei niederfrequenter Reizung des Thalamus (V. o. a.) höchstens

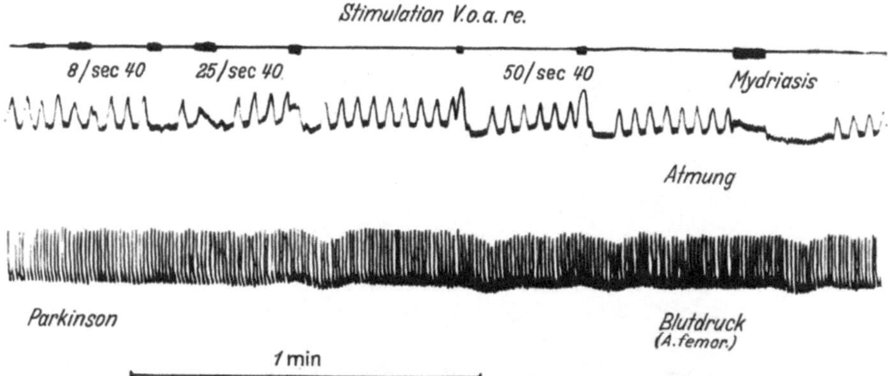

Abb. 41. Reiz mit verschiedener Frequenz und Dauer (s. in der obersten Zeile), Atmungsregistrierung (Zeile 2) und Blutdruckmessung (Zeile 3) im N. v. o. a. bei Parkinson (Abb. von Dr. SCHMIDT). 8/sec-Reize zeigen kaum Änderungen der Atmung, 25+50/sec-Reiz dagegen führen jeweils — je nach Reizstärke — unterschiedlich lange Atmungsblockaden zusammen mit Blutdruckabfall und leichter Tachykardie herbei. Ein langer 50/sec-Reiz erzeugt ein Überdauern des Atemstops und gleichzeitig Mydriasis

Fig. 41. Stimulation of varying frequency and duration (see top line), registration of respiration (line 2) and measurement of blood pressure (line 3) in the nucl. v. o. a. of a Parkinsonian patient (Fig. by SCHMIDT). 8 per sec scarcely produce alteration of respiration, 25 and 50 per sec cause, however — in dependance on the strength of stimulation — respiratory blocks of varying duration together with decrease of blood pressure and slight tachycardia. A long 50 per sec-stimulus causes persisting of the respiratory block simultaneously with mydriasis

kurzdauernde Veränderungen, bei hochfrequenter Reizung dagegen häufiger eine totale, vorwiegend inspiratorische Atemblockade zu beobachten waren, oft hielt sie den Reiz über an, bei hoher Reizstärke überdauerte sie ihn sogar. Gleichzeitig damit konnte nicht selten eine Änderung des Blutdrucks und der Pulsfrequenz registriert werden (s. Abb.). Auch Veränderungen im EKG sollen nicht extrem selten (SPIEGEL 1964) sein, wir konnten sie nur einige Male bei Reiz im limbischen System auslösen (Abb. 54). Diese unterschiedlichen autonomen Reizeffekte in den verschiedenen subcorticalen Regionen lassen bis jetzt noch keinen bindenden Schluß über den *Pathomechanismus* zu. Es ist am wahrscheinlichsten, daß wir die das Diencephalon passierenden afferenten hypothalamischen Fasern stimulieren und damit eine Änderung der vegetativen Grundeinstellung erzielen, wie sie PAPEZ 1955 in ihrer funktionellen anatomischen Verflechtung beschrieb. Es bleibt vorerst unentschieden, ob wir auch efferente hypothalamische neben unwillkürlich-motorischen (Atmung!) Bahnen mit beeinflussen. Die unmittelbar mit Reizbeginn einsetzenden Änderungen der vegetativen Einstellung lassen darauf schließen. Mit einer größeren Stromschleife durch unphysiologisch hohe Reize ist höchstens gelegentlich zu rechnen. Auch schwache Reize (2—5 V) und Elektrodenabstände von 2—3 mm zeigten derartige reproduzierbare Reizeffekte. Die besondere Stellung des limbischen Systems mit seinen engen Verbindungen zum Hypothalamus und den Autonomiezentren des Hirnstammes soll auf S. 127 besprochen werden. Eine topisch verläßliche Zuordnung vegetativer Zustandsänderungen zu bestimmten meso-diencephalen Kerngebieten ist kaum möglich. Auch ist nicht anzunehmen, daß die inneren Organe und die Gefäße jeweils Einzel-Repräsentationen im subcorticalen Bereich hätten und ihre Reizung — entsprechend der Einzelzuckung einer bestimmten Muskelgruppe auf elektrischen Reiz ihres präzentralen Cortexareals — zu einer quasi eingleisig festgelegten Änderung der Funktion führe. Schon HESS (1930) betont, daß wir nur Richtungsänderungen in der Reaktionsbereitschaft des vegetativen funktionellen Kollektivs nach der ergo- oder der trophotropen Seite anstoßen. Von Wichtigkeit dünkt uns der gewissermaßen experimentelle Nachweis dieser Tonusänderung an Hand systematischer Beobachtungen der Reizfolgen auch beim Menschen. Überwiegend effektvoll sind sicher Reize in den Fasern, die die Zellkerne passieren. Nur so läßt sich der unterschiedliche, beinahe gegensätzliche Effekt bei Elektrodenverschiebung um nur 2 mm erklären, wir wir und SPIEGEL (1964) sie fanden. Wichtig erscheint vor allem auch die Beobachtung, daß (wie bei HESS im Tierexperiment) eine *langsamfrequente oder schwache Reizung* der Tiefengebiete zu einer Verlangsamung, Verminderung und im Endeffekt mehr *trophotropen Umstimmung*, eine *hochfrequente Reizung* dagegen mehr zu einer Gesamtaktivierung und einer *ergotropen Umstellung* führt (MONNIER 1963 a+b; UMBACH 1961, 1962). In dieser Hinsicht besteht auch eine Übereinstimmung mit Beobachtungen bei der Registrierung der Hirnströme.

Die Reizeffekte lassen sich — wie bei fast all den hier beschriebenen Sensationen — im Pallidum meist erst mit höherer Reizstärke auslösen (s. auch HASSLER 1961; KROTZ 1962), die mehr medialen thalamischen Kerngebiete haben die niedrigsten Reizschwellen für aufmerksamkeits-gekoppelte Reaktionen.

Von besonderem Interesse sind Reize im Forelschen Feld, wie sie SPIEGEL 1964 beschrieb, da hier besonders ergotrope Umstimmungen nach MONNIER (1963) erwartet werden können mit sympathicomimetischen Reaktionen (Anstieg von Blutdruck, Puls, Atmungsfrequenz, Mydriasis). Wir konnten bis jetzt noch nicht genügende Erfahrungen sammeln. Wir müssen uns immer vor Augen halten, daß wir auch mit einem umschriebenen Reiz nicht eine lokale Antwort auslösen, sondern das Gleichgewicht in antagonistisch arbeitenden Systemen stören. Damit ist auch verständlich, daß wir tatsächlich beim nichtnarkotisierten Patienten mit dem Reizeffekt abhängig sind von der augenblicklich vorherrschenden Grundeinstellung, von der sogenannten Ausgangslage. Dabei gibt sich eine weitere Problemstellung zu erkennen, die bis jetzt nicht gelöst werden kann: Haben vegetative Reaktionen Rückwirkungen auf Stimmungen und Gefühle oder auch auf Bewußtseinsinhalte? Dieser von HESS 1962 geforderten biologischen Betrachtungsweise der seelischen Erlebniswelt, einer Psycho-Physiologie, kämen wir damit näher, für die ja vegetativ fundierte Triebe, höhere Gefühlsregungen und intellektuelle Erfahrungen prägende Bedeutung haben. In diesem Zusammenhang sollen deshalb noch die subjektiven Empfindungen während der Reizung besprochen werden.

Subjektive Sensationen wurden von den wachen Patienten erfragt — nicht selten werden sie auch spontan geäußert — und im Protokoll festgehalten. Sie unterscheiden sich je nach Reizort und der Stellung des gereizten bzw. ausgeschalteten Kerns innerhalb der zentralen Leitungssysteme.

Ein Gefühl des „elektrischen Stroms“ trat am häufigsten sowohl bei nieder- als auch bei hochfrequenter Reizung im basalen N. ventrocaudalis parvo-cellularis (V. c. pc.) auf (3 von 10 Pat). Dies entspricht dem Charakter des V. c. pc. als dem spezifischen „Schmerzkern“. Dieser Thalamusabschnitt wird bei chronischen Schmerzzuständen (Phantom- und Stumpfschmerzen, unbehebbarer Trigeminusneuralgie) angezielt und coaguliert. Bis zu einem hohen Grad kann hier die topische Repräsentation der einzelnen Körperabschnitte (HASSLER 1960) durch Variation des Zielpunktes bei eng umschriebener Reizung eben am Auftreten dieses „Stromgefühls“ ausgetestet werden. Die Schmerzfreiheit nach der Coagulation beweist, daß dieser Thalamusabschnitt eine besondere Stellung im Schmerzleitungssystem hat. Die der Coagulation folgende An- bzw. Hyaesthesie ist dafür ein weiterer Hinweis. In anderen subcorticalen Punkten wurde diese subjektive Begleiterscheinung viel seltener beobachtet. Nur im V. o. p. war sie in 10% ebenfalls durch niederfrequente Reize auslösbar. Bei höherfrequenter Reizung trat dieses Gefühl im V. c. pc. in 30%, im V. o.p. (16,7%), V. o. i. (12,5%) und im Pallidum (4,6%) auf, im V. o. a. dagegen nur in 1,6%. Von den unspezifischen und den Relaiskernen im mittleren Thalamus sowie den limbischen Strukturen war dieser Effekt nicht auszulösen. Es ist nicht mit Sicherheit auszuschließen, daß dieses elektrisierende Gefühl — im spezifischen Schmerzkern als Kriterium für den richtigen Elektrodensitz sehr nützlich — durch eine Miterregung der cortico-petalen Bahnen und der Assoziationskerne im Thalamus gewissermaßen im Nebenschluß ausgelöst wird.

Neben diesen „elektrisierenden“ Sensationen klagen die Patienten auch über *Mißempfindungen.* Diese, von den Patienten als unangenehmes Ameisenlaufen, Kribbeln, Kälte- und Wärmegefühl angegebenen Begleiterscheinungen werden häufig lokalisiert in eine Extremität, z. B. auch nur in eine Hand oder in eine Gesichtshälfte, in der Mehrzahl der Fälle in die kontralaterale Seite. In seltenen Fällen war die ganze kontralaterale Körperhälfte mit einbezogen. Wie das Stromgefühl treten auch diese Mißempfindungen am häufigsten vom sensiblen System des Thalamus (V. c. pc.) aus auf, sind wahrscheinlich nicht selten mit ihnen gekoppelt. Bemerkenswert ist, daß sie hier in 20% bereits durch niederfrequente Reize auszulösen sind, während sie bei hochfrequenten Reizen nur noch 10% betragen. Wahrscheinlich haben im V. c. pc. niederfrequente Reize die Erscheinungsform von Mißempfindungen, während ab 25/sec-Reizen bereits Schmerzen empfunden werden. Die Mißempfindungen wären also ein Vorstadium der Schmerzempfindungen, die erst durch höhere Reizfrequenz auszulösen sind. Diese Beobachtung hat eine gewisse Bedeutung für die Art der Schmerzresonanz je nach Reizintensität (man denke an die Steigerung: Kitzeln, Jukken, Brennen, Schmerz). Sie sind aber auch in anderen Zielpunkten, allerdings nur selten zu beobachten; im V. o. a. in 3,5% und im Pallidum in 3,4% (in +5 mm nur in 1,7%) der Fälle. Gerade im Pallidum waren sie — ohne dem eigentlichen Schmerz bei Reiz im spezifischen V. c. pc. zu ähneln — nicht selten quälend und angstauslösend, wie wir noch näher auf S. 87 ausführen. Auch andere Autoren bestätigen für die somato-sensiblen Effekte in ihrer Gesamtheit die Sonderstellung des V. c. pc. BERTRAND (1958) und MONNIER (1955) beobachteten bei Reizung des mittleren Anteiles des Thalamus elektrische Schläge im Gesicht, in der oberen oder unteren Extremität auf der kontralateralen Seite. Nach der Einteilung von HASSLER (1960, 1961) entspricht dies dem V. c. pc. internus. Auch er gibt die bei niederfrequenter Reizung in diesem Punkt auftretenden Effekte als Kälte- und Wärmeempfindung, umschriebene Paraesthesien, Ameisenlaufen, Prickeln, elektrisierendes Gefühl und ab 25/sec-Reizen als Schmerzen an.

Als weitere, manchmal sehr unangenehme Sensation wird von den Patienten ein *Engegefühl* angegeben. Die Patienten lokalisierten es meist in den Thorax, manchmal war es von einem Druckgefühl im Oberbauch (dann gelegentlich mit Übelkeit) begleitet. Es trat häufig, aber nicht obligat mit einer (inspiratorischen) Atemhemmung auf. Andererseits sind Einschränkungen der Atmung (s. S. 78) viel häufiger, ohne daß über dieses Oppressionsgefühl geklagt wird. Diese Begleiterscheinung sahen wir nur im V. o. a. in 1,6% (KROTZ 2,5%) und im Pallidum in 2,3% (KROTZ 2,5%), in jedem Fall lediglich bei höherfrequenter Reizung. Möglicherweise sind hierfür auch flüchtige Minderdurchblutungen des Coronarsystems (SPIEGEL 1964) verantwortlich zu machen, doch haben wir keine objektiven Registrierungen. Wir haben nur einen Anhalt darin, daß reizausgelöste Tachykardien (SCHMIDT 1962, die eingerahmten Prozentsätze in Tab. 4 sind dieser Arbeit entnommen) — am deutlichsten allerdings bei Reiz im limbischen System (UMBACH 1963, 1964, s. auch Abb. 50) — derartige unangenehme Beklemmungsgefühle erweckten. Es ist nicht zu verwechseln mit einer subjektiven Sensation, die die Patienten als „*Komisches Gefühl*" bezeichnen. Sie können dieses Gefühl nicht anders beschreiben, es ist ihnen wesensfremd, in manchen Fällen unheimlich, meist aber nicht einmal direkt unangenehm. Das zeigt auch, daß sie bei den Angaben über diese Gefühlssensationen oft sogar lächeln. In ihren Worten und ihrem Verhalten drückt sich meist aus, daß sie dieser auf die Reizdauer beschränkten Sensation ratlos und verwundert gegenüberstehen. Im Dorsomedialis wird es schon bei niederfrequenten Reizen angegeben, in den anderen Zielpunkten war es nur durch hochfrequente Reize auslösbar. Hier lag der Anteil des V. o. i. mit 25% höher als der des V. o. a. mit 4,3%. Im Dorsomedialis (18%) hatte es bis zu einem gewissen Grad einen Lustcharakter, ein früher beobachteter Patient beschreibt es als „Wonnigkeitsgefühl, so stelle ich mir den Morphiumrausch vor". Im V. o. a. (4,3%) und im Pallidum (2,8%) war es selten und ohne den angenehmen Anstrich zu beobachten [KROTZ (1962) fand es in dem untersuchten Kollektiv bei 13 Fällen im Pallidum und 9 im V. o. a.], im V. c. pc. und V. o. p. trat es überhaupt nicht auf. Wahrscheinlich kommt es bei einer Miterregung der medialen und intralaminären unspezifischen Steuerungseinrichtungen zur Auslösung dieser Sensationen. Es ist bekannt, daß die aktivitätssteuernden Systeme einbezogen sind in die Mechanismen der affektiven Resonanz. Dabei scheinen uns — das ist nur eine Erfahrung, die noch nicht zu beweisen ist — die mehr rostralen bzw. vorderen Zwischenhirnanteile mehr angenehme Empfindungen zu vermitteln (man denke auch an die von OLDS 1961 beschriebenen lustauslösenden „reward systems" im Septumbereich), caudale und hintere Regionen — auch des Hypothalamus (AKERT 1961) und des Pallidum (HASSLER 1961) — mehr unangenehme quälende Gefühle.

Über *psychische Effekte* bei Reizung und Coagulation in verschiedenen Kernen der Stammganglien finden sich in der Literatur nur wenige Angaben. Ein Grund dafür mag sein, daß andernorts die Patienten in leichter Narkose oder stark gedämpft operiert werden, diese Effekte sind — wenn nicht an Hand eines sorgfältigen Protokolls darauf geachtet wird — weniger leicht objektivierbar als die motorischen oder auch die vegetativen. Die besondere Situation des Patienten während einer Operation spielt eine größere Rolle. Auch ohne Dämpfung sind viele Patienten (besonders die mit Parkinsonismus) primär nicht allzu kooperativ, subjektive psychische Sensationen des Patienten während Reizung und Coagulation müssen immer durch genaues Befragen geprüft werden.

Ängstliche Empfindungen und „Stöhnen" scheinen auf den ersten Blick mit Oppressionsgefühl des Thorax und Atemhemmung zusammenzuhängen. Häufig treten diese Begleiterscheinungen auch nebeneinander bei demselben Patienten auf. Die Patienten gaben auch, nach dem Grund für ihr Stöhnen gefragt, oft eine Enge in der (kontralateralen) Brust an. Aber auch unabhängig hiervon traten Angstgefühle auf. Sie waren besonders häufig und ausgeprägt bei Reizung im Fornix (24 bzw. 28%) und anderen limbischen Strukturen (s. S. 137). Im V. o. a. wurden sie in 1,1%, im Pallidum in 1,7% bereits bei niederfrequenter und in 5,1% (KROTZ 6,5%) bzw. 4,6% (4%) bei hochfrequenter Reizung beobachtet. Nicht zu verwechseln mit dieser zwischenhirnausgelösten Angst als unbestimmbarem (wenn auch gelegentlich höchst quälendem) „Gefühl" ist ein anderer subjektiver Effekt bei Reizung des V. c. pc.

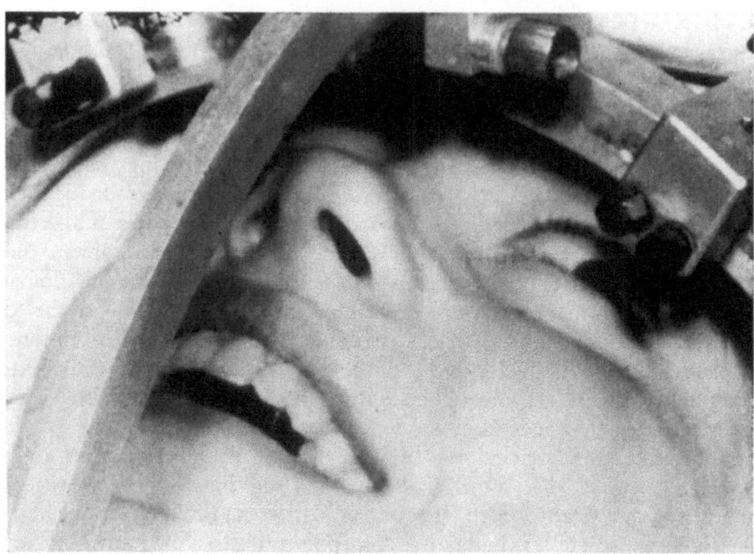

Abb. 42 a

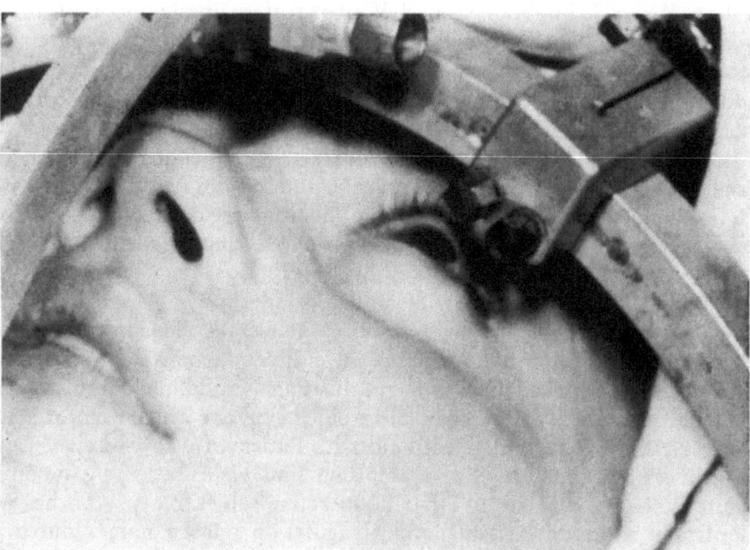

Abb. 42 b

(„Schmerzkern"). Bei niederfrequenten Reizen wurden in 20%, bei hochfrequenter Reizung in 30% und während der Coagulation in 10% beim Patienten über die „spezifischen" Bahnen z. T. auch starke Schmerzen ausgelöst, bei den zur exakten Lokalisation erforderlichen wiederholten Reizen wird damit eine gewisse „Furcht" vor neuerlichen Reizen hervorgerufen. Ob wir bei der „Angstauslösung" Querverbindungen zu den, das seelische Grundgefüge des Individuums steuernden thalamischen und rhinencephalen Strukturen miterregt und damit die als unangenehm und „bedrohlich" empfundenen Gefühle ausgelöst haben, oder ob die diencephalen Reize Eingeweidebewegungen und -sensationen verursachen, die ja ebenfalls unbestimm-

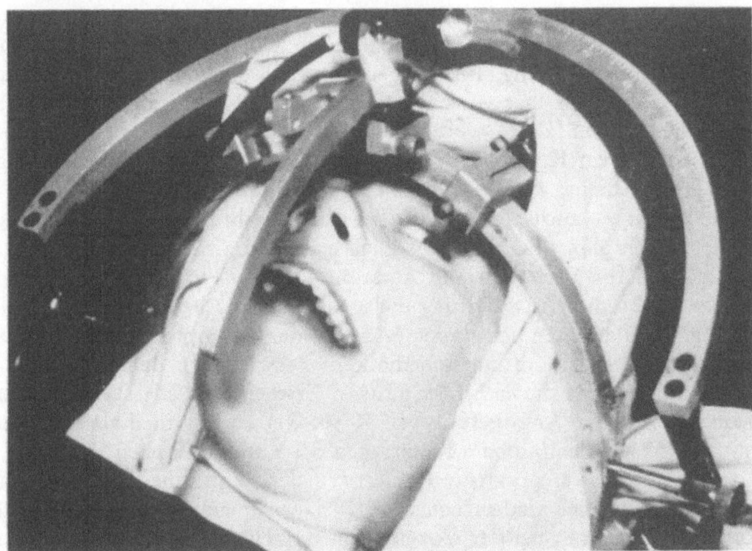

Abb. 42 c

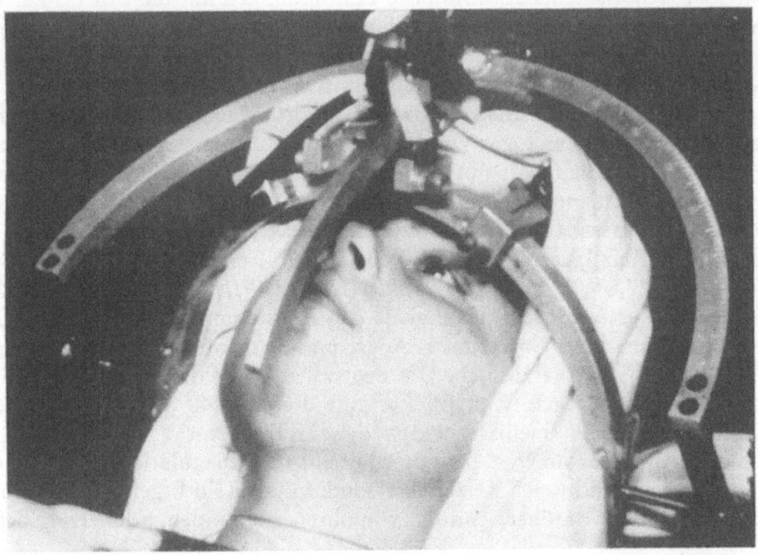

Abb. 42 d

Abb. 42. Porträtaufnahme einer 12jähr. mit (psychomotorischer) Epilepsie und Verhaltensstörungen. 4/sec-Reize (nicht abgebildet) machten Augenschluß und Schläfrigkeit. a) 8/sec-Reiz (20 V) in der Lamella medialis löst leichte Blickdeviation, Lächeln, subjektiv angenehme Empfindungen aus. b) Gleiche Reize lösen nach Coagulation des Tiefenpunktes keine subjektiven oder objektiven Veränderungen mehr aus; Patient ist müde. c) 50/sec-Reize (28 V) verursachen deutliche Blickdeviation nach kontralateral links, Verstärkung des Lächelns und Verzerrung des Mundes nach links, z. T. Mydriasis, Gesichtsrötung links. Weckeffekt mit Erregung und Spontansprechen, Empfindungen werden als „eigenartig", aber nicht als angsterregend bezeichnet. d) Gleichstarker Reiz (Kontrolllampe am Zielbügel brennt) nach der Coagulation löst weder subjektiv noch objektiv eine Reaktion aus

Fig. 42. Portrait photo of a 12-year old girl with (psychomotor) epilepsy and behavioral disturbances. 4 per sec stimuli (not shown on the photo) produced closing of the eyes and drowsiness. a) 8 per sec stimuli (20 volt) in the lamella medialis provoke slight visual deviation, smiling, subjectively pleasant sensation. b) After coagulation of target point, the same stimuli no longer provoke any subjective or objective alterations; the patient is tired. c) 50 per sec stimuli (28 volt) cause marked visual deviation in left contralateral direction, intensified smiling, left-sided distortion of the mouth, and partly left-sided mydriasis and reddening of the face. Arousal effect with excitation and spontaneous speaking; sensations are described as "strange" but not as frightening. d) After coagulation, stimulation of the same strength (as shown by the light of the control lamp at the arc) provokes no reaction, neither subjectively nor objectively

bare Angstgefühle (Angina pectoris!) erwecken, läßt sich bisher nicht entscheiden. Ein leichtes Angstgefühl war in 2 Fällen auch im Dorsomedialis zu beobachten bei leichter hochfrequenter Reizung. Im übrigen ist durch Reiz in diesem Kern und den thalamo-frontalen Bahnen eher — wie bereits erwähnt — ein angenehmes („alkoholisch benebeltes", SPIEGEL 1961) Gefühl auszulösen. Dieses Fehlen einer Angstauslösung auf Reiz in diesem Kern ist um so überraschender, als eine Ausschaltung dieser Region dem Zweck dient, Angst- und Zwangszustände schwerster Art (mit Erfolg) zu beseitigen. Es ist — auch aus den klinischen Beobachtungen — anzunehmen, daß der Dorsomedialkomplex des Thalamus eher einen „tonisierenden" Einfluß auf die frontalen Regionen für Verhalten und Emotion ausübt. Wir schließen es daraus, daß (wie bei SANO 1962) nach Ausschaltung meist mehrere Wochen vergehen, bis die Verhaltensstörung des Patienten schwindet und sich der „dämpfende" Einfluß der umschriebenen Psychochirurgie im Dorsomedialkern auswirkt. In den anderen hier registrierten Zielpunkten trat dieser Effekt nicht in Erscheinung. HASSLER und RIECHERT (1961) beobachteten ein Angstgefühl bei 50/sec-Reizen im medialen Thalamus in 7%. MATSUI (1957) sah emotionale Reaktionen bei 9 schizophrenen Patienten, die im Medialis des Thalamus stereotaktisch operiert wurden. Von ihnen äußerte ein Patient ein Angstgefühl schon bei niederfrequenter, 7 dagegen erst bei hochfrequenter Reizung. MONNIER (1955) sah bei der Coagulation des Thalamus unbestimmte Schmerzgefühle mit Stöhnen (dies kann aber auch durch die damals unphysiologische Coagulation bedingt gewesen sein). In einer anderen Arbeit geben MATSUI und IHARA (1957) bei 3 von 15 psychotischen Pat. ängstliche Empfindungen an, die sich bis zur elementaren Angst steigern konnten. Besondere Bedeutung haben diese Angstsensationen bei Eingriffen im limbischen System zur Behandlung der temporalen Epilepsie (s. S. 139).

Während *angenehme Gefühle* auf Reiz des Rhinencephalon nie auftraten, kommt es in verschiedenen thalamischen Strukturen nicht selten zu freudiger, gehobener Stimmung, zu *Lächeln* oder sogar zu Lachen. Die Skala des Gesichtsausdruckes reicht vom verschmitzten Lächeln (oft nur halbseitig! Abb. 38) bis zum lauten reproduzierbaren Lachen. Die Patienten geben als Grund ein unbestimmbares frohes oder komisches Gefühl an (HASSLER 1961). Dieser Effekt zeigte sich besonders häufig — und meist nur auf die Reizdauer beschränkt — bei 50/sec-Reizen des V. o. i.: 8 von 16 Pat. = 50% (KROTZ 27,8%), im V. o. a. 5,1% (KROTZ 9%). Für die übrigen thalamischen Zielpunkte besteht in der Häufigkeit der Angstempfindungen und des Lachens durch Reiz praktisch kein Unterschied. Angst und Lachen sind also in den einzelnen Zielpunkten gleichhäufig auszulösen. Die deutlichen und vom Reizparameter abhängigen psychischen und vegetativen Effekte gibt die Abb. 42 wieder. Nach der Ausschaltung in der Lamella medialis waren diese Effekte nicht mehr auszulösen. Im Unterschied dazu ist das im V. c. pc. nur während der Coagulation in 10% der Fälle auftretende Lächeln nicht als Reizeffekt, sondern als Glücksgefühl anzusehen: die Patienten waren froh darüber, endlich von ihren bohrenden Schmerzen befreit zu werden.

HASSLER (1961) und KROTZ (1962) gaben bei 50/sec-Reizen in den oben erwähnten Punkten des Thalamus in 4% der Fälle ein reproduzierbares lautes herzhaftes Lachen und in 9% ein Lächeln an. MATSUI (1957) beobachtete bei 9 Schizophrenen, die im medialen Thalamus gereizt wurden, bei einem Patienten schon bei niederfrequenter und bei den restlichen 8 bei hochfrequenter Reizung ein Lächeln. Er berichtet in einer späteren Arbeit, daß von 15 Psychotikern 3 Pat. ein bedeutungsloses Grinsen gehabt hätten, das bald nach der Coagulation verschwunden sei. Durch 50/sec-Reize des Pallidum trat nach den Beobachtungen von HASSLER (1961) und KROTZ (1962) ein Lächeln, hervorgerufen durch ein „frohes Gefühl" der Patienten, in 3,5% und ein lautes Lachen, hervorgerufen durch ein „komisches Gefühl", in 1% der Fälle auf.

Wahrscheinlich ist bei der Auslösung echter freudiger Affekte eine Miterregung der Lamella medialis (Abb. 42) und anderer medialer Thalamusgebiete ursächlich beteiligt; sie haben neben den Bewußtseinssteuerungen eine Aufgabe bei der affektiven Resonanz. Dabei werden sicher verschiedene „Systeme" innerhalb des Diencephalon und Verbindungen zu den frontalen Cortexarealen einbezogen. Aus der Literatur ist nicht bekannt, daß mit Cortexreizen selbst derartige Effekte ausgelöst werden konnten! Auch die pallido-hypothalamischen Verbindungen und die Zentren der mimischen Bewegungskoordination, nach SPIEGEL (1962), SANO (1962) und POWELL (1958) eng verbunden mit den Steuerungszentren der Emotion, spielen hier sicher eine wichtige, wenn auch im einzelnen nicht abgrenzbare Rolle. Zu betonen bleibt, daß es sich sehr häufig um einen unwiderstehlichen „Zwang" zum Lächeln oder Lachen handelt, auch durch den festen Vorsatz nicht zu lächeln konnte es beim nächsten Reiz nicht unterdrückt werden. Gelegentlich kommt es während des Eingriffs zu zeitlicher und örtlicher, am ehesten zu situativer *Verwirrtheit.* Die Häufigkeitszahlen sind in der Tabelle nicht aufgeführt (s. BRAUN 1965). Nach der stereotaktischen Operation tritt gelegentlich und vor allem bei älteren, arteriosklerotisch vorgeschädigten Patienten ein leichtes organisches Psychosyndrom mit Desorientiertheit auf, es ist aber meist einige Tage nach der Operation abgeklungen. Durch unbeabsichtigte Mitschädigung thalamo-frontaler Bahnen kann es länger andauern, aus diesem Grund vermeidet man auch Ausschaltungen in symmetrischen Punkten beider Hirnhälften. HARTMANN und VON MONAKOW (1959) haben über diese Verwirrtheitszustände berichtet, unsere Beobachtungen beschränken sich auf Verwirrtheitsphasen während der Reizung und der Coagulation. Ausstoßen von unverständlichen Lauten, situationswidriges Spontansprechen, stuporöse Unansprechbarkeit bzw. inadäquate Antworten sind Zeichen dieses Verwirrtheitszustandes. Diese unterschiedlichen Begleiterscheinungen überdauerten selten die Reizung oder die Operation. Nur in seltenen Fällen (s. oben) traten direkt nach der Coagulation (meist erst nach mehreren und am ehesten bei Eingriffen im Pallidum) Verwirrtheitszustände auf, die länger anhielten und im Stadium der reaktiven Hirnschwellung vorübergehend noch zunahmen. Wenn überhaupt, so war ein Verwirrtheitszustand nur durch hochfrequente Reize auslösbar, er war im V. o. a. (6,2%), V. o. p. (6,7%) und Pallidum (4%) zu beobachten. Während 2,7% der Patienten, die im V. o. a. operiert wurden, schon während der ersten Coagulation leicht verwirrt waren, trat dies im V. o. p. (6,7%) und Pallidum (4%) erst nach ausgedehnten Coagulationen ein. Bemerkenswert ist, daß die sowohl im V. o. p. als auch im Pallidum häufigeren Verwirrtheitszustände während der Reizung und nach der Coagulation eher länger anzuhalten scheinen. HASSLER (1961) und MATSUI et al. (1957) sahen durch einzelne Thalamusstimulationen eine Herabsetzung des Ich-Bewußtseins. HASSLER gibt (JUNG und HASSLER 1960) eine besondere Aufgliederung und einen Verlaufsbericht über (vor allem doppelseitige) Ausschaltungen im Pallidum in bezug auf eine, auch hier meist transitorische Verwirrtheit an. Wir haben früher (UMBACH 1961) ebenfalls auf 3 Fälle hingewiesen, bei denen nach der Coagulation rasch vorübergehende psychoseähnliche Zustände mit situativen Verkennungen, Neologismen und emotionaler Inkohärenz aufgetreten waren.

Die folgenden Beobachtungen sind zwar nicht immer mit Verwirrtheitszuständen gekoppelt, sie lassen sich aber auch nicht deutlich von ihnen abtrennen. Wir haben die Unterbrechung anbefohlenen Reihenzählens und *spontane sprachliche Äußerungen* zusammengefaßt. Sehr häufig sind die „zwangshaft" auftretenden Sprachäußerungen unverständlich, treten aber — auch in ihrem Denkinhalt oder der Äußerungsform — reproduzierbar auf. Sofern der Wortlaut akustisch zu verstehen war, haben wir die Worte bzw. die Sätze gesondert angeführt (BRAUN 1965, s. auch S. 127). Dabei reicht die Skala von einzelnen, sinnlosen Lauten über ganze Sätze, die mit der Situation während der Operation meist in keinem erkennbaren oder höchstens in einem losen

Zusammenhang standen; häufig kommt es zu Wiedergabe von *Traumerlebnissen.* Während des Rededrangs war gelegentlich ein Hochreißen der Arme zu registrieren (HASSLER 1961; KROTZ 1962). Die meisten Patienten können sich auf die Tatsache, daß sie sprachen, nicht mehr zurückbesinnen. Spontansprechen zeigt also nicht selten eine Diskontinuität des geordneten Verhaltens an. Wenn ihnen die Worte noch bewußt waren, so konnten sie den Zusammenhang zwischen ihren Vorstellungen und der Äußerung nicht mehr rekapitulieren. Gelegentlich kam es zum Iterieren oder ideenflüchtigen Erweiterungen der Anfangsworte. Spontansprechen trat am häufigsten (3 von 11 Pat.) im Dorsomedialis auf, in dem bekanntlich die psychochirurgischen Operationen durchgeführt werden. Es war kein Unterschied zwischen niederfrequenter und hochfrequenter Reizung festzustellen. Spontansprechen bei niederfrequenter Reizung war sonst nur im V. o. a. (1,8%) zu beobachten. Durch hochfrequente Reize war es im V. o. a. in 18%, im V. o. i. in 18,8%, und im V. o. p. in 6,7%, im Pallidum in 7,4% auszulösen. Nur im V. o. a. machten Patienten während der Coagulation sprachliche Äußerungen, und zwar in 1,6% der Fälle. Nach ausgedehnten Coagulationen trat Spontansprechen im V. o. p. unverhältnismäßig häufiger (13%) als im Pallidum (1%) auf. Zusammenfassend kann man sagen, daß dieser Effekt in allen Zielpunkten auszulösen war. Es handelt sich um ein unwillkürliches *Aktivieren des Sprechantriebs* mit dem Augenblick des Reizbeginns. Auch HASSLER (1961) beschrieb bei 50/sec-Reizung des V. o. a. im Thalamus in 15% (KROTZ 1962 in 16%) der Fälle ein zwanghaftes, häufig unverständliches Sprechen, einige Patienten waren verwirrt und handelten situationswidrig. MONNIER (1955) hörte bei einer Patientin während der Reizung des medialen Thalamus ein Murmeln, nach Ende der Coagulation bestand eine Logorrhoe. MATSUI et al. (1957) geben an, daß bei 3 von 15 psychotischen Pat. unter der Stimulation mit 10/sec dieses Zielpunktes die vorher bestandene Polyphrasia und die Selbstgespräche nach und nach verschwunden seien (vielleicht durch einen Dämpfungseffekt mit niederfrequentem Reiz, s. S. 76).

Nach BERTRAND et al. (1958) löste die Reizung im ventro-lateralen Anteil des Thalamus manchmal eine motorische *Sprachhemmung* (s. unten) aus. Lag die Elektrode weiter lateral in der dominanten Hemisphäre, so trat gelegentlich eine vorübergehende Dysphasie auf. Während HASSLER bei 50/sec-Reizung des Pallidum das Spontansprechen mit 3% angibt, löste BERTRAND (1961) eine Sprachstörung durch unipolare hochfrequente Reizung zweimal aus. In der Region des Forelschen Feldes soll nach SPIEGELs (1964) Angaben bei Reiz oder Coagulation keinerlei Einschränkung des Bewußtseins (und keine Zählhemmung) trotz sehr eindeutiger vegetativer Effekte aufgetreten sein.

Diese Effekte auf den Ablauf des *Zählens* werden hier — obwohl sie in erster Linie zu den klinischen Prüfungen der Motorik gehören — zur Illustration der reizabhängigen Bewußtseinsänderungen kurz angeführt. So hat CHESNI 1964 in sorgfältigen Untersuchungen vor und nach Ausschaltung im V. o. p. die Intensität des phonatorischen Nervenkreises an Hand der mit der motorischen (extrapyramidalen) Funktionsänderung gekoppelten Umstellung des inneren Wortdenkens und der lauten Sprache (Sprechfähigkeit) geprüft. Danach scheint durch den Eingriff eine Hemmung des — mit der Bewußtseinslage und -klarheit gekoppelten — Wortdenkens und damit auch des Sprechens selbst beseitigt zu werden.

Während der Reizung und Coagulation sollen die Patienten rückwärts zählen. Dadurch werden sie abgelenkt und, was noch wichtiger ist, der Operateur weiß jederzeit über den Bewußtseinszustand des Patienten Bescheid. Eine Zählverlangsamung bis zur Zählblockade trat viel häufiger auf als eine Zählbeschleunigung, bei Beobachtung motorischer Abläufe kommt es ebenfalls am häufigsten zu Unterbrechungen der Wechselbewegungen der Arme (s. Abb. 36). Zusammen mit den Augensymptomen ist eine Zählverlangsamung am häufigsten von allen untersuchten Begleiterscheinungen auszulösen (Näheres HASSLER 1961). Für die *Zählunterbrechung bzw. -beschleunigung* können die Patienten ebenso wie für die manchmal gekoppelte Atmungshemmung usw. sehr häufig keinen Grund angeben. Manche sagen, daß der Mund nicht mehr mitmache („wie wenn ihn jemand anhalten würde") andere unterbrechen das Zählen, um irgendwelche Empfindungen zu äußern, wieder andere meinten, der „Verstand sei weg gewesen". Einige Patienten gehen nach einer kurzen Latenz nach dem Zählstop in Spontansprechen über. Einige Patienten perseverierten auch. Während eine Verlangsamung bzw. eine Blockade durch niederfrequente Reize nie auszulösen war, trat sie bei hochfrequenter Reizung im V. o. a. in 48,2%, im V. o. p. in 43%, im V. o. i. sogar in 50% der Fälle auf, im Dorsomedialis waren es nur 18% und im V. c. pc. war sie überhaupt nicht zu beobachten. Auch im Pallidum trat die Zählhemmung in 48% auf. Eine Zählverlangsamung während der Coagulation sahen wir nur im V. o. p. (6,7%) und im Pallidum in 1,1%. KROTZ (1962) gibt mit hochfrequenten Reizen eine Blockade im V. o. a. in 52,5% und im Pallidum in 38,5%, eine Verlangsamung in 5,5% bzw. 13% an. Häufig folgte einer Zählverlangsamung nach kurzer Latenz eine Beschleunigung. Spontan trat sie nur bei hochfrequenter Reizung des V. o. a., des V. o. p. und des Pallidum auf. In den beiden Thalamuskernen war sie mit 14,6% bzw. 20% (bei KROTZ in 9,5%, mit Verzählen doppelt so häufig) viel häufiger als im Pallidum (2,8%, bei KROTZ 1,5%). Nach HASSLER (1961) bewirkten 25/sec-Reize im V. o. a. des Thalamus sofort eine Zählunterbrechung in 40% und nach Latenz in 52%, eine Zählbeschleunigung in 10% der Fälle. Für das Pallidum gibt er eine Zählunterbrechung sofort in 26% und nach Latenz in 38% der Fälle an, während hier eine Zählverlangsamung in 13% auftrat, eine Zählbeschleunigung sei seltener.

Die Zählunterbrechung ist nicht immer direkt gekoppelt mit Atemfrequenzstörungen, wenn auch natürlich bei Atmungseinengung (s. S. 80) das Zählen zwangsläufig abnimmt und häufig nur noch einige Zahlen „atemlos" und dann eher beschleunigt ausgesprochen werden. Die Änderungen des Zählvorganges hängen enger mit den Umsteuerungen im motorischen Bewegungsablauf während der aufgegebenen iterativen Bewegung zusammen. Auch bei einer Einengung der Denkfähigkeit und den transitorischen Verwirrtheitsphasen wird das Zählen unterbrochen. VAN BUREN (1962) berichtet über Zählhemmung, sie geht zum Teil mit Kopfwendung nach kontralateral, leichter Verwirrtheit und eingeschränkter Aktivität bei 60 /sec-Reiz im Caudatum oder in dessen unmittelbarer Nachbarschaft (10 Pat.), offenbar auch in den frontothalamischen Bahnen, einher. Sie können auch durch Mitreizung (von nicht einzeln bekannten) Fasern zu präfrontalen Cortexarealen ausgelöst sein, wo KLEIST (1934) Zentren für den Sprechantrieb lokalisierte.

Änderungen des *Bewußtseins* traten nicht selten auf. Die bisher geschilderten Effekte sind häufig ebenfalls Zeichen einer veränderten Bewußtseinslage oder mit ihr gekoppelt. Die Reaktionsbereitschaft eines vorher örtlich und zeitlich voll orientierten Patienten konnte während der Reizung und Coagulation durch auftretende Müdigkeit bzw. ein imperatives Schlafbedürfnis herabgesetzt oder auch durch innere Erregung heraufgesetzt sein. Eine Bewußtseinseinschränkung war durch niederfrequente Reizung am deutlichsten im Fornix (65%, oft mit Aura und Anfallsäquivalenten), seltener im Pallidum und im V. o. (4—8%) auszulösen. Die situativ bedingte Gespanntheit verhindert oft einen Dämpfungseffekt bei diesen sehr schwachen Reizen. Dagegen begannen nach mehreren Coagulationen viele Patienten spontan zu gähnen, es kam zum Augenschluß als Zeichen von Müdigkeit. Auch die Reaktionen waren verlangsamt, die Patienten waren kaum zu Äußerungen am Ende der Operation zu bewegen. Am häufigsten beobachteten wir (die Zahlen sind nicht in der Tabelle aufgeführt) Müdigkeit nach ausgedehnten Coagulationen im V. c. pc. (23%) und im V. o. i. (12,5%). Am stärksten ausgeprägt ist die Müdigkeit (manchmal gekoppelt mit eingeschränkter Orientierung) nach Ausschaltungen im Pallidum (16%), sie war hier häufiger als im V. o. (4,5%). Im Dorsomedialis kam besonders deutlich zur Beobachtung, daß durch niedere Reizfrequenz Müdigkeit und sogar Einschlafen (19%) und durch höhere Reizfrequenzen (teilweise auch nur durch stärkeren Strom) ein Weckeffekt (27,3%) auftrat. Ähnlich zeigt sich die *unterschiedliche Wirksamkeit in Abhängigkeit vom Reizparameter* bei niederfrequenten Reizen im V. o. i. (also in der Nähe der Lamella medialis) mit 12,5% Müdigkeit und bei hochfrequenten Reizen mit 50% Weckeffekten. Ein Weckeffekt trat bei hochfrequenter Reizung im Pallidum nur in 1%, im V. o. a. in 4,5% in Erscheinung, er war oft nur leicht bzw. passager. Er ist nicht so häufig mit einer Desynchronisation des Grundrhythmus im EEG gekoppelt, wie dies aus den Tierexperimenten zu erwarten wäre (s. S. 43). Gelegentlich mit Erregung einhergehende Weckeffekte bei Reiz im V. c. pc. (10%) sind auf die Auslösung unangenehmer Schmerzen zurückzuführen. Diese Phasen erhöhter Ermüdung nach dem Eingriff klingen meist in wenigen Stunden ab. HASSLER 1961 erwähnte (für Thalamus und Pallidum) Müdigkeit mit spontanem Gähnen und Augenschluß nach ausgedehnten Coagulationen. Auch MATSUI (1957) stellte bei 3 von 15 psychotischen Pat. eine während der Reizung im medialen Thalamus auftretende Reaktionsverlangsamung fest, einer zeigte eine Schläfrigkeit bei 5/sec-Reizen. HASSLER (1961), der Müdigkeit durch 4/sec-Reize im Dorsomedialis nur in einigen Fällen erwähnte und einen Weckeffekt durch starke 8/sec-Reize auftreten sah, fand die Schläfrigkeit nach den Coagulationen hier meist stärker ausgeprägt als in den anderen Zielpunkten. Im V. o. i. sah er bei raschen und stärkeren Reizen nicht selten eine Erregung der Patienten, zwei versuchten eine Kontaktaufnahme zu den Umstehenden mit Zeichen einer erotischen Aktivierung. In diesem Zusammenhang verdienen die systematischen Reiz- und Ausschaltungsversuche von SANO (1962) Beachtung, mit denen er erregte und verhaltensgestörte Patienten sedierte. Seine Gegenüberstellung ergo- und trophotroper Zentren oder entsprechend gegensätzlich arbeitender Ringschlüsse sind zwar in der geäußerten Form noch nicht beim Menschen gesichert, die Reizeffekte mit Aktivitätsminderung bzw. -vertärkung je nach Reizort waren jedoch eindrucksvoll und die Ergebnisse zwischen 62—85% erfolgreich.

Gelegentlich konnten wir optische, akustische und andere *halluzinatorisch-traumhafte Vorstellungen,* vielleicht auch nur eine illusionäre Verkennung der Operationssituation oder Sensationen der Geruchs- und Tastsphäre beobachten. Bei den Patienten der fortlaufenden Untersuchungsreihe traten sie selten auf. Nicht immer ist eine lokalisatorische Zuordnung möglich, wahrscheinlich werden oft Fasern zu den frontalen Regionen ebenso mitgereizt wie Verbindungen zu den diencephal-hypothalamischen Koordinationszentren für Wachheitssteuerung und Emotion. Auf die besonders einprägsamen Traumerlebnisse bei Reiz in den limbischen Systemen ist auf S. 135 eingegangen. Zusammen mit sprachlichen Äußerungen —die an sich nicht unbedingt mit traumhaften Vorstellung gekoppelt, aber ebensowenig deutlich von solchen zu trennen sind — seien sie, nach Zielpunkt und Reizfrequenz geordnet, kurz erwähnt. Wir möchten sie durch einige Zitate ergänzen, die zwar nicht alle im Rahmen der hier besprochenen 474 Pat. (sondern in früheren Protokollen) gemacht wurden, die aber den Beobachtungskreis erweitern.

Traumhaft erlebte Szenen: Nach Reiz im V. o. a. träumte ein Patient von einem Blumengarten, ein zweiter Patient von einer schönen Landschaft, die Mutter kommt ihm mit einem Korb entgegen; ein dritter Patient erzählt von der Frau des Apothekers, die ihn besuchen wollte.

Während des Dorsomedialreizes hatte ein Patient ein Gefühl wie im Morphiumrausch („so stelle ich mir den Morphiumrausch vor"), ein Patient von SPIEGEL (1961) fand sich „alkoholisch benebelt". Eine zweite Patientin, die bei 8/sec- und 25/sec-Miktionsdrang angab, meinte, daß sie vom Tisch falle: „Ach, Herr Doktor, Herr

Professor, Herr Direktor, Herr November, heben sie mich!", dann hat sie das Gefühl, als ob sie in die Höhe gehoben würde.

Bei Pallidumreiz sagte ein Patient: „Ich glaubte, ertrinken zu müssen", ein zweiter Patient spricht vom Feuergeben und vom Keller; ein dritter hat eine Art Ideenflucht: „Ja, da bin ich zu Hause in Lämmerspiel — das Lämmlein, das Waldlämmlein, nein, das geht so nicht, da wird mir der Verstand zu dumm!".

Der Denkinhalt ist öfter positiv getönt, die Patienten empfinden diese Erscheinungen nicht als bedrohlich, eher als unerklärlich. In einigen Fällen traten allerdings bei Pallidumreiz auch angstgetönte Gefühle und Bedrohungserlebnisse auf.

Optische *Halluzinationen* kamen zur Beobachtung: Im V. o. i.: „Oh, jetzt weiß ich und sehe etwas" (es handelt sich um weiße Mäuse, die von rechts nach links vorüberlaufen), im V. o. p.: Patientin glaubt, ihre Mutter vor sich zu sehen, sie meint, die Mutter habe gerufen; im Pallidum: Patient gibt an, daß er einen grünen Mann vor seinem rechten Auge gesehen habe.

Während vor allem im Pallidum der Tractus opticus durch eine Stromschleife miterregt und so als auslösendes Moment eine Rolle spielen könnte, ist die Halluzination im V. o. p. eine Mischung zwischen optischer und akustischer Vorstellung. Auch *akustische Halluzinationen* traten auf, bei Reiz im V. o. a. sagte ein Patient, es habe geklopft; ein zweiter: „Es hat gepfiffen", ein dritter Patient spricht von fallenden Stecknadeln, seine rein akustische Trugwahrnehmung läßt sich nicht korrigieren. Bei Reiz im V. o. i. hört ein Patient im Radio ein Lied spielen. Die Patienten des V. o. a. könnten Geräusche im Operationssaal falsch gedeutet haben, dann handelt es sich streng genommen um illusionäre Verkennungen. Die Angabe des Patienten, der im V. o. i. gereizt wurde, ist dagegen eindeutig eine akustische Halluzination, für die „fallenden Stecknadeln" ergab sich keine äußere Ursache, die Angaben wurden auch bei absoluter Stille reproduziert.

Sensationen in der *Geruchssphäre* kamen im V. o. a. zur Beobachtung: Patient empfindet Äthergeruch und ruft: „Pfui Teufel", er lacht aber dabei und sagt hinterher, daß es mehr ein „Duft" gewesen sei. Auch bei Reiz im Pallidum hat ein Patient einen unangenehmen Geruch (nur in der linken Nasenhälfte) nach Chemikalien und Jod.

Die Halluzinationen der Geruchssphäre beschränken sich auf Chemikalien, die in der Vorstellung der Patienten immer mit einem Krankenhaus verbunden werden und deren Geruch als unangenehm empfunden wird. KROTZ (1962) fand Geruchs- und Geschmackssensationen in jeweils 1%. HASSLER 1961 gibt bei 4 Pat. inadäquate Erlebnisse an, die durch hochfrequente Reizung des V. o. a. ausgelöst worden sind: ein Patient ist mit den Gedanken zu Hause, ein Patient sieht weiße Mäuse, einer macht einen Spaziergang im Blumengarten, ein Patient hat „uralte" Gedanken. Für den Dorsomedialis gaben UMBACH 1962 optische und akustische Halluzinationen an, noch eindeutigere Reizergebnisse auf diesem Gebiet ließen sich aus dem limbischen System auslösen (UMBACH). KROTZ (1962) fand Störungen der Bewußtseinslage, z. T. mit Sprachäußerungen, in 9% im V. o. a., in 3% im Pallidum. In diesem Zusammenhang muß folgendes erwähnt werden: HARTMANN — VON MONAKOW (1959) beobachteten bei 4 von 5 doppelseitig im Pallidum stereotaktisch Operierten eine mehrere Monate anhaltende optische Halluzinose. Charakteristisch für sie alle war, daß alle Patienten kleine Lebewesen (wie Zwerge) oder kleine Gegenstände (wie Kristalle) sahen. Dabei waren die Patienten örtlich und zeitlich voll orientiert und sich des Irrealen ihrer Vorstellungen völlig bewußt. BRAUN (1965) gibt — ähnlich wie KROTZ (1962) — noch Begleiterscheinungen wieder, die nur selten auftraten und daher für eine allgemeine Erörterung nicht ausreichen. Diese vollständige Sammlung und lokalisatorische Gliederung unserer und anderer Beobachtungen haben wir noch nicht versucht. Von anderen Autoren werden noch folgende Effekte als häufig angesehen: MATSUI sah bei Eingriffen im Thalamus Schwitzen, Gänsehaut und Wechsel der Puls- und Blutdruckwerte. Darauf hatten wir (UMBACH 1961) bei 50/sec-Reizen des oralen und des medialen Thalamus hingewiesen. MONNIER (1954) beobachtete bei Stimulation des medialen Thalamus Tachykardie und Durstgefühl. HASSLER (1960) berichtet über Schwindel- und Absenceerscheinungen, die er durch 50/sec-Reize des Pallidum auslösen konnte.

Zusammenfassung

Wir haben die vegetativen und psychischen Begleiterscheinungen zusammengestellt, die sich bei 500 fortlaufenden (Nr. 1450—1950) stereotaktischen Eingriffen während der — zur physiologischen Punktkontrolle durchgeführten — Reizung, während und kurz nach der Coagulation (in insgesamt 616 subcorticalen Punkten) zeigten. Die Beobachtungen beziehen sich vor allem auf Eingriffe bei Erkrankungen des extrapyramidalen Systems (Parkinsonismus, Hyper- und Dyskinesien), aber auch bei chronischen und auf andere Weise unbehebbaren Schmerzzuständen (z. B. Phantomschmerz, Anaesthesia dolorosa), in wenigen Fällen bei erethischen Formen der Schizophrenie und psychotischen Zuständen mit Tendenz zur Selbstzerstörung. Einige Besonderheiten bei Eingriffen gegen die temporale Epilepsie werden erwähnt.

Die Einführung der stereotaktischen Operationsverfahren erlaubt erstmals eine regelmäßige Beobachtung und Registrierung klinischer und vegetativer Reaktionen bei Reizung oder Coagulation bestimmter subcorticaler Strukturen beim wachen, ungedämpften Patienten unter weitgehend physiologischen Verhältnissen. Die Zusammenstellung gibt einen in etwa repräsentativen Querschnitt aus den Reiz- und Coagulationseffekten, insgesamt wurden über 2500 mit dem Zielgerät von RIECHERT (1951) operierte Patienten kontrolliert. Aus äußeren Gründen haben wir die Begleiterscheinungen beim Eingriff in 616 subcorticalen Strukturen nur bei 474 (aus 500 fortlaufenden) stereotaktisch operierten Patienten ausgewertet. Die bipolaren Thyratronreize mit der Frequenz 1/, 4/, 8/, 25/, 50/sec während des therapeutischen Eingriffs im Nucleus ventralis oralis thalami und im Pallidum internum bei Bewegungsstörungen, im medialen Thalamus bei seelischen Störungen, im Nucleus ventrocaudalis parvocellularis (V. c. pc.) bei Schmerz zeigten verschiedene Reaktionen. Die deutlichsten Effekte kamen bei hochfrequenter Reizung (25—50/sec) zur Beobachtung, sie waren seltener bei niederfrequenten Reizen (1—8/sec). Vergleichbare Werte ergaben sich vor allem für die große Zahl der Eingriffe in den ersten beiden Punkten. Die Effekte werden tabellarisch zusammengestellt.

Im Bereich der Augen trat eine Mydriasis — vor allem bei hochfrequenter Reizung (zwischen 20—69% je nach Reizart) — in allen Zielpunkten auf, Lidspaltenerweiterungen waren seltener. Eine Blickdeviation war im Thalamus häufiger (zwischen 18—37%) auszulösen als im Pallidum (8,6%). Öffnen und Schließen der Augen waren in Thalamus und Pallidum gleich häufig, insgesamt aber seltener. Die meist komplexen Effekte an den Augen beruhen auf einer reizausgelösten, überwiegend sympathicotonen Umstimmung, auf Miterregung der Bahnen für konjugierte Augenbewegungen und z. T. auf reizausgelösten Weck- bzw. Ermüdungseffekten. Weckeffekte bei hochfrequenter Reizung traten in allen Zielpunkten, jedoch in unterschiedlicher Häufigkeit auf. Nur schwache, langsame Reize im medialen und intralaminären Thalamus erzeugten eine deutliche Dämpfung des Bewußtseins und gelegentlich Schlaf. Klinische Weckeffekte, vor allem aber Dämpfungen des Aufmerksamkeitszustandes traten in den hier ausgewerteten Punkten seltener als bei Reiz im limbischen System auf; dies gilt auch für andere Effekte im autonomen System (Kreislaufumstimmung, Gesichtsrötung, Schwitzen).

Eine Verlangsamung der Atmungsfrequenz war häufiger sowohl im Thalamus (bis zu 18,8%) als auch im Pallidum (8%), eine Beschleunigung trat in beiden Regionen nur in 1,6—1,7% auf. Steigerungen des Blutdrucks und der Pulsfrequenz wurden auf Reiz im Thalamus registriert, aber nicht regelmäßig gemessen. Subjektiv unangenehme Sensationen, wie elektrisierendes Gefühl, schmerzhafte Mißempfindungen, werden vor allem im Nucleus ventrocaudalis parvocellularis des Thalamus, dem spezifischen Schmerzkern, ausgelöst; vor allem durch höhere Reizfrequenzen kam es zu Schmerzen. Subjektive Sensationen, wie Übelkeit, Engegefühl und unerklärbares „komisches" Gefühl, sind meist mit anderen vegetativen Begleiterscheinungen, wie Atemnot, Herz-Bauchsensationen, gekoppelt. Angstgetönte und angenehme Empfindungen halten sich etwa die Waage. Diese vom wachen Patienten spontan geäußerten oder erfragten Sensationen wurden aufgeschlüsselt nach den Angaben des Operationsprotokolls.

Mit den Empfindungen verbunden waren auch die zugehörigen Ausdrucksmechanismen reproduzierbar auszulösen. Fast immer blieb die Änderung des körperlichen und seelischen Gleichgewichts auf die Reiz- oder Coagulationsdauer beschränkt. Gelegentlich kam es bei Patienten zu zeitlicher und örtlicher, am häufigsten zu situativer Desorientiertheit, aber nur bei hochfrequenter Reizung und ausgedehnten Coagulationen sowohl im Thalamus als auch im Pallidum. Häufig, aber nicht immer mit diesen transitorischen Verwirrtheitszuständen gekoppelt, kommt es sowohl bei Reiz im Thalamus als auch im Pallidum zum Spontansprechen. Ein Teil der spontanen sprachlichen Äußerungen haben wir wörtlich aufgezeichnet.

Außer im V. c. pc. konnten wir in allen Zielpunkten gelegentlich Halluzinationen oder illusionäre Verkennungen der Operationssituation beobachten, die optischen und akustischen Sensationen überwogen die der Geruchs- und Tastsphäre. Die Reizung subcorticaler Zentren bewirkt vielleicht eine Störung der Diskrimination zwischen Wahrnehmung und Vorstellung oder eine Erregung der subcorticalen Verbindungen für die emotionale Grundsteuerung.

Die unterschiedlichen vegetativen Reizeffekte in den verschiedenen subcorticalen Regionen lassen bisher nur den Schluß zu, daß sie durch Richtungsänderungen in der Reaktionsbereitschaft des vegetativen Kollektivs nach der ergo- oder trophotropen Seite bewirkt werden. Eine niederfrequente schwache Reizung bestimmter Tiefengebiete verursacht überwiegend eine Verlangsamung, Verminderung und im Endeffekt häufig mehr trophotrope Einstellung, eine hochfrequente Reizung dagegen mehr eine Gesamtaktivierung und eine ergotrope Umstimmung. Die Kenntnis der physiologischen Verhaltensweisen und ihrer Verkettung mit vegetativen Reaktionen schafft auch für den Menschen ein besseres Verständnis für die Abweichung von der normalen Psychosomatik.

Summary

We collected the vegetative and psychic concomitant symptoms which appeared in 500 successive stereotaxic interventions (No. 1450 to 1950) during stimulation — always carried out for physiologic control of the target point — as well as during and shortly after coagulation in 616 subcortical points. Our observations particularly refer to interventions on diseases of the extrapyramidal system (Parkinson's syndrome, hyper- and dyskinesia), on chronic pain, incurable by other methods (e.g. phantom pain, anesthesia dolorosa), in a few cases on erethic forms of schizophrenia and psychotic states with a tendency to self-destruction. Some special observations in interventions on temporal lobe epilepsy are mentioned.

The introduction of the stereotaxic operative procedure for the first time permits, under nearly physiologic conditions, a regular observation of clinical and autonomic influences exerted by stimulation and coagulation of exactly defined subcortical structures in the waking, unsedated patient. Our survey is approximately representative of the effects obtained by stimulation and coagulation in a total of over

2500 patients, operated upon with the stereotaxic apparatus of RIECHERT (1951). For technical reasons we only evaluated the concomitant symptoms of 616 subcortical structures in 474 out of 500 stereotaxic patients.

We used bipolar thyratron stimulation with frequencies of 1, 4, 8, 25 and 50 pulses per sec. with defined strength and voltage respectively. In motor disturbances the operations — done only out of therapeutic intention — were performed in the nucleus oralis ventralis thalami and in the pallidum internum, in psychic disorders in the medial thalamus, in pain in the nucleus ventrocaudalis parvocellularis (v.c.pc.). The best effects were noted after high-frequency stimulation (25 to 50 pulses per sec.), more rarely they appeared after stimulation with low frequency (1 to 8 pulses per sec.). Comparable results were principally obtained from the great number of interventions on the first mentioned target-points. The effects are compiled in tables.

In the region of the eyes mydriasis appeared — particulary after high-frequency stimulaion (between 20 and 69 p. c. in dependence on the kind of stimulus) — in all target-points; blepharodiastasis was much rarer. Deviation of gaze could be seen more frequently in a thalamic site (between 18 and 37 p. c.) than in the pallidal point (8.6 p. c.). Opening and closing of the eyes equally were frequent after thalamic and pallidal stimulation, but on the whole these symptoms appeared more rarely. These nearly always complex effects at the eyes are either a change to sympathicotonia elicited by stimulation or coagulation of the pathways responsible for conjugate movements of the eyes, partly also arousal and fatigue effects. Arousal effects were produced by high-frequency stimulation in all target-points but in different multitude. Clouding of consciousness and sometimes sleep were only produced by weak and slow stimulation of the medial and intralaminar thalamus. Arousal effects and especially clouding of consciousness on the whole appeared more rarely in the above cited target-points than with stimulation in the limbic system; this holds true also to effects in the autonomic system (Alteration of blood circulation, redness of the face, sweating).

From thalamic (up to 18,8 p. c.) as well as from pallidal (8 p. c.) target-point slowing of respiration was more often elicited than acceleration (in both target-sites only in 1,6 to 1,7 p. c.). After thalamic stimulation increase of blood pressure and pulse rate were noted but not always measured. Unpleasant sensations as „electric" and painful feelings were principally elicited in the nucleus ventrocaudalis parvocellularis thalami, the specific representation of pain. Strong pain especially is produced by high-frequency stimulation. Other subjective sensations as nausea, oppressive and „funny" (because in no way explainable) feelings are mostly linked with concomitant autonomic symptoms as dyspnea, cardiac and gastric sensations. Anxious and pleasant sensations are almost equally elicited by stimulation. Sensations of this kind, spontaneously uttered at our request by the awake patients or described, were evaluated on the basis of our operation protocols.

Occasionally disorientation in time, place and, most frequently, situation was noted in the patients, these symptoms only appeared after high-frequency stimulation and extensive coagulations in the thalamus as well as in the pallidum. After thalamic and pallidal stimulation spontaneous speaking was seen, but not in every case linked with transitory states of confusion. These spontaneous talks were listed. Hallucinations and illusional misinterpretations of the operative situation were occasionally noted after stimulation in all target-points with exception of the v. c. pc. Optic, acustic and dreamlike illusions were more frequent than those of the olfactory and tactil spheres. The stimulation effects of subcortical centres is perhaps based on a disturbance of the discrimination between perception and imagination.

These different autonomic effects of stimulation in various subcortical regions so far only allow the conclusion, that they are effected by alterations of reaction within the autonomic system in an ergo- or trophotropic regions predominantly produces retardation, diminution and rather trophotropic reactions, high-frequency stimulation mainly effects, high-frequency and strong stimulation on the other hand produces an over-all activation and ergotropic alteration. The knowledge of the physiologic behaviour and of its close connection with autonomic reactions gives a better understanding of psychomatic abnormalities also in man.

III. Untersuchungen der vegetativen Steuerung vor und nach der stereotaktischen Operation beim Parkinsonsyndrom

Durch die intracerebrale Ausschaltung erzielen wir nicht nur eine Beseitigung extrapyramidal-motorischer Bewegungsstörungen (Rigor, Tremor, weniger der Akinese), sondern z. T. auch eine Besserung der begleitenden vegetativen Fehlsteuerung des Kreislaufs, der Speichel- und Schweißsekretion und der Körpertemperatur. Eine Erfolgsbilanz vor und nach dem stereotaktischen Eingriff ist deshalb angezeigt. Die Objektivierung der vielfältigen Störungen beim Parkinson-Syndrom bereitet häufig Schwierigkeiten, wenn, über die motorischen Störungen hinaus, mit verläßlichen Methoden ihre graduelle Erfassung und ihre Änderung durch den Eingriff versucht wird. Dies gilt vor allem für die Registrierung der vegetativen Regulationsstörungen, wie Abweichen der Körpertemperatur, Schwitzen, Speichelfluß und Kreislaufdysregulation. Neben den akuten vegetativen Umstimmungen auf Reiz in den subcorticalen Regionen haben wir zur Erfassung der andauernden Umstellung innerhalb der zentralen Steuerungsmechanismen und der vegetativen Anpassung vor und nach der Operation *pharmakodynamische Belastungsprüfungen mit* Adrenalin, Sympatol, Pervitin vorgenommen und damit Blutdruck- und Pulsverhalten getestet. Durch Gleichstrom-Widerstandsmessungen und Temperaturmessung der Haut versuchten wir die vegetative Reaktionslage und die 24-Std-Rhythmik zu erfassen. Soweit möglich wurden die Untersuchungen getrennt für den postencephalitischen Parkinson (p. e. P.) mit seinen meist stärker ausgeprägten vegetativen Störungen und dem Parkinsonismus anderer Ätiologie (P. a. Ä.) ausgewertet. So interessant derartige Untersuchungen auch während der Eingriffe gewesen wären, haben wir doch bewußt darauf verzichtet. Einmal soll der Patient nicht durch zusätzliche, nicht unbedingt für das Gelingen des Eingriffes erforderliche Verfahren belastet werden. Dann aber war die Erfassung dieser feinen vegetativen Umstimmungen — man denke vor allem an die *Widerstandsmessungen der Haut* — unter den wechselnden Umgebungsbedingungen, der seelischen Anspannung des Patienten und der begrenzten Zeit durch viele Fehlermöglichkeiten von vornherein nicht verläßlich genug möglich. (Hierfür werden von Schmidt 1962 Kreislaufanalysen eingesetzt.) Die von anderen Autoren (van Buren 1958, 1960; Spiegel 1962) durchgeführten Kontrollen des Hautwiderstandes z. B. zeigten zwar, daß eine Umstimmung der vegetativen Tonuslage eintrat, sie erlaubten aber keine bindenen Schlüsse über die effektive Größe und die Dauer dieser Änderung der Körperautonomie. Die Vergleichsuntersuchungen außerhalb des Eingriffs und unter weitgehend „genormten" Verhältnissen gestatten uns dagegen eine verläßliche Erfassung.

1. Pharmakodynamische Belastungsprüfungen

Nach Wezler (1943) und Frowein und Harrer (1957) gibt die Analyse der Kreislaufanpassung einen Einblick in die individuelle vegetative Struktur und die vgetative Tonuslage. Pharmakodynamische Tests (Wezler u. Mitarb.) bestätigten die Abhängigkeit der Reaktion von der vegetativen Ausgangslage. Nach der stereotaktischen Ausschaltung im Thalamus und Pallidum beobachtet man mit der klinischen Routinekontrolle bei Parkinsonpatienten in Ruhe fast regelmäßig eine Blutdruck-Senkung (UMBACH und BAUMANN 1960; UMBACH und WOYWODE 1965) und eine Puls-Verlangsamung, die zum Teil auch noch 18 Monate nach der ersten Operation nachweisbar war (KECK 1961). Auch bei den hier untersuchten Patienten wurde stets eine *postoperative Senkung des Ruheblutdrucks und -pulses beobachtet*. Die RR-Senkung betrug beim postencephalitischen Parkinson (p. e. P.) um 11,6%, beim Parkinson anderer Ätiologie (P. a. Ä.) um 11,2%, die Pulsfrequenz war verringert um 11,1% bei beiden Gruppen. Zur Klärung einer zentralen oder einer peripheren Umstellung wurden vor und nach dem Eingriff pharmakodynamische Belastungsprüfungen mit zwei mehr peripher angreifenden Medikamenten (Adrenalin und Sympatol) und einem eher zentral wirksamen Mittel (Pervitin) durchgeführt.

44 Pat. wurden insgesamt, 36 von ihnen mindestens zwei Belastungsprüfungen unterworfen (83%). Das Durchschnittsalter der Patienten betrug 55,3 Jahre (der jüngste Patient war 40 Jahre, die älteste Patientin 64 Jahre). In 26 Fällen lag wahrscheinlich ein postencephalitisch bedingtes Parkinsonleiden vor, 6mal handelte es sich um eine Paralysis agitans, 7mal um einen arteriosklerotisch bedingten Parkinsonismus. Bei 5 Pat. war die Genese des Parkinsonleidens unklar. Durch eine internistische Untersuchung wurde vorher ein gröberes Herzleiden und eine Kreislaufdekompensation — abgesehen von leichten, altersbedingten Veränderungen — ausgeschlossen.

Die prä- und postoperative Untersuchung erfolgte jeweils zur gleichen Tageszeit am liegenden Patienten — dessen Anti-Parkinson- und Herzmedikation unverändert waren! — nach mindestens 15 min völliger Entspannung. Mehrere Kontrollmessungen vor und nach dem Einstich in die Cubitalvene sicherten den tatsächlichen Ruhewert und schlossen eine schmerzreflektorische Blutdruckerhöhung und Pulsbeschleunigung aus. Sofort nach der Injektion und in regelmäßigen Abständen danach wurden Puls und Blutdruck bis zum Erreichen der Ruhewerte und darüber hinaus gemessen.

Der *Adrenalin-Kreislauftest* wurde mit 25 bzw. 50 mg i. v. bei 32 Pat. (15 p. e. P., 17 P. a. Ä.) einige Tage vor der Operation bzw. der Gasencephalographie und durchschnittlich 7 Tage post operationem (Technik bei KAESER 1963; UMBACH und FÜNFGELD 1964) vorgenommen. Es ergab sich eine Erhöhung des mittleren postoperativen Blutdrucks auf Belastung gegenüber dem präoperativen Wert. Statistisch ist diese Erhöhung sehr signifikant. Der mittlere Ausgangswert, das mittlere Blutdruckmaximum, die durchschnittlichen absoluten Blutdruckwerte sowie die mittleren absoluten Maxima unterschieden sich nur wenig. Ein Unterschied zeigte sich in der Anstiegszeit, der Reaktionszeit und in der durchschnittlichen Höhe der Blutdrucksteigerung. Ermitteln wir die Werte getrennt für die ätiologisch unterschiedlichen Gruppen, so zeigte sich beim p. e. Parkinsonsnydrom präoperativ eine mittlere systolische Blutdrucksteigerung von 18% und postoperativ von 27%, für die Parkinsonkranken anderer Ätiologie betrugen die Werte 23% bzw. 34%. Bei 71% der Untersuchten zeigte sich ein regelhaftes Verhalten nach der Wilderschen Ausgangswertregel. Die stärkere Adrenalin-Wirksamkeit postoperativ entspricht einer vermehrt assimilatorischen bzw. vagotonen Ausgangslage (s. Abb. 43). Dies bestätigt sich auch in der postoperativ verminderten Anstoßerregbarkeit des Kreislaufsystems (Verlängerung der Anstiegs- und Rückfallzeiten): einem niedrigeren Ausgangswert muß eine längere Reaktionsdauer zugeordnet sein. Die Anstiegszeiten waren bis zu 80% und die Reaktionszeit war bis zu 57% verlängert.

Der *Sympatol-Kreislauftest* wurde mit 60 mg i. v. bei 30 Pat. (je 15 Parkinson encephalitischer und anderer Genese) vor und nach der stereotaktischen Operation gemessen. Ausmaß, Höhe und Dauer der Reaktion geben Auskunft über das Kreislauf-Verhalten und die Blutdruckreaktion. Es zeigte sich eine individuelle (weniger eine allgemeine) Korrelation zwischen Blutdruck und vegetativer Tonuslage. Der mittlere systolische Blutdruck stieg bei Sympatolbelastung beim p. e. P. vor dem Eingriff um 40%, nach dem Eingriff um 61%, für den Parkinson anderer Ätiologie betrugen die Werte 52% und 81%.

Das mittlere positive Flächenintegral (Abb. 43) als Maß des Sympatol-Effektes stieg postoperativ beim p. e. P. um 55%, bei den anderen um 63,8% ($p < 0{,}01$). 80% der Patienten verhielten sich nach der Ausgangswertregel von WILDER. Um eine genauere Aussage über die vegetative Situation zum Zeitpunkt der Injektion machen zu können, wurden die c-Werte nach PLOOG und SEELBACH (1952) als Maß für die Ausgangslage berechnet. Der c-Wert stieg nach der Operation beim p. e. P. um 47%, beim P. a. Ä. um 38% ($p < 0{,}01$).

Die mittlere Pulsverlangsamung betrug postoperativ bei beiden ätiologischen Gruppen 12,2%. Die Variationsbreite im Sympatoltest dagegen erhöhte sich postoperativ um 35,9% ($p < 0{,}01$). Es ergab sich also auch bei diesem Test, daß der Tonus des Gefäßsystems nach der stereotaktischen Operation in Richtung einer vermehrten Vagotonie bzw. einer verminderten Sympathicotonie verändert ist; ein Einfluß der Helium-Encephalographie (gemessen bei 16 Pat.) vor und 7 Tage nach der Operation ergab sich nicht.

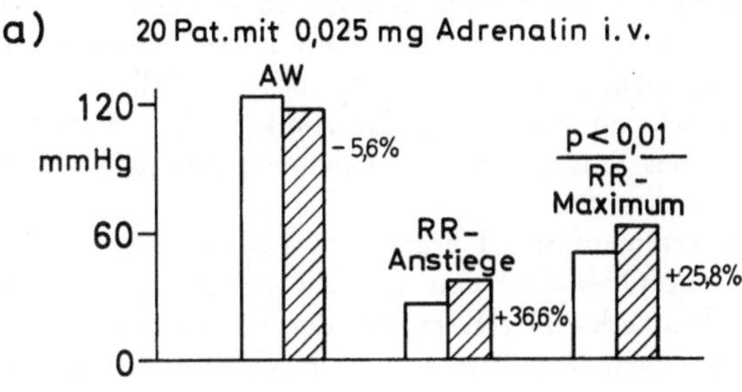

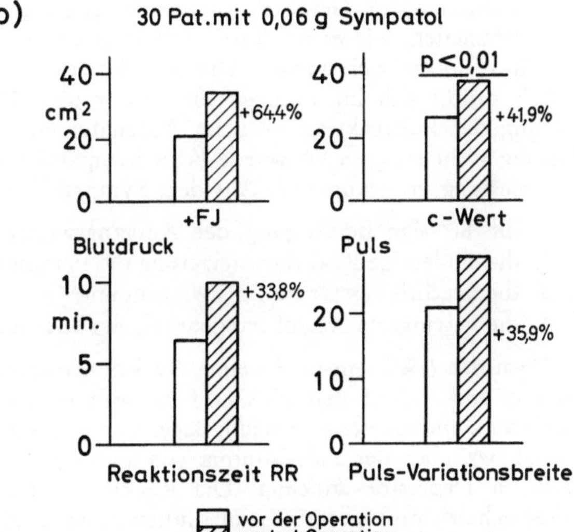

Abb. 43. Vergleichsdiagramme der Mittelwerte aus: a) 20 Adrenalinbelastungen mit 0,025 mg Adrenalin i. v. vor (weiße Säulen) und nach der stereotaktischen Operation (schraffierte Säulen). Neben der p. o. Senkung der Ausgangswerte (AW) um 5,6% ergibt sich eine deutliche Steigerung des Blutdruckanstiegs (+36,6%) und -maximums (+25,8%) sowie eine (nicht abgebildete) Verlängerung der Anstiegs- und Reaktionszeit ($p < 0{,}01$). b) 30 Sympatolbelastungen (0,06 g), das Flächenintegral (+ F J : t_{min} mal $RRsyst_{mm\ Hg}$) steigt nach der Operation um 64,4%; die c-Werte (F J · AW) steigen um 41,9%, die Blutdruckreaktionszeit verlängerte sich um 33,8%, die Puls-Variationsbreite nimmt um 35,9% zu. Alle Untersuchungen waren statistisch signifikant ($p < 0{,}01$)

Fig. 43. Comparative diagrams of the mean values of a) 20 adrenalin charges with intravenous injections of 0.025 mg. adrenalin before (white columns) and after stereotaxic operation (hatched column). In addition to the postoperative decrease of the initial values (AW) by 5.6 per cent there is a marked increase of the rise of blood pressure (+ 36.6 per cent) and of the blood pressure maximum (+ 25.8 per cent) as well as a prolongation (not shown in this diagram) of the time of rise and reaction ($p < 0.01$). b) 30 charges with sympatol (0.06 g.). The area integral (+ F J: t_{min} multiplied by RR syst in mm. Hg) rises by 64.4 per cent after the operation; c-values (FJ multiplied by AW) rise by 41.9 per cent, reaction time of blood pressure is prolonged by 33.8 per cent, range of pulse variation rises by 35.0 per cent. All tests were statistically significant ($p < 0.01$)

Der *Pervitin-Test* wurde mit 7,5 mg i. v. bei 37 Pat. (18 p. e. P. und 19 P. a. Ä.) kontrolliert. Ein typisches Kreislaufverhalten nach den von FAUST und FROWEIN (1950) erarbeiteten Kriterien fand sich nur bei 9 von 75 Untersuchungen (13,5%).

In 29% zeigte sich ein pathologischer, in 47,5% ein atypischer Ausfall sowohl vor wie nach dem Eingriff. Am häufigsten zeigte sich eine verstärkte Kreislaufwirkung mit deutlicher Labilität. Der Blutdruck stieg nach Pervitin im Mittel beim

p. e. P. präoperativ um 5,5%, postoperativ um 5,9%, bei den anderen Parkinsonkranken um 8,5% bzw. 12%. Diese Werte ließen sich statistisch nicht sichern. Die Ausgangswertregel nach WILDER fand keine Bestätigung. Auch bei Differenzierung nach den Zielpunkten (Pallidum oder Thalamus) bzw. den vorherrschenden Symptomen (Rigor, Tremor) ergab sich ebenfalls keine signifikante Änderung der Blutdruckreaktion und des Pulsverhaltens. Die Variationsbreite des Pulses blieb zwar gleich, das Pulsmaximum verkleinerte sich jedoch, gleichzeitig verschob sich das Minimum nach unten.

Zusammenfassend ergab sich bei der Kreislaufbelastungsprüfung mit Adrenalin nach der Operation eine erhebliche Verlängerung der Anstiegs- und Rückfallzeiten des Blutdrucks. Der Kreislauf der Parkinsonpatienten verhält sich also nach der stereotaktischen Operation nach der AWR, da einem niedrigeren (im Durchschnitt 11%) Ausgangswert eine längere Reaktionszeit zugeordnet sein muß. Eine postoperative Tonusminderung der Gefäßmuskulatur durch das isolierte Heraufsetzen des Elastizitätskoeffizienten, wie es im Adrenalintest geschieht, schlägt sich in einer Verstärkung der Blutdruckreaktion nieder. Die mit der Tonusminderung gekoppelte Labilisierbarkeit drückt sich im verzögerten Anstieg und Rückfall des Blutdrucks aus. Eine Prüfung der Pulsreaktion — beim Adrenalin wegen der alle 15 sec erforderlichen Messung nicht möglich — wurde beim Sympatol und dem Pervitin neben der Blutdruckmessung vorgenommen. Aus dem Sympatolversuch sind besonders festzuhalten:

1. die 80%ige Bestätigung der Ausgangswertregel (AWR) nach WILDER 1961,
2. die eindeutige Reaktionssteigerung des systolischen Blutdrucks,
3. die deutlich verstärkte Pulsreaktion und
4. die verringerte Anstoßerregbarkeit des Kreislaufs.

Nach der AWR entspricht einer Reaktionssteigerung ein verminderter Tätigkeitszustand und — auf den *Kreislauf* bezogen — eine *vermehrt vagotone bzw. vermindert sympathicotone* Erregungslage. Dies gilt auch für die verstärkte Pulsreaktion, sowohl bezüglich der Puls-Minima wie auch der Puls-Maxima. Sie beruht auf einer stärkeren Depressor-Wirkung. Die Reaktionszeiten des Blutdruckes wie auch des Pulses nehmen postoperativ beim Blutdruck um 33,8% und beim Puls um 31,1% zu. Die verringerte Anstoßerregbarkeit zeigt sich auch in einer Verlängerung der Anstiegszeit der Pulsfrequenz (postoperativ um 32,4%). Diese Reaktionen des Kreislaufs auf pharmakodynamische Belastung sprechen für ein Vagusübergewicht oder eine vermehrt trophotrope vegetative Tonuslage, wie sie auch SCHMIDT 1962 fand. Die Ergebnisse des Adrenalin- und des Sympatolversuchs verhalten sich weitgehend gleichsinnig. Diese rein peripher angreifenden Medikamente zeigten (Adrenalin in 71%, Sympatol in 80%) ein Verhalten nach der Ausgangswertregel. Es soll an Hand unserer Untersuchungen noch nicht entschieden werden, ob und wann diese veränderte Tonuslage sich später noch umstellt.

Bei 75 Pervitin-Versuchen wurde nur in 13,5% ein der Norm entsprechendes Verhalten gefunden. Bei der Pervitin-Belastung handelt es sich nicht nur um eine Sensibilisierung der adrenergen Areale im Zwischenhirn und dem Hypothalamus, sondern wahrscheinlich auch durch Beeinflussung der Endapparate um eine Stimulierung des postganglionären Neurons, vor allem für die Muskulatur durch dieses Neuro-Sympathomimeticum. Inwieweit sich hier Wechselwirkungen innerhalb des Catecholaminumsatzes und der Monoaminoxydasehemmung ergeben, wurde noch nicht entschieden. Unsere Untersuchungen der L-Dopa-Wirkung (UMBACH und BAUMANN 1964), des u. a. als MAO-Hemmer wirkenden methylierten Amphetamins (UMBACH und WOYWODE 1965) und der (UMBACH und TZAVELLAS 1965) Untersuchungen mit beiden Medikamenten zusammen, sprechen in dieser Richtung. Es soll hier gleich eingefügt werden, daß wir psychische Wirkungen des Pervitin nicht so deutlich wie beim Gesunden (Hypervigilität, Euphorie, Herabsetzung der Reizschwelle für Sinneseindrücke, erleichterte Assoziationsfähigkeit, gehobenes Selbstbewußtsein und Bewegungsdrang) beobachteten. Dies lag an unserer Versuchsanordnung und der geringen Dosierung, sie betrug nur die Hälfte der klinisch gebräuchlichen Einzeldosis. Die prä- bzw. postoperative Behandlung mit einem methylierten Amphetamin ergab einen eindeutigen Aktivierungsgewinn, eine Dynamisierung der (überwiegend akinetischen) Patienten, eine Anhebung der unphysiologisch niedrigen Blutdruckwerte und eine Normalisierung des verlangsamten Grundrhythmus im EEG (s. Abb. 49). Diese Effekte überstiegen die Ergebnisse bei der Substitution mit L-Dopa, verliefen indessen bei beiden Behandlungen in gleicher Richtung. Diese Verhältnisse sind bei Umbach und Baumann (1964) sowie Umbach und Woywode (1965) dargestellt. Die Untersuchungen (Umbach und Tzavellas 1965) bestätigen bis jetzt die nach den biochemischen Untersuchungen zu erwartenden Resultate: L-Dopa und ein als MAO-Hemmer wirkendes Sympathicomimeticum verstärken innerhalb physiologischer Grenzen und verlängern vor allem den Effekt; auch nach 24 bis 48 Std und länger war klinisch und im Test eine Verringerung der Bradykinese und der psychischen Verlangsamung nachzuweisen.

Tabelle 5. *Postoperative Zunahme in % des mittleren Ausgangswertes bei Kreislaufbelastung*

	RR syst.		P		+ FI	c-Wert
	vor	nach	vor	nach		
Sympatol						
15 p. e. P.	40	61	10	16,6	55,5	47
15 P. a. Ä.	52	81	14,7	17	63,8	38
Pervitin						
18 p. e. P.	5,5	5,9	13	14		
19 P. a. Ä.	8,5	12	16	17		
Adrenalin						
13 p. e. P.	18	27				
15 P. a. Ä.	23	34				

Die vasopressorischen und pulsfrequenzsteigernden Effekte des Pervitin zeigten vor allem unter Berücksichtigung der Ätiologie und der unterschiedlichen Symptomatik unterschiedliche Reaktionen. Im Gegensatz zum Adrenalin- und Sympatolversuch war der Trend der Reaktionsänderung bei Parkinsonpatienten nach Pervitin-Belastung nicht einheitlich. Sie beruht nicht auf einer nicht ganz exakten Arbeitsweise, dies zeigen die eindeutigen Ergebnisse bei den anderen Belastungsproben. Eher scheinen die bis jetzt als „Norm" aufgestellten Regeln der Pervitinreaktion für den Parkinsonismus keine Gültigkeit zu haben. Bei Durchsicht der Werte entsteht der Eindruck, als ob gerade die postencephalitischen Parkinsonformen stärker zu labilen, dissoziierten oder überschießenden Reaktionen des Pulses und des Blutdruckes neigten (s. auch S. 80), dies kann jedoch vorerst nicht gesichert werden.

An einer größeren Patientenzahl bleibt zu prüfen, ob der Pervitintest etwa zur Differentialdiagnose zwischen postencephalitischen und andersartig verursachten Parkinsonleiden beitragen kann. Er eignet sich zur Feststellung latenter diencephaler Regulationsstörungen, da er deutlicher als die klinische Untersuchung eine präformierte Zwischenhirnstörung zeigen kann. Im Gegensatz dazu sind Adrenalin und Sympatol gut geeignet zur Prüfung der vegetativen Tonuslage des Kreislauforgans, als Kriterium für die vegetative Gesamtsituation und der Anpassungsfähigkeit des Organismus auf Belastung. Zur Veranschaulichung der unterschiedlichen Verhaltensweise der p. e. P. und des P. a. Ä. sollen die Vergleichswerte noch einmal tabellarisch zusammengestellt werden (Tab. 5).

2. Elektrischer Hautwiderstand und -temperatur

Ausgehend von den erwähnten, akut einsetzenden vegetativen Reaktionen während der elektrischen Reizung und der Coagulation in den angezielten Kerngebieten interessierten uns langfristige Umstellungen nach der subcorticalen Ausschaltung. Neben Vergleichen der Kreislaufanpassung dienten dazu Kontrollen des Hautwiderstandes und der Temperaturregulation.

Die Haut ist als Sinnesorgan und als Repräsentationsfeld des vegetativen Nervensystems (Müller 1923; Hansen und van Staa 1938) bekannt. Bei der Durchströmung der Haut mit einem konstanten Gleichstrom entstehen dem Gleichstrom gegengerichtete Polarisationskräfte, die durch mechanische, elektrische oder thermische Reize lokal und durch psychische Reize generell beeinflußt werden (psycho-galvanischer Hautreflex von Veraguth 1909). Dieser scheinbare Hautwiderstand (Polarisationswiderstand) stellt ein direktes Kriterium für die Elektrolyt-Durchlässigkeit der Haut dar. Richtiger ist es, nicht von einem Gleichstromwiderstand, sondern von *Hautleitwerten* zu sprechen. Durch Auswahl der Hautstellen mit wenig Schweißdrüsen kann der psycho-galvanische Reflex weitgehend ausgeschaltet werden. Wir kontrollierten das Elektro-Dermatogramm nach Regelsberger (1952) (EDG). Wie bei der Temperaturkontrolle erhalten wir nur dann verläßliche Werte, wenn sie unter völlig identischen Bedingungen durchgeführt werden (Näheres s. Kuntz 1963; Umbach und Fünfgeld 1964).

Mit einem Elektrodermatometer (Siemens-Reiniger), Pilzelektroden, die einen gleichmäßigen Andruck gewährleisten, und einer 2%igen NaCl-Lösung als Kontaktflüssigkeit wurde unter größter Konstanz der Meßbedingungen und der Umweltfaktoren jeweils prä- und postoperativ in 24 Std 3mal untersucht. Die Schwankung der Raumtemperatur überstieg nicht 20 bis 23° C. Die Messungen erfolgten in 8 Dermatomen rechts und links nach dem Segmentschema von Déjerine und Hansen.

38 Parkinsonpatienten wurden untersucht, 35 Pat. waren beidseitig erkrankt, 3 Pat. hatten einen Hemi-Parkinson. Das Durchschnittsalter der Pat. betrug 54,2 Jahre, der jüngste Pat. war 37 Jahre, der älteste 76 Jahre alt. Bei 18 Pat. bestand eine postencephalitische Genese, bei 20 Pat. war das Parkinsonleiden genuiner, arteriosklerotischer oder ungeklärter Natur. Insgesamt wurden 18 240 Hautleitwertmessungen durchgeführt.

Das sogenannte „*Vegetonogramm*" zeigt einen typischen Verlauf (s. Abb. 44). Alle Patienten hatten nach der stereotaktischen Operation einen niedrigeren Hautleitwert als vor der Operation. Der Durchschnitt sämtlicher Tagesmeßwerte betrug vor der Operation 13,39 (12,69 bei dem p. e. P., 14,02 bei P. a. Ä.) und nach der Operation $4{,}06 \cdot 10^{-7}$ Ampère (4,81 bei den p. e. P., 3,39 bei P. a. Ä.). Die mittlere Leitwerterniedrigung betrug also 69,66% des Ausgangswertes ($p < 0{,}01$). Hohen präoperativen Tagesmittelwerten sind große Leitwertsenkungen nach der Operation zugeordnet und umgekehrt (statistisch hochsignifikant). Die prozentuale Leitwertsenkung betrug bei den 18 p. e. P. 7,88 oder 60%, bei den P. a. Ä. 10,63 = 77%. Ohne Berücksichtigung der Ätiologie ergab sich bei 19 Operationen im Thalamus (davon 13 Erstoperationen) eine mittlere *Leitwerterniedrigung* um 72,16% des Ausgangswertes, bei 19 Operationen im Pallidum (nur 3 Erstoperationen) eine von 64,2%. Beide Werte sind signifikant ($p < 0{,}01$), es ergab sich eine positive Korrelation zwischen den präoperativen Tagesmittelwerten und der postoperativ beobachteten Leitwertsenkung.

Die durchschnittlichen Leitwerte der Patienten lagen vor der 1. Operation (16) um 24% höher als vor der 2. Operation (22), durch die stereotaktische Ausschaltung kommt es also zu einer bleibenden Leitwertsenkung. An Hand unseres Materials läßt sich nicht sichern, ob der differente Zielpunkt einen unterschiedlichen Einfluß auf die postoperativ beobachtete Hautleitwerterniedrigung hat. Dieser Unterschied der höheren Ausgangswerte und der (nach Wilder) höheren Senkung beruht wahrscheinlich aber auf der größeren Zahl von Erstoperationen im Thalamus bei überwiegend starkem Tremor bzw. Rigor und Tremor, eine direkte zentrale Umstimmung der vegetativen Regulation können wir nicht sichern. Der Versuch einer Aufschlüsselung der Ergebnisse nach dem vorherrschenden Symptom (Rigor bzw. Tremor) war statistisch unergiebig.

Ein Großteil der Patienten zeigte morgens die niedrigsten Hautleitwerte, am einheitlichsten waren die Abendwerte. Sie waren präoperativ bei 55,2% und postoperativ bei 60,5% am höchsten.

Die Helium-Encephalographie (16 Pat. mit, 22 Pat. ohne Encephalographie) übt — zumindest am 7. Tag nach der Operation und ca. 10 Tage nach der Gasencephalographie — keinen Einfluß auf die Hautleitwerte mehr aus.

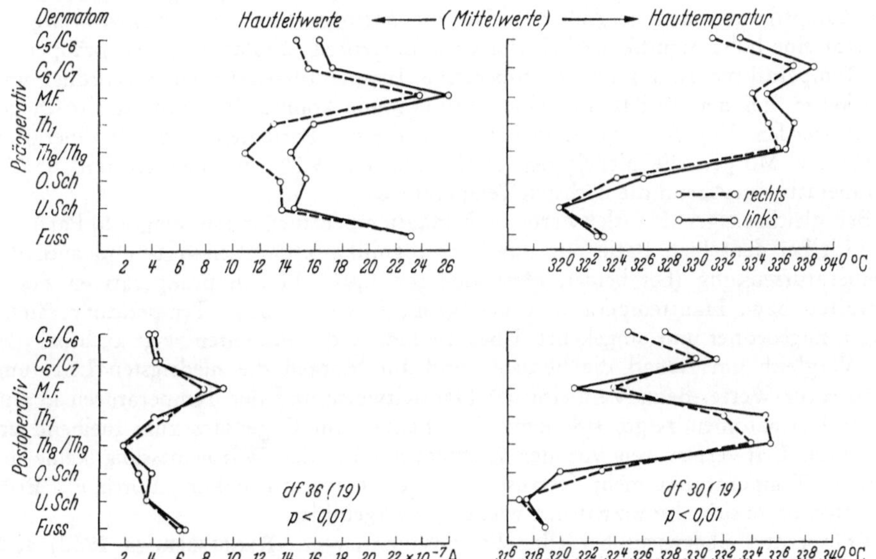

Abb. 44. Elektrodermatogramm (Hautleitwerte) und Hauttemperatur in 8 Dermatomen bei 38 Parkinsonpatienten unter identischen Bedingungen aufgenommen. Eingezeichnet sind die Mittelwerte von 3—5 Messungen für jedes Dermatom, getrennt für beide Seiten. Vergleichsmessungen vor und acht Tage nach der stereotaktischen Operation. Nach der Coagulation findet sich eine statistisch signifikante Herabsetzung der Hautleitwerte und der Hauttemperatur, die Kurven sind also stark nach links verschoben ($p < 0{,}01$)

Fig. 44. Electrodermatogram and skin temperatures in 8 dermatomes taken from Parkinsonian patients under identical conditions. Mean values of 3 to 5 measurements of each dermatome have been charted; the measurements were separately taken for both sides. Comparative measurements before and eight days after stereotaxic operation. A statistically significant decrease of skin conductivity and skin temperature is seen after coagulation, i. e. the curves considerably moved to the left ($p < 0.01$)

Die *Regulation der Hauttemperatur* hängt von körpereigenen (Beschaffenheit, Durchblutung und Feuchtigkeit der Haut) und von Umweltfaktoren (Lufttemperatur, Luftfeuchtigkeit, Luftbewegung und Strahlung) ab. Neben einer zentralen Regulation der Temperatur (Thalamus, Hypothalamus) spielen vor allem periphere Regulationsmechanismen eine Rolle. Temperaturkontrollen geben also einen Einblick in die zentrale Steuerung und die periphere Modulation des Wärmehaushalts, mittelbar auch der Perspiration.

Eine Konstanz der Meßbedingungen ist bei der Temperatur eher noch wichtiger als beim EDG. Die Messungen mit elektrischen Thermometern erfolgten morgens, mittags und abends präoperativ (vor der Heliumencephalographie, falls diese notwendig) und postoperativ durchschnittlich 7 Tage nach der stereotaktischen Operation. Bei 20 Pat. wurden zunächst die Hautleitwerte und dann in den gleichen Dermatomen die Hauttemperatur gemessen, bei 12 weiteren Pat. wurde lediglich die Hauttemperatur vor und nach der stereotaktischen Operation bestimmt. 28 Pat. zeigten ein doppelseitiges, 4 Pat. ein Hemi-Parkinson-Syndrom. In 12 Fällen handelte es sich um einen postencephalitischen, bei 20 Pat. um einen genuinen, arteriosklerotischen oder unklaren Parkinson. Das Durchschnittsalter betrug 54,6 Jahre, der jüngste Patient war 37 Jahre alt, der älteste 71 Jahre. Die Heliumencephalographie (19 Pat.) hatte keinen Einfluß auf die postoperative Hauttemperatur.

25 Pat. zeigten nach der Operation eine Abnahme der Hauttemperatur, 7 Pat. aber einen Anstieg. Der *präoperative Tagesmittelwert* der 12 Pat. mit p. e. P. betrug 33,08 °C, der postoperative Wert 32,79 °C. Beim Parkinson anderer Ätiologie betrug der Tagesmittelwert bei 20 Pat. 33,34, er sank postoperativ auf 32,66 ($p < 0{,}01$). Berechnet man für jedes der 8 Dermatome, getrennt nach rechts und links die präoperativen und postoperativen Mittelwerte, so zeigt sich für jedes Dermatom eine eigene Hauttemperatur, beide Körperseiten verhalten sich darin gleich. Der stärkste postoperative Abfall wurde an den Extremitäten beobachtet, der geringste ergab sich an den Rumpfdermatomen (s. Abb. 44). Für die *postoperative Temperatursenkung* ergab sich eine hohe Signifikanz bei Thalamus-Eingriffen (20 Pat.): Hohen präoperativen Temperaturen sind große postoperative Temperatursenkungen zugeordnet und umgekehrt. Bei den 12 Pat. mit einer Pallidotomie konnte dies nicht statistisch gesichert werden. Vor der Operation hatten 62,5% der Patienten, nach der Operation 59,3% am Morgen die niedrigsten, ähnlich hatten 59,3% präoperativ und 65,6% postoperativ am Abend die höchsten Temperaturen.

Bei gleichzeitiger Hautleitwert- und Hauttemperaturuntersuchung (20 Pat.) ergab sich bei denselben Patienten eine hohe Signifikanz der Leitwert- und auch der Temperatursenkung (bei beiden Methoden $p < 0{,}01$). Hohen präoperativen Hautleitwerten bzw. Hauttemperaturen sind große Leitwert- bzw. Temperaturveränderungen zugeordnet und umgekehrt. Über die Hälfte der Patienten zeigt auch bei diesem Vergleich am Abend die höchsten und am Morgen die niedrigsten Leit- und Temperatur-Werte. Beim Vergleich der Hautleitwerte und der Temperaturen in einzelnen Dermatomen zeigte sich keine Parallelität. Im Gegensatz zum bleibend erniedrigten Leitwert waren vor der 2. Operation bei der Wärmemessung keine geringeren Temperaturen mehr festzustellen, die Temperatursenkung durch die Erstoperation hatte sich also inzwischen wieder zurückgebildet.

Präoperativ überwiegt bei allen Parkinsonpatienten (Regelsberger 1952) auch nach unseren Untersuchungen (Kuntz 1963) ein hoher Hautleitwert und höhere Temperaturen als Zeichen einer mehr sympathicotonen Grundeinstellung. Dies war beim p. e. P. weniger deutlich als beim P. a. Ä. Da dies alle Dermatome gleichmäßig betrifft, könnte man von einer zentral induzierten ergotropen Phase der vegetativen Funktionsabläufe sprechen (Birkmaier 1963).

Die unwillkürliche Motorik dürfte aber ebenfalls eine große Rolle spielen, Patienten mit Rigor und Tremor hatten die höchsten, Patienten mit Rigor allein niedrige Hautleitwerte. Doch scheinen uns zentrale Faktoren (Mangel an Catecholaminen) zumindest mitbestimmend, da z. B. EDG und Temperatur beim postencephalitischen Parkinson trotz der hier oft ausgeprägten Tremorsymptomatik stets niedriger liegen. Durch die stereotaktische Ausschaltung kommt es zu einer statistisch gesicherten Senkung, beim p. e. P. um 60% und beim P. a. Ä. in 77%. Dieser Unterschied entspricht der Ausgangslage: Hohen präoperativen Leitwerten entsprechen starke Leitwertsenkungen und umgekehrt. Die *Leitwertsenkung* bleibt zum Teil über längere Zeit nachweisbar, alle zur 2. Operation (frühestens nach 6 Monaten) kommenden Patienten hatten im Durchschnitt einen um 24% geringeren Hautleitwert. Dies steht im Gegensatz zu peripheren chirurgischen Eingriffen, bei denen es zwischen 7 und 21 Tagen nach der Operation zu einem Ausgleich der Leitwertsenkung kommt. Das Vegetonogramm des Parkinsonpatienten entspricht in seinen Dermatom-Unterschieden fast völlig dem Normaler, allerdings waren die Gesamtwerte nach der sympathicotonen Richtung verschoben. Die höheren Leitwerte vor Thalamus-Operationen erklären sich einmal aus der größeren Zahl Erstoperationen — der Leitwert bleibt nach dem ersten Eingriff gesenkt! — dann aber auch aus der größeren Zahl mit überwiegendem Tremor neben Rigor; bekanntlich beseitigt die Ausschaltung im Thalamus den Tremor wesentlich besser als im Pallidum. Die Tagesrhythmik war nicht bei allen Patienten vor und nach dem Eingriff gleich. Es zeigten sich überwiegend geringere Hautleitwerte am Morgen und höhere am Abend. Die klinisch bekannte stärkere vegetative Labilität beim p. e. P. läßt sich nicht nur an den geringeren Ausgangswerten des elektrischen Hautwiderstandes ablesen. Die Leitwertsenkung ist noch weit schwächer als unter Berücksichtigung des Ausgangswertes zu erwarten wäre. Vor allem die Diskrepanz bei den abendlichen Werten (Senkung beim p. e. P. von 55% gegenüber 78% beim P. a. Ä.) muß als Zeichen einer größeren Regulationsstarre des Postencephalitikers innerhalb der vegetativen Anpassung gelten.

Die Wärmeabgabe beruht auf einer situativen Erweiterung bzw. Verengerung der Hautgefäße. Eine Regulationsstarre innerhalb dieses Mechanismus ist typisch für den p. e. Parkinson. Sie ist entweder Folge der mangelhaften zentralen Vasomotorenregulation, oder aber einer (z. Z. noch unter Prüfung stehenden) Mangelsituation an indirekt, d. h. neuro-sympathicomimetisch wirkenden Stoffen der Catecholaminreihe. Auf diese Fragen ist bei Umbach und Woywode (1965) näher eingegangen. Die Vasomotorik vermag den Wärmedurchlaßwiderstand im Verhältnis 1 : 7, an den Extremitäten bis zu 1 : 200 zu steigern (Hensel 1963). Ihr Ziel ist die Erhaltung der Homoiothermie des Körperkerns, bei Störungen der Wärmeabgabe und durch Versagen der Entwässerungsreaktion (cutane Vasodilatation, Schweißsekretion, Polypnoe) droht ein Wärmetod. Durch den operativen Eingriff kommt es zu einer *Wiederherstellung der physiologischen Reaktion*, besser beim P. a. Ä. als beim p. e. P. Diese Adaptationsschwäche des p. e. P. zeigt sich besonders deutlich bei der Untersuchung der Temperaturregulation vor und nach dem stereotaktischen Eingriff. Alle Patienten mit P. a. Ä. zeigten eine wesentlich stärkere Temperatur- und eine größere Leitwertsenkung postoperativ zu allen Tageszeiten als die p. e. P. Auch unter Berücksichtigung der Ausgangswerte ist die p. o. Senkung der Temperaturwerte beim p. e. P. geringer. Diese Regulationsstarre hatte sich — wie erinnerlich — auch bei der Kontrolle der Werte nach pharmakodynamischer Belastung ergeben. Es bleibt weiteren Kontrolluntersuchungen überlassen, ob hierbei der Dopamin-Stoffwechsel und seine Störung durch den Zelluntergang in den Basalganglien eine Rolle spielt. Die beim postencephalitischen Parkinsonsyndrom nicht seltenen Hyperpyrexien, die oft auch durch vegetative Dämpfung nicht entscheidend zu beseitigen sind, konnten von Birkmaier (1963) durch Zufuhr von Dopamin-Präkursoren schlagartig und wiederholt gebessert werden. Dies spricht dafür, daß neben der Ergotropie durch starke Tremor- und Rigorsymptomatik auch eine zentrogene Fehlsteuerung in den autonomen Regionen der Temperaturregulation eine wichtige Rolle spielt. Wahrscheinlich bewirkt die stereotaktische Ausschaltung nicht nur Beseitigung der Plussymptome Tremor und Rigor, sondern auch eine direkte zentrale Umstimmung innerhalb der autonomen Steuerungseinrichtungen.

Zusammenfassung

Zur objektiven Erfassung vegetativer Störungen beim postencephalitischen Parkinsonsyndrom (p. e. P.) und dem Parkinsonismus anderer Ätiologie (P. a. Ä.) kontrollierten wir vor bzw. nach dem stereotaktischen Eingriff durch pharmakodynamische Belastungsprüfungen mit Adrenalin (32 Pat.), Sympatol (30 Pat.) und Pervitin (37 Pat.) die Reaktionsfähigkeit der zirkulatorischen Anpassung. Bei 38 Pat. registrierten wir den Hautwiderstand und bei 32 die Hauttemperatur. Bei 82% nahmen wir mehrere Belastungsprüfungen und bei 63% sowohl Widerstands- wie Temperaturmessungen vor. In einem Teil der Fälle kontrollierten wir auch den Einfluß der Heliumencephalographie.

Frühere Untersuchungen über die Senkung des Blutdrucks und der Pulsfrequenz durch die stereotaktische Ausschaltung in den Basalkernen wurden bestätigt. Es fand sich für beide Werte, unabhängig von der Ätiologie, postoperativ durchschnittlich eine Senkung um 11%. Dies zeigt eine Verschiebung der Kreislaufsteuerung in Richtung einer mehr trophotrop-parasympathischen Erregungslage durch die zentrale Ausschaltung mit Besserung von Tremor und Rigor.

Bei der Adrenalin- und der Sympatolbelastung ergibt sich, bei über 70—80%igem Verhalten nach der Ausgangswertregel von WILDER, eine Bestätigung dieser vermehrt trophotropen Kreislaufanpassung; die Anstiegszeiten des Blutdrucks waren bis zu 80%, die Reaktionszeiten bis zu 57% verlängert, der Blutdruck selbst gesteigert, die Variationsbreite der Pulsreaktion nahm um 35,9% zu. Alle Werte erwiesen sich bei der statistischen Untersuchung als signifikant. Bei den p. e. P. waren alle die gemessenen Werte geringer als beim P. a. Ä., dies läßt auf eine größere Regulationsstarre der encephalitisch bedingten Parkinsonformen schließen. Ein Einfluß der Gasencephalographie war 7—10 Tage nach dem Eingriff nicht mehr nachzuweisen.

Bei der Pervitin-Belastung fand sich nur in 13,5% ein typisches, in 47,5% ein atypisches und in 39% sogar ein pathologisches Kreislaufverhalten. Vor allem die p. e. P. scheinen stärker zu labilen, dissoziierten oder überschießenden Reaktionen zu neigen als die P. a. Ä., doch ließ sich dies bis jetzt nicht statistisch sichern; eine größere Kontrollserie müßte erweisen, ob der Pervitin-Test zur Differentialdiagnose zwischen postencephalitischem und anderem Parkinsonismus geeignet ist. Er zeigt deutlicher als klinische Untersuchungen die präformierte Zwischenhirnstörung durch die Folgen des degenerativen Leidens. Die unterschiedliche Reaktionsweise des p. e. P. und des P. a. Ä. ist in einer Vergleichstabelle zusammengestellt.

Die Hautleitwerte in jeweils 8 Dermatomen auf beiden Seiten wurden bei 38 Parkinsonpatienten registriert. Alle Patienten hatten nach der stereotaktischen Operation eine statistisch signifikante Leitwerterniedrigung, sie betrug bei den p. e. P. 60%, bei den P. a. Ä. 77% im Tagesdurchschnitt; es ergaben sich größere Unterschiede bei den einzelnen Tagesmessungen für die verschiedenen Parkinsonformen. Hohen Ausgangsleitwerten entsprechen größere Leitwertsenkungen. Sie bildete sich nach der Operation nicht zurück, vor der 2. Operation war im Durchschnitt der Leitwert um 24% niedriger. Das Vegetonogramm weist eine typische Form auf, alle Werte sind postoperativ durchgehend erniedrigt, es beweist eine Verschiebung der vegetativen Reaktion nach der vagotonen Seite durch den subcorticalen Eingriff. Die Encephalographie hatte auch bei diesen Untersuchungen 7—10 Tage nach der Ausschaltung keinen Einfluß.

Auch die Senkung der Hauttemperatur (32 Pat.) in den verschiedenen Dermatomen nach der stereotaktischen Operation bestätigt die Verschiebung des vegetativen Tonus nach der trophotropen Seite. Die verringerten Hautleitwerte blieben nicht über längere Zeit bestehen, die zur 2. Operation kommenden Patienten hatten keine tieferen Hauttemperaturen mehr.

Unsere Ergebnisse erweisen eine vegetative Regulationsstarre der postencephalitischen Parkinsonpatienten. Trotz weitgehender Besserung der unwillkürlichen Bewegungsabläufe ergibt sich, bei gleichem Trend der Verschiebung zur vagotonen Seite, beim p. e. P. eine weniger deutliche Reaktion als bei den anderen Parkinsonformen. Dieses Verhältnis wird durch Tabellen und Diagramme veranschaulicht.

Summary

Before and after stereotaxic operations we examined the reaction capability of circulatory adaptation by pharmacodynamic controls with Adrenalin (32 patients), Sympatol (30 patients) and Pervitin (37 patients). We thus objectively recorded vegetative disturbances in postencephalitic Parkinson's syndrome and Parkinsonism of other etiologies. We registered the skin resistance of 38 patients and the skin temperature of 32 patients. Repeated controls were done in 82 p. c. of these patients and measurements of resistance as well as temperature were taken from 63 p. c. In some of these cases we also checked up the influence of helium-encephalography.

Former investigations, showing a fall of blood pressure and pulse rate after stereotaxic eliminations in the basal ganglia, were confirmed. Independent of etiology both values showed an average lowering of 11 p. c. after operation. This indicates a shift of the circulatory regulation towards a rather trophotropic-parasympathetic rate, caused by the central elimination with improvement of tremor and rigidity.

This increasing endophylactic circulatory adaptation is confirmed by controls with Adrenalin and Sympatol, during which 70—80 per cent. react according to WILDER's law (Ausgangswertregel). Increasing periods of blood pressure were longer up to 80 per cent., the reaction periods up to 57 per cent. Blood pressure itself rose, the range of variation of pulse reaction was increased by 35,9 per cent. By statistical examination all of these data proved to be highly significant. All the data measured were lower in the encephalitic than in the other forms. From this we may draw the conclusion that there is a higher regulation rigidity with the encephalitic Parkinsonism. An influence of gas-encephalography could not be demonstrated 7—10 days after operation.

In controls with Pervitin a typical reaction of circulation was found in only 13 per cent., an atypical reaction was found in 47,5 per cent. and pathological values in 39 per cent. Patients with encephalitic Parkinsonism seem to have a stronger tendency to unstable, dissociated or excessive reactions; this, how-ever still has to be ensured. Larger control series have to prove whether this Pervitin-test is suitable for the differential diagnosis between both Parkinson-forms. Thus far it demonstrates (more distinctly than clinical examinations) the pre-formed diencephalic disturbance caused by the degenerative diesease. The different modes of reaction of postencephalitic and other forms have been compiled in a comparative table.

The „pseudo-restistance" in 8 dermatomas on both sides were registered in 38 Parkinson patients. After the stereotaxic operation all patients had a statistically significant decrease of pseudo-resistance: On a daily average 60 per cent. in the postencephalitic and 77 per cent. in other Parkinsonism. There were greater differences between the various forms of Parkinsonism during the several daily measurements. High starting pseudo-resistances correspond to stronger lowerings of it. This decrease of pseudo-resistance was preserved after opteration. On an average the pseudo-resistance was by 24 p. c. lower before the second operation. The vegetonogram shows a typical shape, all figures show a shift of the vegetative mode of reaction to the vagotonic side after the subcortical intervention. In these examinations encephalography also shows no distinct influence 7 to 10 days after the intervention.

The lowering of skin of temperature (32 patients) in the various dermatomas after stereotaxic operation also confirms the reaction according to WILDER's law and a shift of the autonomic tonus to the trophotropic side. The reduced pseudoresistance did not last for a longer period; patients admitted for the second operation did no longer have lower skin temperatures.

Our investigations show a vegetative regulation rigidity in patients with postencephalitic Parkinsonism. Despite at least excellent improvement of involuntary movements in both groups, there is lesser alteration in the postencephalitic than in other types of Parkinsonism, the trend to a shift to vagotonic reaction remains the same. This result is illustrated by tables and diagrams.

B. Beobachtungen bei der stereotaktischen Behandlung der psychomotorischen Epilepsie

Die funktionell-anatomischen, die neuropathologischen und neurophysiologischen Untersuchungen der letzten Jahrzehnte haben die Epilepsie besser verstehen und behandeln gelehrt. Sie zeigten, daß mehr als 50% der Krampfanfälle (Penfield und Jasper 1954) nicht auf dem Boden einer diffusen Cerebralerkrankung entstehen, wahrscheinlich auch nicht allein das Resultat einer biochemischen Schrankenstörung sind, sondern in Wirklichkeit symptomatisch, d. h. als Folge eines cerebralen Herdes (Focus) entstehen. Aus dem früher vermeintlich einheitlichen Formenkreis der genuinen bzw. idiopathischen Epilepsie können damit „fokal", etwa in Hirnnarben nach Verletzung, entstehende oder auf bestimmte Hirnregionen, z. B. auf das Schläfenlappengebiet beschränkte Krampfanfälle ausgeklammert werden. Damit ist die Voraussetzung gegeben, die so entstehenden Krampfleiden operativ zu behandeln (Umbach 1959).

Selbstverständlich ist eine operative Behandlung der Epilepsie erst dann gerechtfertigt, wenn die konservative Therapie mit krampfdämpfenden Medikamenten nicht ausreicht, etwa $^2/_3$ aller Attacken lassen sich medikamentös unterdrücken. Ein wichtiges Kriterium für die Art, die Schwere und die Lokalisation epileptischer Anfälle gibt uns die systematische Auswertung des Hirnstrombildes im Elektrencephalogramm (Berger 1929, 1931). Manche Epilepsieformen sprechen auf die Medikation nicht oder zu wenig an. Für diese Patienten kann die neurochirurgische Therapie von größtem Wert und lebenserhaltend sein. Besonders bei der „Narbenepilepsie" gelingt es oft, am freigelegten Cortex mit der Elektrocorticographie (ECG) narbig veränderte Rindenpartien als Krampfherde auszumachen, durch die Subcorticographie (= SCG, Walter 1946; Williams 1949; Jung 1950, 1951) ihre Ausdehnung in der Tiefe zu lokalisieren. Durch eine subtile Excision des veränderten Hirngewebes läßt sich, wieder mit EEG-Kontrolle, zumindest in einem großen Prozentsatz medikamenten-refraktärer Krampfleiden eine Besserung erzielen.

Die Ergebnisse in der Epilepsiebehandlung lassen sich noch wesentlich verbessern, wenn man auch die *überwiegend subcortical entstehenden und unterhaltenen Krampfherde* mit neuzeitlichen Untersuchungsmethoden (z. B. der Subcorticographie) klärt und sie, z. B. mit den stereotaktischen Tiefenausschaltungen, behandelt. Dies gilt vor allem für die sogenannte Temporallappenepilepsie mit ihrem typischen klinischen Ablauf und ihren Begleiterscheinungen. Für ihre Behandlung ist die Kenntnis spezieller Zusammenhänge zwischen phylogenetisch alten und neuen Hirnanteilen und deren pathogenetische Rolle für die Auslösung bzw. Unterhaltung von Systemkrämpfen erforderlich. Die unterschiedliche Krampfbereitschaft bei Störung der physiologischen Hirnwellenabläufe und die daraus resultierenden klinischen Paroxysmen werden nur zum Teil durch Tumoren und durch narbig-atrophische Veränderungen, z. B. als Folge einer intrapartalen oder einer traumatischen Schädigung ausgelöst. Die neurophysiologische Forschung und die Verfolgung typischer Verhaltensstörungen während der Anfälle haben gerade die im Temporalbereich entstehenden Attacken als besondere, in ihrem Ablauf vergleichbare Gruppe innerhalb der Anfallsleiden erkannt und durch verschiedene Methoden zu bessern versucht.

Diese weitgehende Klärung wurde noch nicht erreicht für die Gruppe der sogenannten „centrencephalen" Epilepsien, von Penfield und Jasper (zusammengefaßt 1954) so genannt nach der vermuteten Auslösung in medialsten Hirnzentren. Das gleiche gilt für die Epilepsieform mit typischen motorischen Bewegungsabläufen (Myoklonismen), bei der zwar die Beteiligung der extrapyramidalen Anteile der Stammganglien, nicht aber die eigentliche pathogenetische Rolle der Tiefenregionen bekannt ist. Die chirurgische oder auch stereotaktische Behandlung dieser Tiefenepilepsie ist verständlicherweise noch nicht über einige Versuche hinausgekommen. Wir schalteten in einigen, mit einem umschriebenen Krampfherd behafteten Fällen erfolgreich in den Basalganglien aus.

I. Die seitherige (offen operative) Behandlung der Temporallappen-Epilepsie

Die Behandlung der Temporallappen-Epilepsie soll deshalb allein besprochen werden; sie stellt nicht nur wegen ihres, trotz individueller Besonderheiten typischen klinischen Ablaufs und wegen der elektrographisch vergleichbaren Besonderheiten eine umschriebene Gruppe innerhalb der herdförmigen Epilepsie dar, bei ihr sind auch die Forschungsergebnisse und unsere eigenen Erfahrungen am größten. Gastaut (1953) und Gibbs (1958) schätzten, daß 50—60%, Bancaud und Talairach (1963) sogar mehr als 65% aller herdförmigen Epilepsien ihren Ausgang vom Temporale oder von funktionell mit ihm verbundenen Strukturen nähmen. Die besonders große Gefährdung des Temporallappens bei erschwerter Geburt ist lange schon bekannt, im limbisch-temporalen Komplex besteht eine besondere Krampfbereitschaft auf offene und selbst auf gedeckte Schädeltraumen (Peters 1962).

Klinische Beobachtungen und morphologische Untersuchungen des Hirns bei temporalen Epilepsien ergaben in Analogie mit Reiz- und Ausschaltungs-Untersuchungen im Tierexperiment, daß auch beim Menschen neben Tumoren, degenerativen Schrumpfungen oder narbigen Veränderungen im Bereich des temporalen Cortex nicht selten Herde in den Tiefenstrukturen, vor allem im Mandelkern, im Ammonshorn und im Uncus sogenannte psychomotorische Attacken auslösen. Sie sind electrencephalographisch nicht nur während des Anfalls, sondern auch interparoxysmal an der temporalen Dysrhythmie und typischen fronto-temporalen Entladungen zu erkennen. Die schon länger bekannten Ammonshorn-Sklerosen (zusammengestellt Thomalske 1957) sind in überwiegender Zahl wahrscheinlich Folge und nicht Ursache von epileptischen Anfällen. Grünthal (1959) hat eine Übersicht über die klinischen Verhältnisse bei Hippocampusausfall gegeben. Gastaut (1955) hält einen *pararhinalen epileptogenen Herd* für die Krampfursache, er zeichnet sich durch erhöhte elektrische Reizbarkeit und Krampfneigung aus. Während der „kleinen“ temporalen Anfälle (Charakteristika s. S. 110) — sie werden häufig, aber nur bedingt richtig als petits maux bezeichnet, da dieser Begriff bereits für bestimmte Anfallstypen im Kindes- und Jugendalter mit 3/sec-Entladungen vorbehalten ist — bleibt der paroxysmale ein- oder beidseitige Ablauf auf temporale, nach den Vergleichsableitungen sogar überwiegend auf subcorticale Regionen beschränkt. Die großen Anfälle beziehen das gesamte Hirn, d. h. auch die Cortexregionen mit ein. Grands maux sind jedoch für die temporale Epilepsie nicht typisch.

Gastaut (1957) und David und Dell (1958) sehen die temporale Epilepsie nicht als fokale, sondern als generalisierte Epilepsie an, da sie mit Bewußtseinsstörungen einhergeht; aus diesem Grund sind sie auch mit einer operativen Indikationsstellung zurückhaltend. Diese Bewußtseinseinschränkung aber muß nicht Folge einer Einbeziehung des gesamten Hirns sein, sie erklärt sich zwanglos aus der krampfbedingten Blockade der aufmerksamkeitsregelnden Areale in bestimmten limbischen Regionen. Dementsprechend rechnen auch die meisten Autoren (z. B. Falconer 1954; Gibbs 1938; Jasper 1962; Lennox 1951; Penfield 1937) die temporale Epilepsie zu den Herdepilepsien.

In logischer Schlußfolgerung versuchte man — erstmals Penfield zusammen mit Jasper etwa seit 1930 — eine *Behandlung durch Exstirpation des Temporallappens* in unterschiedlichem Ausmaß. Seither wurden verhältnismäßig viele derartige Eingriffe durchgeführt. Bei entsprechender Auswahl, d. h. bei vorwiegend einseitigem Herd sind die Ergebnisse — dies berichtete Falconer 1963 an Hand von 100 Fällen — in 53% gut, in 30% ausreichend und in 17% unzulänglich. Auch unsere offen operierten 23 Pat. hatten durchweg ein annehmbares Dauerergebnis. Aber selbst in der Hand der erfahrensten Neurochirurgen kommt es in 3—8% zu — meist passageren — Lähmungen, zu Quadrantenanopsien und Sprachstörungen (Penfield 1961). Als Folge der Resektion können Narbenepilepsien vom Typ des grand mal auftreten (Bailey 1954), die nicht immer mit spezifischen Anticonvulsiva völlig kupiert werden. Diese Inkaufnahme von seltenen großen Anfällen und die Hirndestruktion durch den Eingriff beeinträchtigt das an sich günstige Ergebnis dieser Operationen. Weiterhin ist es nicht möglich, bei doppelseitigen Temporalherden eine beidseitige Temporal-Ablation vorzunehmen. Die Erfahrungen von Kendrick (1957), Paillas (1957), Terzian 1955) u. a. zeigten, daß es in fast allen Fällen zu Gedächtnisverlusten und Merkfähigkeitsstörungen, zusätzlich aber auch zu Verhaltensänderungen und Verwirrtheitszuständen (Klüver-Bucy-Syndrom 1937, 1939) kommt. An Stelle dieser eingreifenden und letztlich verstümmelnden Operation, die insbesondere im Bereich der dominanten Hemisphäre immer mit besonderen Gefahren verbunden ist, wäre eine weniger destruierende und trotzdem erfolgversprechende Ausschaltung des Krampfherdes segensreich.

II. Die stereotaktische Behandlung der Temporallappen-Epilepsie

Gelegenheit dazu bot die Technik der stereotaktischen Ausschaltung cerebraler Tiefenstrukturen, bei der unter fast völliger Schonung des Cortex und selbst benachbarter subcorticaler Regionen entweder ein tiefer epileptogener Herd aufgedeckt und ausgeschaltet (= Focuselimination) oder krampfsteuernde bzw. -fortleitende Strukturen umschrieben unterbrochen werden können (Iktus-Interruption). Seitdem Spiegel und Wycis (1947) den vom Tierexperiment bekannten Horsley-Clarke-Apparat (1908) auf die Verhältnisse des Menschen umkonstruierten, wurden in zunehmender Zahl neben Eingriffen gegen extrapyramidal-motorische Bewegungsstörungen und unbehebbare Schmerzen auch Ausschaltungen von epileptischen Herden durchgeführt. Gestützt auf tierexperimentelle Untersuchungen (s. S. 114) und auf die physiologischen und anatomischen Erfahrungen beim Menschen (s. S. 111) führten wir — erstmals am 1. 3. 1954 — stereotaktische Eingriffe bei der psychomotorischen Epilepsie mit dem Zielgerät von Riechert (1951) und erprobten unter Zusammenarbeit mit Hassler und Jung das Verfahren der stereotaktischen „Fornicotomie", darüber berichteten wir erstmals 1954 (Umbach). Sie bezweckt eine Unterbrechung der Krampffortleitung durch eine Ausschaltung im Bereich des Fornix und der Commissura anterior. Je nach Lage des Falles wurden zusätzlich krampfunterhaltende Regionen in anderen Teilen des limbischen Systems (Amygdalum), daneben auch in bestimmten thalamischen Regionen (Lamella medialis) ausgeschaltet. Über die einzelnen Fälle, ihre klinischen Besonderheiten und den Langzeiteffekt haben wir (Umbach und Riechert 1964) noch einmal ausführlich unter Berücksichtigung der Krankheits- und der Verlaufsgeschichte berichtet.

Tabelle 6. *Stereotaktische Fornicotomie bei temporaler Epilepsie* [5]

einseitig	11	doppelseitig	2
einseitig + Lam. med.	1	doppelseitig + Hippocamp.	1
einseitig + Amygdalum	1	doppelseitig + Psalterium	1
einseitig + Amygd. + Hippocamp.	1		
	14 Pat.		4 Pat.

Die Tabelle gibt einen Überblick über die Zahl der Eingriffe und die dabei ausgeschalteten Strukturen. Seit den ersten Eingriffen sind jetzt 12, seit den letzten — in der Zusammenstellung verwerteten Operationen — 3 Jahre verstrichen. Deshalb soll heute rückblickend die Brauchbarkeit der Methode besprochen, die insgesamt erreichten Ergebnisse kritisch beleuchtet werden. Die für die Verhaltensforschung aufschlußreichen Beobachtungen während des Eingriffs werden gesondert zusammengestellt.

Auf den ersten Blick könnte diese Methode weniger physiologisch erscheinen, denn sie verfolgt nicht das Ziel den „Focus" der Krampfentstehung zu beseitigen.

[5] Zwischenzeitlich wurden weitere 7 Fälle (6 einseitig, davon 4 zusätzlich im Amygdalum, 2 in der Lam. med. und 1 doppelseitig mit Amygdalum und Lam. med.) ohne Komplikation und mit gutem Ergebnis operiert. Die Nachbeobachtungszeit ist u. E. noch zu kurz, um über sie zu berichten. Vor allem wurden die Verhaltensstörungen eher noch deutlicher gebessert.

Wir sehen bewußt vom Versuch ab „den“ Auslösungspunkt der Krampfanfälle, z. B. durch systematische Tiefenableitungen zu isolieren, um ihn dann auszuschalten. Dies ist bei der Eigenart der temporalen Epilepsie — soweit sie nicht durch einen Tumor oder eine Mißbildung entstand — kaum möglich; die Erfahrungen von RIBSTEIN (1960), TALAIRACH (1958) und WALKER (1960, 1961) bestätigen diese unsere 1954 aufgestellte Grundkonzeption in vollem Umfang (s. S. 120). Auch bei sehr zahlreichen Ableitungen des ECG und des SCG über längere Zeit, z. B. auch vor einer geplanten offenen Operation, ließ sich kein isolierter oder krampfsteuernder Focus aufdecken. In den meisten Fällen ist erforderlich die en bloc-Resektion des Temporals mit Uncus, Hippocampus und Amygdalum, um so das gesamte Krampfsystem auszuschalten. Unser Bestreben ging vielmehr dahin, die Krampfpropagation über das limbische System in Hypothalamus und Thalamus zu unterbrechen sowie das Überspringen der Krampfanfälle auf das Temporale und den übrigen Cortex, insbesondere auch eine Fortleitung in die gegenüberliegende Hirnhälfte („Spiegelfocus“) zu verhindern. Dazu ist die Unterbrechung des Fornix, der größten Effektorbahn des Hippocampus am ehesten geeignet, da nach allen Untersuchungen das Ammonshorn der elektrische Schrittmacher für das Krampfgeschehen ist. Zudem schalten wir mit dem Fornix auch noch rückläufige Verbindungen des limbischen Systems (NAUTA 1960; PRIBRAM 1961) aus und unterbrechen mit der Teilausschaltung der Commissura anterior Verbindungsbahnen zwischen den Temporallappen beider Seiten. Bei der Besonderheit der limbisch-temporalen Krampfunterhaltung (s. S. 112) und den äußerst eng korrelierten elektro-biologischen Abläufen (s. S. 125) ist dieses Verfahren — wie auch der mit der stereotaktischen Epilepsiebehandlung am besten vertraute SPIEGEL 1962 bemerkt — „die Methode der Wahl“. Unsere intraoperative elektrische Reizung, die EEG-Ableitung aus den subcorticalen Regionen und vom Skalp erlauben zusätzlich festzustellen, ob andere Tiefenstrukturen, z. B. das Amygdalum, für den jeweiligen Krampftyp eine Rolle spielen. Die reizausgelösten klinischen Effekte und die Angaben des wachen Patienten zeigen uns, ob wir die typischen Begleiterscheinungen der individuellen Anfallsform provozieren. Damit können wir den Eingriff variieren und den richtigen Elektrodensitz sichern. Bleiben diese Effekte bei postcoagulatorischer Reizung aus, dann ist der Erfolg unserer Maßnahmen unter Beweis gestellt. Wir haben darüber hinaus Gelegenheit im Rahmen der Epilepsie Beobachtungen über Verhaltensänderungen, vegetative Reaktionen und elektrophysiologische Besonderheiten zu machen.

Es versteht sich von selbst, daß nur medikamentös therapierefraktäre Fälle ausgewählt und bei jedem Patienten mit temporalen Anfällen vor der Entscheidung über einen Eingriff EEG-Kontrollen mit Spezialableitungen über längere Zeit und entsprechenden Provokationen unerläßlich sind; durch Angiographie und Luftfüllung werden Tumor, Gefäßveränderungen, Cysten und degenerative Schrumpfungsvorgänge ausgeschlossen. Bei Versagen der medikamentösen Therapie ist bei ihnen eine offene Exstirpation des tumorösen oder sonstigen Herdes angezeigt. Für stereotaktische Eingriffe sind nur die Fälle geeignet und vorzusehen, bei denen keine anatomisch faßbaren Veränderungen, Neubildungen oder Degenerationen, evtl. bei mehrfachen Kontrollen, mit weitgehender Sicherheit nachzuweisen sind.

Vor der Besprechung der Dauerergebnisse und der Beobachtungen während des Eingriffes ist ein Überblick über die physiologischen Verhältnisse und die klinische Erscheinungsform der temporalen Epilepsie ratsam.

1. Klinische Eigenheiten der psychomotorischen Epilepsie

Die erste Beschreibung dieser Epilepsieform, bei der psycho-sensorische Phänomene und koordinierte motorische Abläufe die Regel sind, wurde bereits in der Mitte des letzten Jahrhunderts von französischen Autoren (HERPIN 1867; MOREL 1872: zit. PENFIELD und JASPER 1954) veröffentlicht. Die Bezeichnung „Epilepsie mentale“ und

„folie épileptique“ kennzeichnen am besten ihre damals übliche Einordnung als besondere Form von Geisteskrankheit. Sie wurde im übrigen auch immer als erblich aufgefaßt. Erst JACKSON (1890) zeigte, daß diese „uncinate fits“ oder „dreamy states“ durch Läsionen des Uncus im Schläfenlappen bedingt sein können. Psychomotorische Epilepsie ist der heute gebräuchlichste, dem Anfallsbild angepaßte klinische Terminus (GIBBS 1938). Den Namen „Schläfenlappenepilepsie“ — eine in erster Linie elektrophysiologische Einheit — prägte ursprünglich PENFIELD. Trotz der Vielfalt der subjektiven Sensationen und der im Einzelfall unterschiedlichen Begleiterscheinungen sind charakteristisch der Ablauf der Anfälle und die interparoxysmalen Verhaltensänderungen. Typisch für die *Paroxysmen* sind pathologische Sinnesempfindungen mit Geschmacks-, Geruchs-, Gehörs-, Gesichts- und Körpersensationen, Aura-Erlebnissen oder Krampfäquivalenten (Pseudo-Absencen, Dämmerattacken). Betroffen ist einmal die nutritive Sphäre zwischen Mund und Abdomen (Oral petit mal: HALLEN 1954), dann auch die Herz-Kreislaufsteuerung (Präcordialangst, Tachykardie und Tachypnoe, gelegentlich Blutdrucksteigerung) oder das Urogenital-System. Ein Teil der begleitenden Bewegungen ist wahrscheinlich Ausdruck von Primitiv-Reaktionen auf Störungen im vegetativen System, beispielsweise der Griff nach dem Herzen oder dem Magen während der präcordialen oder epigastrischen Aura. Daneben laufen aber echte Bewegungsstereotypien und Automatismen (Kauen, Lecken, Händereiben, Flockenlesen usw.) ab. Neben diesen körperlichen Sensationen bestehen häufig Trübungen des Bewußtseins, Wahrnehmungsstörungen in Form von Illusionen oder Halluzinationen, Fremdheitsgefühle und Störungen des Gedankenablaufes, Ideenflucht, Zwangsdenken, Affektstörungen, besonders Angstzustände oder Zornausbrüche. Während dieser psychischen Störungen herrschen im Hirnstrombild — um dieses wichtige elektrophysiologische Korrelat bereits zu erwähnen — in verschiedenen limbischen Strukturen 4—7/sec-Wellen vor, sie sind nur teilweise auch über dem fronto-orbitalen bzw. temporalen Cortex zu registrieren. Am charakteristischsten ist die Eintrübung des Bewußtseins [„dreamy state“ nach JACKSON (1890); „Dämmerattacke“ nach MEYER-MICKELEIT (1953), „pseudo-absence temporale“ nach GASTAUT (1953)], eine Häufung der Automatismen und vielfach typische leibseelische Phänomene oder traumhafte Erlebnisse. Sie werden zwar sehr oft erinnert, entziehen sich aber häufig einer exakten Beschreibung („komisches Gefühl“).

Verhaltensanomalien werden auch in den *anfallsfreien Stadien*, besonders bei langem Bestehen der Epilepsie, nicht selten beobachtet, dabei können z. B. angstbestimmte Impulshandlungen und klebrige Langsamkeit abwechseln; häufig besteht eine Minderung der sexuellen Leistungsfähigkeit (GASTAUT 1955) bei oder trotz abnorm starkem Geschlechtstrieb mit daraus resultierenden typischen Insuffizienzgefühlen. Dazu kommen psychoseähnliche Episoden und halluzinatorische, meist agitierte Verwirrtheitszustände.

Die paroxysmalen und interparoxysmalen EEG-Entladungen zeigen charakteristische Unterschiede. Außerhalb der Anfälle findet sich in der üblichen Hautableitung bei etwa 10—15% ein normales EEG, bei den übrigen außer uncharakteristischen Dysrhythmien oft gruppierte große 4—6/sec-Wellen oder Spitze-Wellen-Entladungen; die pathologischen Wellenformen sind durch Sphenoidal- und Pharyngealelektroden, d. h. durch Ableitung von der Hirnbasis auch hinsichtlich der Seitenbetonung (wichtig für die operative Indikation!) besser aufzudecken und zu beurteilen. Die anomalen Entladungen und kurzdauernde Krampfgruppen treten nach Provokation (Barbiturate, Metrazol) häufiger auf. Der Anfallsablauf selbst beginnt elektrisch oft mit einer Desynchronisation des Grundrhythmus. Doppelseitige EEG-Abnormalitäten sind bei länger bestehender temporaler Epilepsie nahezu die Regel, dies beruht auf den engen Verbindungsbahnen zwischen den beidseitigen limbischen Systemen, sie spielen die Hauptrolle für das Prinzip des „Spiegelfocus“.

2. Die funktionellen, anatomischen und elektrophysiologischen Besonderheiten des limbisch-temporalen Systems

a) Funktionelle Beziehungen

Für die Auslösung und den Ablauf psychomotorischer Anfälle ist die funktionelle Beziehung der beteiligten Hirnstrukturen von Bedeutung. Im Laufe der Entwicklungsgeschichte wurden durch das progressive Wachstum der Großhirnhemisphären die stammesgeschichtlich alten Anteile des Allocortex durch die neuentwickelten Hirnteile eingefaltet und überwachsen. Die Ausbildung des Temporallappens führt zu einer Versenkung der rhinencephalen Hirnteile, zur Operkularisierung der Insel, die Regionen werden gleichzeitig durch die Balkenentwicklung auseinandergezogen. Mit der Entwicklung der rhinencephalen oder — besser gesagt — der limbischen Region und ihrer anatomisch-physiologischen Aufgabe innerhalb des temporalen Komplexes befaßten sich u. a. Akert (1961); Delmas (1955); Drooglever-Fortuyn (1956); MacLean (1949, 1954); Papez (1937); Pribram (1961); Pool (1954); Nauta (1960); Russell (1961); Scoville (1954).

Von der Funktion her bilden die Anteile des Temporallappen-Komplexes mit dem limbischen System eine Einheit, weder anatomisch noch physiologisch lassen sich Grenzen ziehen; Physiologen und Verhaltensforscher rechnen unterschiedlich viele Strukturen zum limbischen System. Der Begriff „Rhinencephalon" sollte nicht mehr verwandt werden, er ist in seiner Bedeutung präjudiziert und wird der tatsächlichen Aufgabe dieser Regionen bei weitem nicht gerecht. Die neocorticalen Anteile des Temporalbereiches zusammen mit den allocorticalen Regionen, den verschiedenen Kernsystemen und den äußerst vielgestaltig verflochtenen ortho- und antidromen Verbindungen innerhalb der limbischen Bezirke werden heute — ohne daß damit zunächst mehr über die tatsächliche Leistung gesagt wäre — als Integrations- oder Regulationszentrum für das psychisch-affektive Verhalten, gleichzeitig als Diskriminator vegetativ-somatischer Funktionen angesehen. Eine topische Zuordnung der höchst komplexen Leistungen zu bestimmten Anteilen des „visceralen Hirns" (McLean 1949) ist nicht ohne weiteres möglich; die Verhaltensforschung der letzten Jahrzehnte klärte durch Beobachtung die besonderen Anfallsabläufe im Hirnstrombild und die klinischen Begleiterscheinungen während psychomotorischer Attakken. Unsere eigenen klinischen Beobachtungen und elektrophysiologischen Untersuchungen während des gezielten Eingriffs erweitern diese Kenntnis über die Funktion des limbischen Systems, seine elektrische bzw. Krampferregbarkeit und die Propagation von Krampfentladungen.

b) Die anatomischen Beziehungen

Anatomisch postulierte bereits Broca (1878) den „grand lobe limbique", die Randzone zwischen Hirnstamm und Neuhirn mit Gyrus cinguli und Gyrus hippocampi, als eine funktionelle Einheit. Die dieser Region früher allein zugeschriebene Riechfunktion bildet beim Menschen nur einen verschwindend geringen Teil der tatsächlichen Aufgaben. Auf die weiterreichende Bedeutung dieses Hirnteiles wies einmal die Tatsache hin, daß auch anosmatische Tiere ein sogenanntes Riechhirn besitzen und zum anderen bei der Weiterentwicklung des Hirnmantels trotz des Bedeutungsschwundes des Geruchsvermögens das sogenannte Riechhirn ebenfalls in Form und Größe zunahm. Papez schloß 1937, daß die limbischen Strukturen zusammen mit dem Hypothalamus, den Corpora mamillaria, dem vorderen Thalamus und dem Gyrus cinguli eingeschaltet sind in einen — wie er es nannte — „Mechanismus der

Gefühle". Nach McLean (1954) hat dieses vielfältige System eng korrelierter Kern- und Faserstrukturen für die menschliche Homoeostase eine ebenso große Bedeutung wie der Cortex für die Motorik und die Wahrnehmung.

Man nimmt drei Funktionssysteme oder -ebenen an, deren Gliederung und Bedeutung Nauta 1960 zusammenfaßte. Sie sind auf Abb. 45 halbschematisch eingetragen, soweit diese äußerst verflochtenen Beziehungen sich in einem Übersichtsbild andeuten lassen. Anatomisch handelt es sich einmal um alte corticale Elemente (wie den Gyrus hippocampi, das Induseum griseum, die Area entorhinalis und den Gyrus cinguli) und Kerngebiete, wie den Nucleus amygdalae, den Uncus und vor allem eine große Reihe von mittelliniennahen Kernen (u. a. im Septum, Hypothalamus und Mesencephalon); fast entsteht der Eindruck, als ob die mittelständigen Kerne des Hirnstamms weitgehend zum limbischen System gehörten (Akert 1962). Die Faserverbindungen z. B. über das Cingulum, die Striae longitudinales und direkte Verbindungen zwischen der entorhinalen Area und dem Hippocampus, zwischen den Septumkernen und dem Amygdalum, wahrscheinlich auch noch weiteren corticalen Kerngebieten durch das diagonale Band von Broca sind besonders eng. Über die intramuralen Verbindungen hinaus steht das limbische System mit anderen Zwischen- und Mittelhirngebieten in Verbindung. Zum Hypothalamus bestehen vom Ammonshorn über den Fornix reiche Bahnverbindungen in beiden Richtungen, sie beschränkt sich nicht nur auf den direkten Weg zu den Corpora mamillaria, von dort über das Vicq d'Azyrsche Bündel zum vorderen Thalamus, der wieder direkte Verbindungen zum vorderen Anteil des Gyrus cinguli hat. Die Afferenzen des Hippocampus (Nauta 1960) — weitläufiger als früher angenommen — enden in topisch genau lokalisierten Regionen. Sie kommen von der Area entorhinalis, vom Alveus, vom Gyrus cinguli über das Cingulum und den dorsalen Fornix; weitere Zuleitungen, die ihren Ursprung wahrscheinlich im Mittelhirn haben, kommen aus der Gegend der Septumkerne. Eine weitere Verbindung zwischen dem Septum und dem Hippocampus verläuft in beidseitiger Richtung über die Fimbria, eine Afferenz vom gegenseitigen Hippocampus geht durch die ventrale Comissurenbahn. Die Efferenzen vom Hippocampus verlaufen in den Fimbria und im Fornix. Mindestens die Hälfte der Fornixfasern geht an den Mamillar-Körpern vorbei und endet im Mittelhirndach, wahrscheinlich verbinden sie die Septumkerne direkt mit dem retikulären Aktivierungssystem. Von den Corpora mamillaria geht nicht nur die bekannte Bahn des Tractus mamillo-thalamicus (Vicq d'Azyr) zu den vorderen Thalamus-Kernen, gleichzeitig besteht in dieser Region ein Verbindungsglied zwischen den Mittelhirnkernen und den vorderen bzw. medialen Thalamuskernen. Von den vorderen Thalamuskernen aus gehen die Bahnen zum Gyrus cinguli und weiter zu neocorticalen Gebieten. Das Cingulum hat wieder Verbindungen zum Hippocampus.

Afferente und efferente Bahnen sind also wie in kaum einem anderen Hirngebiet, äußerst zahlreich und mehrfach verzahnt. Bei Störungen des Normalablaufes innerhalb einer der Funktionsebenen kann das zu einer induktiven pathologischen Steigerung der Erregungsvorgänge führen; sie erklärt die abnormen Affektentladungen während der Anfälle oder auch die neurovegetativen und neuroendokrinen Fehlfunktionen. Für die Steuerung des „Verhaltens" spielt die enge Beziehung zwischen dem Cortex und den autonomen subcorticalen Regionen (McLean 1954; Pool 1954) eine ebenso große Rolle wie für die Steuerung des Bewußtseinszustandes und des Schlafes (Gellhorn 1961). Diese hier nur angedeuteten Verhältnisse haben eine entscheidende Bedeutung für die Entstehung der temporalen Epilepsie, ihre Kenntnis ist die Voraussetzung für die stereotaktische Behandlung. Nach den heutigen Anschaungen muß man das limbische System und besonders den Hippocampus auch als elektrischen Schrittmacher dieser Epilepsie ansehen.

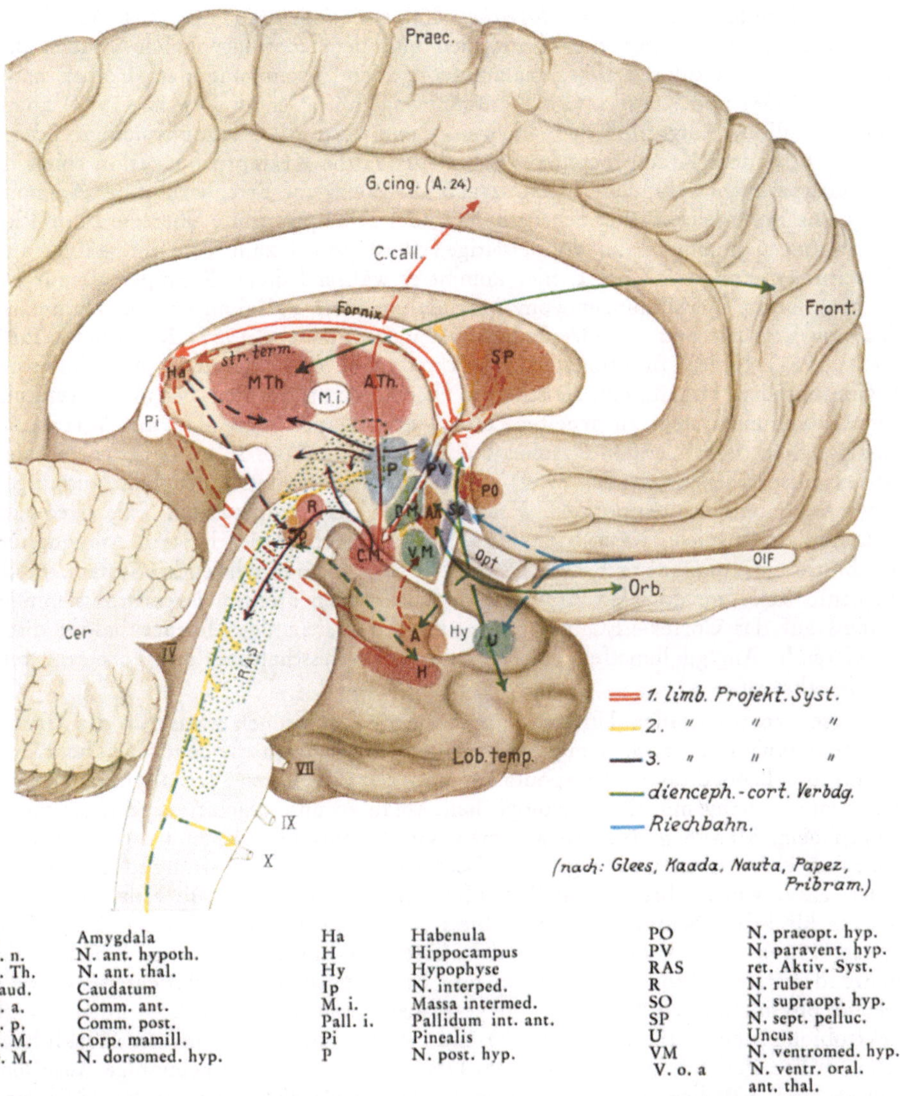

A	Amygdala	Ha	Habenula	PO	N. praeopt. hyp.
A. n.	N. ant. hypoth.	H	Hippocampus	PV	N. paravent. hyp.
A. Th.	N. ant. thal.	Hy	Hypophyse	RAS	ret. Aktiv. Syst.
Caud.	Caudatum	Ip	N. interped.	R	N. ruber
C. a.	Comm. ant.	M. i.	Massa intermed.	SO	N. supraopt. hyp.
C. p.	Comm. post.	Pall. i.	Pallidum int. ant.	SP	N. sept. pelluc.
C. M.	Corp. mamill.	Pi	Pinealis	U	Uncus
D. M.	N. dorsomed. hyp.	P	N. post. hyp.	VM	N. ventromed. hyp.
				V. o. a	N. ventr. oral. ant. thal.

Abb. 45. Colorschema der limbischen Funktionskreise. Halbschematische Darstellung der wichtigsten Verbindungsbahnen innerhalb des Temporallappens und anderer Cortex-Gebiete mit den Projektionsbahnen in die subcorticalen Areale des limbischen Systems. Bei der engen Verflechtung verschiedener Funktionssysteme in unterschiedlichen Schichten des Hirns und mit zum Teil mehrfachen Repräsentationen ist die Darstellung auf einem Schema nahezu unmöglich. Deshalb sollen die eingezeichneten 3 Projektionssysteme und die cortico-subcorticalen Verbindungen an Hand der eingezeichneten Pfeile nur die überwiegende Einflußrichtung andeuten, sie werden im Text besprochen. Neben Kerngebieten im Temporale bestehen engste to- and fro-Verbindungen zu vorderen und hinteren diencephalen und hypothalamischen Regulationssystemen. Außer bei den angegebenen Autoren findet das vorliegende Schema ergänzende bildliche Darstellungen bei Akert. Die einzelnen Kerngebiete sind mit ihren Abkürzungen zusammengestellt

Fig. 45. Color diagram of limbic functional circles. Half-schematic representation of the most important pathways within the temporal lobe and other cortical regions and the projecting systems into the subcortical areas of the limbic region. On account of the close interrelationship of various functional systems in different layers of the brain with partly multiple representations one schema is rather insufficient. Therefore the 3 charted projecting systems and the cortico-subcortical pathways are only intended to indicate the predominant direction of influence by means of the arrows; they are discussed in detail in the text. In addition to nuclear areas in the temporal lobe there are closest to and fro-pathways conducting to anterior and posterior diencephalic and hypothalamic regulating systems. Diagrams supplementing this schema can be found in the contributions of the quoted authors and in that of Akert

c) Die elektrophysiologischen Besonderheiten

Die zahlreichen *elektrophysiologischen Untersuchungen* (s. THOMALSKE 1957) über die Beziehungen zwischen dem limbischen und dem centrencephalen System, dem unspezifischen retikulären bzw. thalamo-corticalen System und dem Cortex haben POWELL (1958) und RUSSELL (1961) zusammengefaßt. Der von PAPEZ (1937) anatomisch postulierte Ringschluß ließ sich weitgehend durch die Neurophysiologie sichern. Für die besondere Krampfbereitschaft und die rasche Krampfpropagation spielt die im Tierexperiment gefundene (CREUTZFELD 1956) extreme Erregbarkeit des Ammonshorns eine Rolle (elektrischer Schrittmacher oder Krampfmotor). Über die zahlreichen Verbindungen kommt es zu doppelseitigen Paroxysmen zum Teil mit, häufig auch ohne Einbeziehung des Cortex, hier kommt es während dieser Krämpfe oft zur Desynchronisation. Verbindungen vom Amygdalum (über Pallidum und intralaminären Thalamus) zu di- und mesencephalen Systemen (POBLETE 1959; KREINDLER 1963; WALL 1951) bilden funktionell ausgerichtete Geflechte innerhalb der limbischen Region und dem Hirnstamm; sie scheinen eher neben als mit dem bekannten retikulären Aktivierungssystem zu arbeiten. Den Mandelkernen maß man die Aufgabe als Basalganglien des visceralen Systems zu, der Hippocampus sollte dessen cerebralem Cortex entsprechen. POBLETE (1959) schloß aus tierexperimentellen Untersuchungen, daß bei einseitigen temporalen Krampfherden das Amygdalum eine frequenzsteuernde Rolle spiele, KREINDLER (1963) fand innerhalb der basalen Amygdalum-Abschnitte ein antagonistisch auf die elektrische Aktivität wirkendes System. Hochfrequente Reize im dorsalen Amygdalum haben einen ähnlich desynchronisierenden Einfluß auf das Cortex-EEG wie das retikuläre System des Mesencephalon; dieser aktivierende Amygdalumeffekt bleibt auch nach Ausschaltung der Formatio reticularis erhalten.

Diese experimentellen Untersuchungen beim Tier können zwar für die Grundlagenforschung nicht hoch genug veranschlagt werden, entscheidend für die Klinik ist nur die Beobachtung von spontanen und reizausgelösten Verhaltensänderungen im Zusammenhang mit elektrobiologischen Abläufen und vegetativen Zustandsänderungen beim Menschen. Nur so kommen wir der physiologischen Fundierung einer zentralen elektrischen und vegetativ-visceralen Fehlsteuerung während des Anfalls näher. Zwar wurden bei offenen Eingriffen bereits vergleichend mit elektrischen Reizen die klinischen Sensationen kontrolliert (PENFIELD und JASPER 1954, 1959; FALCONER 1954), doch kann nur bei der Ableitung am geschlossenen Schädel, also während stereotaktischer Operationen und beim ungedämpften Patienten mit weitgehend physiologischen Verhältnissen gerechnet werden. Die Narkose allein schafft elektrobiologische Veränderungen, die nicht mehr mit der klinischen Wirklichkeit beim wachen Patienten übereinstimmen. Das gilt z. B. für die regelmäßige Auslösung von ϑ- und δ-Wellen bei Fornixreizen (AUSST 1954) über dem Cortex. Wir werden in den folgenden Untersuchungen sehen, wie unterschiedlich das limbische System beim wachen und beim gedämpften Patienten reagiert.

Über die Frage der „Entstehung“ von Krampfentladungen und ihres subcorticalen und corticalen Auslösungsmodus wurden zahlreiche, bis heute aber noch nicht schlüssige Untersuchungen vorgenommen. Da Spitzenentladungen oft gleichzeitig in beiden Regionen auftreten, nahm man eher eine multizentrische Auslösung (oder Entstehung?) als einen bestimmten subcorticalen oder corticalen Schrittmacher (FAETH und WALKER 1954; FISCHER und WILLIAMS 1963) an. Ein pragmatischer Wert multipler Tiefenableitungen mit und ohne corticale Registrierung hat sich für die Klärung dieses Problems — sie wäre wichtig für die operative Behandlung der Temporallappen-Epilepsie — bis jetzt nicht ergeben (HEATH 1961). Auch gelang es bis jetzt nur sehr selten — was für die Focuselimination z. B. Voraussetzung wäre —

einen oder „den“ subcorticalen Focus aufzudecken. Der Wert systematischer Tiefenableitungen (DAVID und DELL 1958; BANCAUD 1962; TALAIRACH 1963) liegt auf einer anderen Ebene: Vielfach ist es nur mit der Tiefenableitung möglich, konvulsive Entladungen und eine Seitenprävalenz aufzudecken. Auch den Effekt des Eingriffs (Verschwinden der Krampfentladungen) kann man häufig nur so sichern; denn bei den routinemäßigen Hautableitungen können psychomotorische Attacken unentdeckt bleiben. Die Ableitung über der Basalfläche ist dagegen weit häufiger pathologisch verändert. Deshalb nehmen wir sie immer neben der Skalpableitung mit Nadeln (s. Abb. 46) vor, weil hiermit noch am besten abnorme Potentiale entdeckt werden und — wenn auch nicht in allen Fällen — eine Seitendiagnose an Hand des führenden Focus möglich ist. Die eigenen elektrophysiologischen Befunde werden auf S. 121 besprochen.

3. Durchführung der stereotaktischen Fornicotomie und klinische Ergebnisse

Bei den 18 Fällen mit psychomotorischer Epilepsie (Vorgeschichte und Verlauf s. UMBACH und RIECHERT 1964) wurden insgesamt 28 Ausschaltungen gemacht. Diese Zahl ist — gemessen an der Gesamtzahl von über 2500 stereotaktischen Operationen — relativ klein, selbst wenn die inzwischen operierten 7 Fälle dazugezählt werden. Wir sind mit der *Indikationsstellung* auch heute noch immer vorsichtig und operieren nur bei sicherem, vor allem einseitigem Herdbefund. Wir beschränken den Eingriff auf die Fälle, bei denen nach allen Untersuchungen ein Tumor oder schwere Narbenveränderungen weitgehend ausgeschlossen sind. Die meisten Eingriffe erfolgen im Fornix; 11 einseitig, 2 weitere mit Amygdalotomie (einer davon auch im Hippocampus) und 1 mit Ausschaltung in der Lamella medialis; 4mal wurde doppelseitig der Fornix, dabei je einmal zusätzlich das Amygdalum und die Commissura hippocampi coaguliert.

Jedem Eingriff gehen wiederholte EEG-Untersuchungen mit Ableitung von der Schädelbasis (s. Abb. 46) und Provokation (Schlaf, Metrazol) voraus. Rund 60% unserer Patienten hatten einen einseitigen EEG-Focus, etwa 40% bilaterale Foci ohne Dominanz bzw. mit wechselnder Prävalenz des Herdes. Bei den engen anatomischen und funktionellen Verbindungen ist die Tendenz zur Bilateralisierung (Spiegelfocus) in späteren Stadien häufig. Deshalb soll ein einseitiger Herd möglichst früh ausgeschaltet werden, d. h. sobald auch eine intensive Therapie mit Anticonvulsiva die Anfälle nicht kontrollieren läßt. Bei der Auswahl der Patienten für diesen Eingriff steht zwar die Bekämpfung der kleinen und großen Krampfanfälle im Vordergrund. Eine zusätzliche, oft nicht minder wichtige Indikation ist für uns die Besserung der psychisch-emotionalen Störungen. Viele Patienten haben nicht nur während der kleinen Anfälle mit ihren vegetativen Begleiterscheinungen unter *Angst- und Verfolgungsgedanken* zu leiden, auch die Erwartungsspannung vor einem neuen Anfall quält sie erheblich. Dazu kommt oft eine dauernde und in späteren Stadien zunehmende ängstlich-mürrische Verstimmung oder eine Neigung zu Zwangsdenken. Diese Einschränkung der seelisch-geistigen Harmonie macht — neben der Gefährdung durch die Anfälle — diese Patienten oft unfähig für eine geregelte berufliche Tätigkeit und eine Eingliederung in die menschliche Gesellschaft. Die Ausschaltung im limbischen System schien uns — so war unsere Arbeitshypothese — zur Normalisierung der seelischen Abwegigkeiten geeignet.

Grundsätzlich versuchen wir durch eine einseitige Fornicotomie, eventuell gekoppelt mit einer Amygdalumcoagulation auszukommen. Es soll hier bereits betont werden, daß nach der beidseitigen Ausschaltung des Fornix sich zwar einmal vegetative Fehlsteuerungen für einige Zeit einstellten, Persönlichkeitsveränderungen oder ein sogenanntes *Klüver-Bucy-Syndrom traten nie ein.* Dies steht im Gegensatz zu den oft schweren Folgen einer beidseitigen Temporallappen-Resektion (KENDRICK 1957; PAILLAS 1957; TERZIAN 1955 u. a.). Über ähnliche Erfahrungen berichteten BENGOCHEA (1956); BRICHETTI (1962 pers. Mitteilung) mit der offenen beidseitigen Fornicotomie und NARABAYSHI (1961) bei der doppelseitigen Amygdalum-Ausschaltung. Damit scheinen diese limbischen Tiefenstrukturen allein für den Denkablauf und das Erinnerungsvermögen keinen so entscheidenden Einfluß auszuüben, wie man das aus Tierversuchen schloß; offensichtlich hat die Wegnahme sowohl der subcorticalen wie der Cortexregionen (wie z. B. bei der beiderseitigen Temporallappenexstirpation) erst eine dem Klüver-Bucy-Syndrom entsprechende Folge. Da die vegetative Grund-

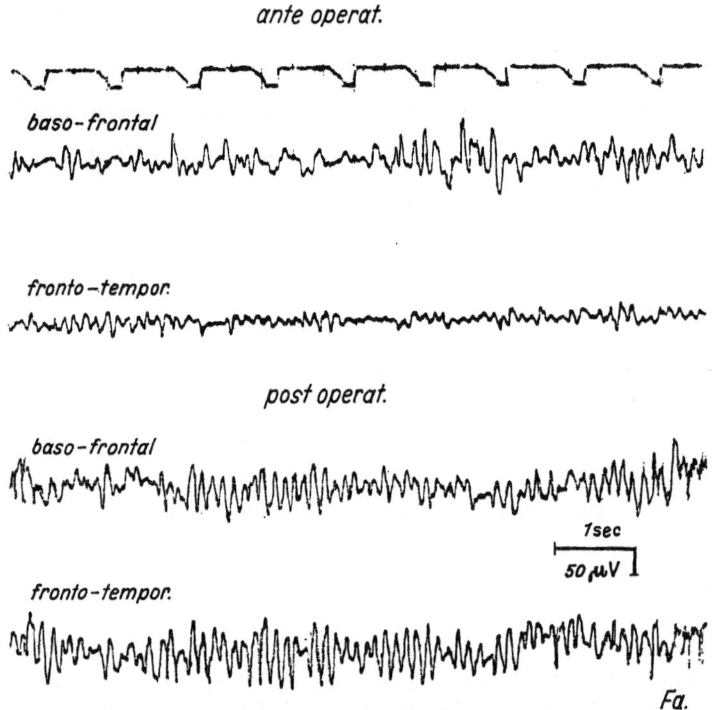

Abb. 46. Vergleichsableitungen (Ausschnitt aus 8fach EEG, Fa.) bipolar zwischen vorderer Hirnbasis (Sphenoidalelektrode) und frontalen bzw. fronto-temporalen Skalp-Elektroden vor und nach Fornikotomie. Vor dem Eingriff fast ausschließlich in der Basalableitung scharfe Wellen und Krampfspitzen neben einer Dysrhythmie. Nachher weitgehend regelmäßiger Alpha-Rhythmus mit großer Amplitude in allen Ableitungen

Fig. 46. Comparative bipolar records (part of 8-fold EEG, Fa.), between anterior cerebral base (sphenoidal electrode) and frontal and fronto-temporal scalp electrodes before and after fornicotomy. Before the intervention sharp waves and convulsive spikes appear besides dysrhythmia almost exclusively in the basal record. Afterwards largely regular alpha-rhythm with high amplitude in all parts

steuerung eher, wenn auch nur kurzzeitig zu entgleisen droht, haben wir es uns zur Regel gemacht, eine evtl. erforderliche Ausschaltung auf der Gegenseite nicht vor Ablauf von etwa 6 Monaten anzuschließen.

Grundsätzlich sichern wir immer den richtigen Elektrodensitz durch eine *elektrische Reizung* mit verschiedenen Reizfrequenzen und Reizstärken. Lösen wir die typische Aura oder Krampfäquivalente bei dem wachen Patienten aus, dann wissen wir, daß die richtigen Strukturen angezielt und ihre Ausschaltung sinnvoll für die Beseitigung der Krampfanfälle ist. Meist ergeben sich eindeutige Parallelen zum spontanen Anfallsablauf des Patienten, die Beobachtungen bestätigten auf der anderen Seite auch die tierexperimentell bekannten und die bei offenen Operationen berichteten Änderungen der vegetativen Tonuslage, des Bewußtseins und des Verhaltens (s. S. 134). Unsere Reizergebnisse haben für die Verhaltensforschung sogar einen eher größeren Wert, da keine breite Freilegung des Hirns erfolgt und die Reizung bzw. Ausschaltung in den subcorticalen Abschnitten weitgehend unter physiologischen Verhältnissen vor sich geht. Begonnen wird mit unterschwelligen Reizen, hohe Stromstärken vermieden wir wegen der Gefahr, einen generalisierten Krampf auszulösen. Wir haben auch hier die Reizstärke meist durch die Skalenteile (SkT) des stufenlos verstellbaren Potentiometers angegeben. Bei dem heute gebräuchlichen Reizgerät kann auch die Spannung in Volt sofort abgelesen werden, sie bewegt sich in der Regel zwischen 2—20 V an der Elektrodenspitze, wir haben, wie bereits auf S. 7 ausgeführt, auf die Umrechnung der SkT in Volt verzichtet.

Die *Coagulation* erfolgt unter Thermokontrolle zur Vermeidung einer Wärmeschädigung in der Umgebung des Zielpunktes. Zwischenfälle, z. B. eine Erweichung oder eine Blutung, sahen wir bei der Fornicotomie nicht. 2—3 Coagulationen in Abständen von jeweils 2 mm im Fornix und am Hinterrand der Commissura anterior sind ausreichend, evtl. werden — meist mit der 8fach-Tiefenelektrode — zusätzlich in anderen limbischen Strukturen weitere umschriebene Coagulationen gesetzt. Nach der Coagulation werden Kontrollreizungen durchgeführt. Bleiben klinische (s. Abb. 42) und elektrische (s. Abb. 49) Reizeffekte jetzt aus, so gibt uns das eine Sicherung für den Ausschaltungseffekt. In den nächsten Monaten kontrollieren wir laufend das klinische Bild und das Elektrencephalogramm (s. Abb. 46, 47). Damit können wir die — anfänglich immer beibehaltene — Medikamentendosis optimal einstellen und zweckentsprechend reduzieren.

a) Die klinischen Ergebnisse

Die Nachbeobachtungen betragen zwischen 36 Monaten und 11 Jahren. Eine Patientin (He.) starb nach der 2. Fornicotomie (sie war nach dem 1. Eingriff 11 Monate anfallsfrei). Die Obduktion deckte ein vorher nicht erkennbares Gliom vor dem 3. Ventrikel auf. Die von Hassler und Riechert 1957 beschriebenen autoptischen Bilder zeigen den exakten Sitz der Coagulationen auf beiden Seiten, auch die retrograde Degeneration ist genau zu verfolgen. Ein Patient (Pi.) verstarb zwei Jahre später an einer rasch einsetzenden cerebralen Lämung, sie ließ sich durch Rückfragen bei den Angehörigen nicht klären, betraf aber die nicht-fornicotomierte Seite. Von 3 Pat. (Bo., Bu., Koe.) haben wir aus späterer Zeit keine Nachricht, bei zwei waren in den ersten Monaten Anfallshäufigkeit und Wesensänderung deutlich verringert. Bei einem Patienten resezierten wir fünf Jahre später den gleichen Temporallappen (Hi.), da nach langdauernder Besserung die Anfälle sich wieder häuften und die abnormen Potentiale zunahmen, nach unseren heutigen Erfahrungen würden wir hier in einem zweiten Eingriff das Amygdalum und evtl. noch die Lamella medialis ausschalten. Bei einem anderen (Schmi.) exstirpierten wir 3 Jahre nach der Fornicotomie den gegenüberliegenden, jetzt herdbetonten Temporalpol. Bei einer Patientin mit einer posttraumatischen Epilepsie (Me.) revidierten wir 1 Jahr nach der Fornicotomie — die Anfälle waren bis dahin in Zahl und Schwere reduziert, die Wesensveränderungen eindeutig gebessert — eine frontale Zerfallscyste; seither ist die Patientin völlig anfallsfrei, geordnet und kooperativ, sie hat jetzt — zum ersten Mal in ihrem Leben — einen Beruf aufgenommen.

Wie sind die *Gesamtergebnisse* bei den nachbeobachteten Patienten? Wir haben sie (Umbach und Riechert 1964) genauer für die einzelnen Patienten besprochen, die Tabelle 7 gibt einen Überblick. In keinem Fall kam es zur Verschlechterung! Völlig anfallsfrei sind 2 Pat., zwei weitere haben Dämmerzustände nur dann, wenn sie ihre Medikamente nicht einnehmen. 11 von 13 Pat. haben keinerlei grand maux mehr, zwei weitere nur beim Weglassen der Medikamente. Auch nach der Fornicotomie ist zumindest in den ersten Jahren eine angepaßte Einnahme von Anticonvulsiva wichtig. Die Zahl der kleinen Anfälle lassen sich nicht immer ganz unterdrücken,

Tabelle 7. *Anfälle und psychische Veränderungen nach den Eingriffen*

Präoperativ				Postoperativ		
Nr.	gen.	DA	op.	gen.	DA	psych.
1	+	+++	F A	—?	—?	?
2	+	++	F A H	a) —	++	
			F	b) —	+	besser
3	+	++	F	—	+	besser
4	++	++	F A	—	—	o. B.
5	+	++	F	a) —	+	besser
			F	b) Exitus (Ursache Gliom)		
6	+	++	F. li.	a) +	+	unverändert
			Res. ipsilat.	b) —	(+)	gut
7	+	++	F	—	+	unverändert
				Exitus nach 3 Jahren (Ursache unbekannt)		
8	(+)	++	F, LM	a) —	+	
			Cyst. Rev.	b) —	—	gut!
9	+	++	F	a) —	+	
			F A H	b) —	—	gut
10	+	+++	F A H	(+)	—	
				Exitus nach 2 Jahren (Ursache unbekannt)		
11	+	++	F	? (—)	? (—)	besser
12	—	++	F A	—	—	gut
13	+	++	F	—	(+)	
			Res. contralat.	—	(+)	besser
14	+	+++	F	—	++	unverändert
			Com. hippoc.	—	+	unverändert
			F	—	+	kaum verändert
15	—	++	F	—	(+)	besser
16	+	++	F	—	+	besser
17	+	++	F	—	(+)	besser
18	—	++	F	—	—	gut

In der Reihenfolge der Kasuistik sind links die generalisierten Anfälle (gen.) und die Dämmerattacken (DA) vor der Operation (+ = höchstens ein Anfall pro Monat, ++ = mehrere Anfälle pro Woche, +++ = mehrere Anfälle pro Tag) und die Art des operativen Eingriffes zusammengestellt. Im rechten Abschnitt sind die Verhältnisse postoperativ für die Anfälle und die psychischen Veränderungen dargestellt (Ausschaltung des Fornix = F, des Amygdalum = A, des Hippocampus = H, der Comissura hippocampi = Com. hippoc. und Resektion des Temporale = Res. bzw. Revision = Cyst. rev. — einer traumatischen Zerfallscyste).

sie sind aber praktisch immer kürzer und leichter geworden. Bei Frauen können sie vor allem kurz vor und während der Menstruation zunehmen; dann erhöhen wir für diese Zeit die Anticonvulsiva. Die Dämmerattacken sind in allen Fällen selten und insbesondere auch wesentlich schwächer geworden. Noch deutlicher reduziert sind die vegetativen Mißempfindungen (z. B. die gastrische Aura) und andere, oft als lebensbedrohlich empfundene Anfallsäquivalente (z. B. die Präcordialangst). Damit ist die quälende Erwartungsspannung genommen. Die krankheitsgebundenen Wesensveränderungen, sie erschienen am häufigsten unter dem Bild einer mürrischen Verstimmung und waren gekoppelt mit paranoiden oder Angstzuständen, sind durchgehend gebessert, der Kontakt mit der Umgebung normalisiert sich. Die Patienten üben — bis auf 2 primär schwer Abgebaute — wieder oder sogar erstmals einen ihrer Vorbildung angemessenen Beruf oder eine sonstige Tätigkeit aus. Wurde das Amygdalum mitausgeschaltet, so ist die Verhaltensstörung deutlicher gebessert! Das bestätigen vor allem auch die 7 Eingriffe der letzten 3 Jahre, die wir

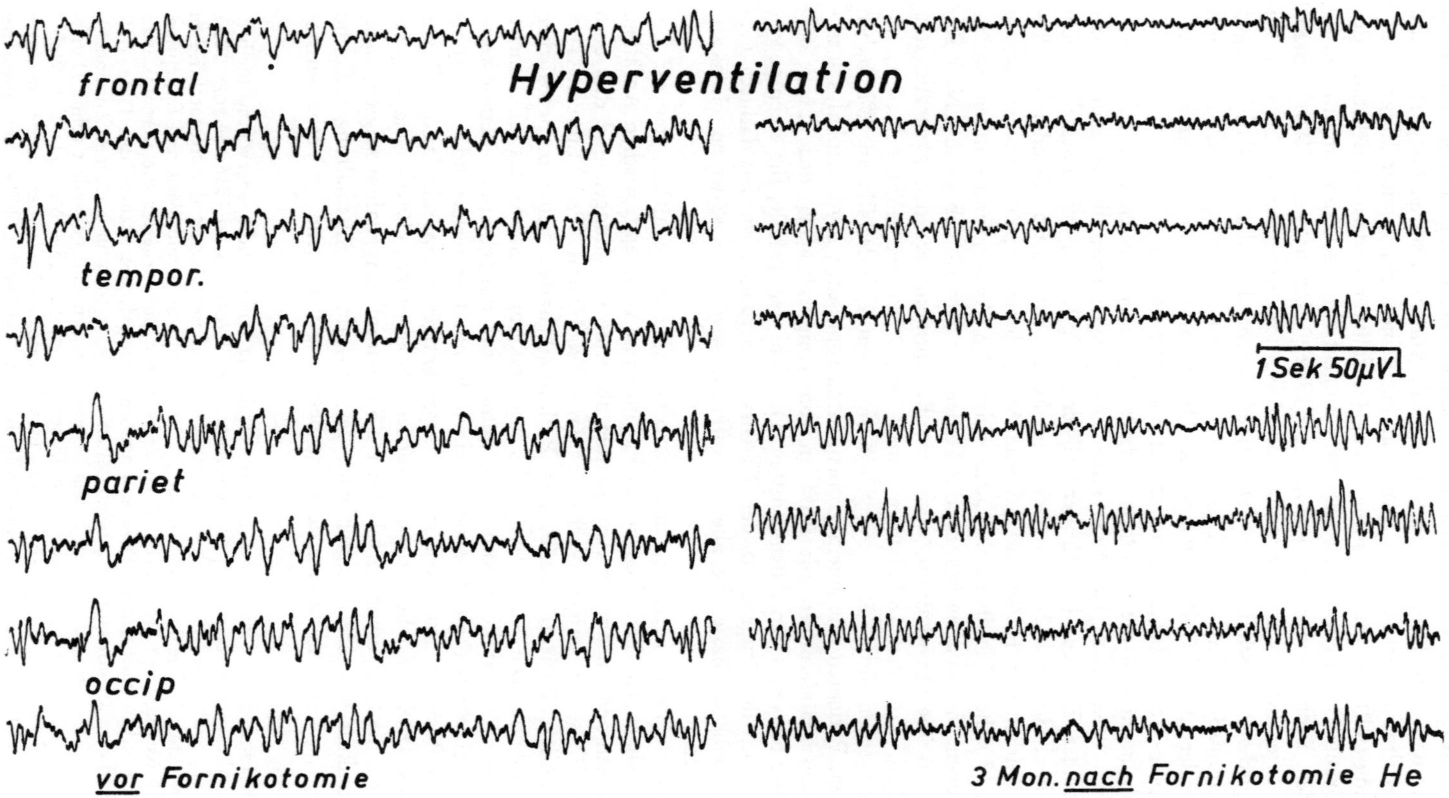

Abb. 47. Vergleichsableitungen des Skalp-EEG mit Hyperventilationsprovokation vor und 3 Monate nach der Fornikotomie rechts (Hei). Das vorher schwer dysrhythmische EEG mit einzelnen und teilweise auch Gruppen von 4—6/sec-Wellen ist nach der Fornikotomie von dem überwiegend regelmäßigen großen Alpha-Rhythmus abgelöst. Klinisch bestand völlige Anfallsfreiheit

Fig. 47. Comparative records of scalp-EEG with provocation by hyperventilation before and three months after right-sided fornicotomy (Hei). After fornicotomy the previously highly dysrhythmic EEG with single waves and partly groups of 4 to 6 per sec-waves is followed by the predominantly regular large alpha-rhythm. Clinically there was complete absence of attacks

wegen der relativ kurzen Nachbeobachtungszeit noch nicht für eine endgülitge Beurteilung mit aufgeführt haben. Bei ihnen kamen keine vegetativen Störungen während oder nach dem Eingriff vor, sie sind alle voll berufstätig, kooperativ und in ihrem Verhalten unauffällig. Bis jetzt war bei keinem ein zweiter Eingriff notwendig. Häufig stellt sich die Gesamtbesserung (Anfallsverminderung, Behebung der seelischen Störungen) erst einige Zeit nach dem Eingriff ein, die Umstellung nimmt — auch nach den Beobachtungen von SALORIO (1962); NARABAYASHI (1961); SANO (1962) — gelegentlich etwa 2—3 Monate in Anspruch. Ähnliches ist bekannt bei psychochirurgischen Ausschaltungen (Dorsomedialkern, Lamella medialis) wegen schwerstem erethischem Verhalten. Das EEG ist immer gebessert, jedoch sind auch bei weitgehender Anfallsfreiheit temporale Dysrhythmien und vereinzeltes Auftreten von Spike-Waves-Varianten manchmal noch nachweisbar.

Die Erfahrungen und die *Resultate anderer Operateure* sollen kurz zusammengefaßt werden. BENGOCHEA hat 1956 seine Erfahrungen über die (offene) Durchschneidung beider Fornices bei 18 generalisierten Epilepsien mit überwiegendem grand mal (durchschnittlich 3—20 Attacken im Monat trotz entsprechender Medikation) veröffentlicht; in 5 Fällen bestand eine Aura, elektrencephalographisch waren nur in 2 von 13 sichere Herdbefunde nachzuweisen. Im Vordergrund standen psychische Alterationen, in 13 Fällen begann das Leiden vor dem 18. Lebensjahr. Nach seiner Ansicht hat die Ausschaltung auch eine Berechtigung bei den generalisierten Krampfanfällen. Von den 18 Fällen waren 8 gut, 2 weitere leicht gebessert, die Nebeneffekte werden nicht näher angegeben, sie gaben 2 Todesfälle an. Wir haben 1953 bei einem Patienten mit einem großen, hirnatrophischen Hydrocephalus internus und Wesensveränderungen mit Anfällen vom temporalen Typ den Fornix beiderseits in einer Sitzung offen durchschnitten. Die Zahl der Anfälle, für einen gewissen Zeitraum auch die Progredienz der Wesensveränderungen wurden dadurch verringert, eine bleibende Besserung aber — offenbar wegen der schweren Hirnatrophie — nicht erreicht.

NARABAYASHI (1961) berichtete über stereotaktische Amygdalektomien zur Behandlung von abartigem Verhalten bei 21 Pat. mit und ohne epileptischen Anfällen. Tiefenableitungen zeigten nur im Amygdalum abnorme Entladungen und dies auch nur während Phasen abartigen Verhaltens (wie bei HEATH 1960; LICHTENSTEIN 1960 u. a.), andere Patienten (z. B. mit Parkinson) hatten keine pathologischen Amygdalum-Abläufe. Die Ausschaltung des Mandelkernes besserte das EEG meist, klinische epileptische Anfälle jedoch nicht immer. Bei doppelseitiger Mandelkernausschaltung beobachteten die Verfasser keinen Erinnerungsverlust oder ein sogenanntes Klüver-Bucy-Syndrom, wie sie bei doppelseitiger Temporalablation (GREEN 1958; TERZIAN 1958 u. a.) beschrieben wurden. WATANABE (1961) schaltete bei 30 Epileptikern, die hochgespannte lokalisierte Spitzen im Amygdalum zeigten, ebenfalls diese Struktur aus. 65% zeigten nach der Amygdalum-Ausschaltung während einer Periode von 1—4 Jahren eine deutliche Besserung vor allem der Verhaltensstörungen.

Frühere Berichte der Autoren mit Epilepsieerfahrung sollen nicht unerwähnt bleiben, die — wie vor allem die Arbeitsgruppe von SPIEGEL und WYCIS (BAIRD 1956; SPIEGEL 1950, 1951, 1952, 1956, 1958 a und b, 1962) — bahnbrechend auf dem Gebiet der stereotaktischen Ausschaltung wirkten. Sie behandelten in erster Linie Grand mal- und Petit mal-Epilepsien, bei denen der Entstehungsort centrencephal zu liegen schien, sie variierten die stereotaktische Ausschaltung vor allem nach den überwiegend abnorm feuernden Strukturen der Tiefe. (Die von uns unter diesen Gesichtspunkten behandelten 9 Fälle werden in anderem Zusammenhang besprochen.) Temporale Epilepsien haben sie nur in einem Fall behandelt (ohne Dauererfolg), sie halten aber die Fornicotomie in diesen Fällen für „die Methode der Wahl“ (SPIEGEL 1962). Bei den von ihnen behandelten 14 subcorticalen Epilepsien hatten sie durch eine Pallidotomie (5 Fälle) und durch eine Pallido-Amygdalektomie (9 Fälle) vor allem bei den Salaam-Krämpfen der Kinder einen zufriedenstellenden Dauererfolg, die Krampf-

Medikation konnte „drastisch reduziert" werden. SANO (1960) berichtet über eine stereotaktische Ausschaltung des retikulären Aktivierungssystems im Mesencephalon bei 6 Fällen, sie hatte eine Reihe unerwünschter Nebeneffekte, aber keinen Erfolg auf die Anfälle. Er schloß in einem Fall deshalb eine Fornico- und Amygdalektomie an. Er berichtete 1962 über die Ergebnisse bei 14 offenen und 7 stereotaktischen Fornicotomien. Bei 2 Exitus gab es einen guten Erfolg in 71%, eine etwa 1 Monat dauernde Phase mit Erinnerungsstörungen sei ein Nachteil des Eingriffs. Er hat eine Reihe subcorticaler Ausschaltungen im Cingulum, Dorsomedialkern, durchgeführt und hält — vor allem unter dem Aspekt einer „Sedierung" bei Verhaltensstörungen — eine Ausschaltung des postero-medialen Hypothalamus (bei 6 Fällen) für die beste und am wenigsten Nebenerscheinungen verursachende Methode.

PARDAL (1963) gab die Effekte einer stereotaktischen Ausschaltung des Fornix und des Amygdalum (1 Fall), des Amygdalum (1 Fall) und des Dorsomedial- bzw. Anteriorkerns des Thalamus (4 Fälle) bei subcorticalen Epilepsien bekannt. Vor allem die beiden erstgenannten Fälle hatten (ohne Medikament) in der Nachbeobachtungszeit keine Anfälle mehr, auch eine Besserung der Wesensveränderungen trat ein. ROVIRA (1962) hat bei 2 Fällen, zusammen mit der Stria terminalis, und SALORIO (1962) in 9 Fällen den Fornix bei psychomotorischer Epilepsie stereotaktisch ausgeschaltet. Beide beobachteten einen — oft mehrere Wochen „Umstellung" erfordernden — Rückgang der kleinen Anfälle, noch deutlicher der psychischen Abartigkeiten, z. T. auch der EEG-Veränderungen. Zusammengefaßt sind also die Ergebnisse der gezielten Ausschaltung im limbischen System zumindest bei den Patienten mit temporaler Epilepsie ermutigend, über die Dauerergebnisse bei primär abartigem Verhalten mit bzw. ohne Epilepsie und bei den Fällen von Grands maux ist vorerst noch kein abschließendes Urteil möglich, zumal wir in diesen Fällen keine eigenen Erfahrungen besitzen.

b) Elektrophysiologische Registrierungen während des Eingriffs

Bei abnormen corticalen Abläufen — sie sind oft nur in Basalableitungen oder nur außerhalb eines Anfalles vorhanden! — überwiegt auf der Seite der stärkeren Entladung auch eine Krampfaktivität im Bereich des Hippocampus und im Mandelkern. Dies ließ sich bei unseren intraoperativen Ableitungen in 14 von 18 Fällen zeigen. Der Ansicht von PAGNI (1961) — die konvulsiven Entladungen des Cortex steuerten den Ablauf innerhalb der Tiefenstrukturen — können wir in Übereinstimmung mit anderen (BANCAUD 1963; GASTAUT 1957) nicht beipflichten. Ohne in diesem Zusammenhang näher auf die verschiedenen Anfallsmuster der Skalp- und der subcorticalen Ableitungen einzugehen, ergibt sich nach allen Beobachtungen: elektrische Krampfabläufe lediglich im Bereich des temporalen Cortex sind selten, pathologische Wellen gleichzeitig über dem Temporale und in den limbischen Strukturen dagegen häufiger und schließlich Krampfmuster ausschließlich innerhalb der Tiefenstrukturen ohne Beteiligung des Cortex, evtl. mit dessen Desynchronisation, zumindest ebenso häufig. Klinisch unterschied sich das *Verhalten bei verschiedenen elektrischen Abläufen:* Während rein subcorticaler Paroxysmen sprechen die Patienten spontan und scheinen der Wirklichkeit entrückt, sie geben aber — wenn auch oft verlangsamt und mit Verzögerung — leidlich geordnete Antworten auf gezielte Fragen. Während dieser spontanen oder reizausgelösten subcorticalen Abläufe (vor allem im Amygdalum oder auch im Hippocampus) treten leichte autonome Störungen auf, z. B. ein kontralateraler Schweißausbruch und eine Abflachung der sonst regelmäßigen Atmung (s. S. 142). Treten pathologische Entladungen sowohl in der Tiefe wie über der Schädeloberfläche auf, so beobachtet man meist Verwirrtheit, Unansprechbarkeit, Automatismen, nach Anfallsende überwiegt für diese Zeit eine Erinnerungslücke. Bei generalisierten elektrischen Krampfabläufen in der Tiefe und über der Haut mit ihren typischen tonisch-klonischen Phasen besteht auch klinisch das volle Bild eines grand mal.

Bei der Beurteilung des *Entladungsmusters im Hippocampus* ist immer Vorsicht geboten. Kurz nach Einführung der Elektroden in den Hippocampus und in das Amygdalum können sogenannte Verletzungspotentiale auftreten, die leicht mit krampfähnlichen Entladungen verwechselt werden. WALKER (1961 a und b) lehnt sogar akute Ableitungen wegen der möglichen Verwechslung mit Verletzungspotentialen ab. Nach unserer praktischen Erfahrung sind bei vorsichtiger Einführung einer Mehrfachelektrode und evtl. einer zweiten in eine andere Region derartige mechanisch ausgelöste Artefakte nur sehr selten oder nur für wenige Minuten. Sie haben auch meist eine von den Krampfpotentialen abgrenzbare Form. Es ist durchaus glaub-

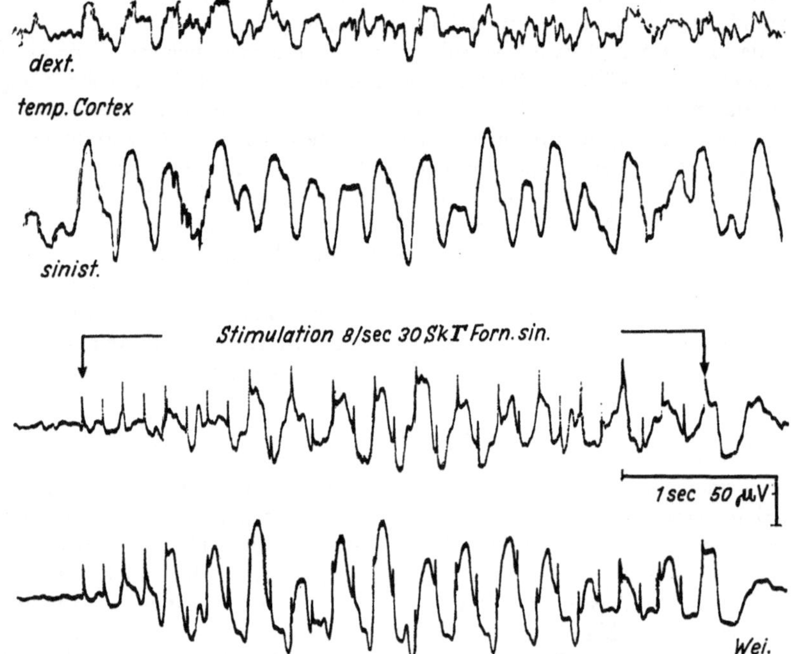

Abb. 48. Vergleich (Wei.) spontan ablaufender 5/sec-Wellen über dem linken (1. u. 2. Zeile: bipolare Skalpableitung) Temporale. Nur mäßige Dysrhythmie rechts bei überwiegend links-betonter temporaler Epilepsie. 8/sec-Reiz (30 SkT) im linken Fornix (3. u. 4. Zeile) lösen ähnliche Wellen zuerst nach 400 msec und betont über dem linken Temporale und für die Reizdauer aus. Klinisch in beiden Fällen typische Aura bzw. Dämmerattacke. Pat. erzählt später, daß er sich währenddessen „völlig fremd und verlassen" gefühlt habe

Fig. 48. Comparison (Wei.) of spontaneous 5 per sec-waves of the left temporal lobe (lines 1 and 2: bipolar scalp record). Only moderate right-sided dysrhythmia in predominantly left-sided temporal epilepsy. 8 per sec stimuli (30 scale degrees) in the left fornix (lines 3 and 4) provoke similar waves which appear first after 400 msec, they are accentuated over the left temporal lobe and persist during stimulation. Clinically: typical aura and uncinate fits in both cases. Lateron the patient reports to have had the feeling of being "completely forsaken and desolate"

haft, daß beim Einführen und vor allem beim tage- bis wochenlangen Belassen zahlreicher (20—30) Metallelektroden, wie es häufig zur Focussuche vor stereotaktischen und offenen Eingriffen geschieht, irritationsbedingte Verletzungspotentiale auftreten. Wir haben — wie bereits früher ausgeführt — nur während des Eingriffs und nur kurzzeitig 1—2 Elektroden in die Tiefe eingeführt. Die erhöhte elektrische Ansprechbarkeit in den limbischen Regionen, sie liegt erheblich unter der des neocorticalen Niveaus (CREUTZFELD 1956; GLUSMANN 1953; JUNG 1938), hängt möglicherweise mit der hier besonders hohen Acetylcholin-Konzentration (zusammengestellt bei MCLEAN 1954) oder anderer Stoffwechselbesonderheiten (COPER 1963) zusammen. Mikro-Ableitungen in subcorticalen und corticalen Gebieten erbrachten zwar bis jetzt keine Klärung der Krampfwellengenese (RAYPORT 1961; WARD 1959/60),

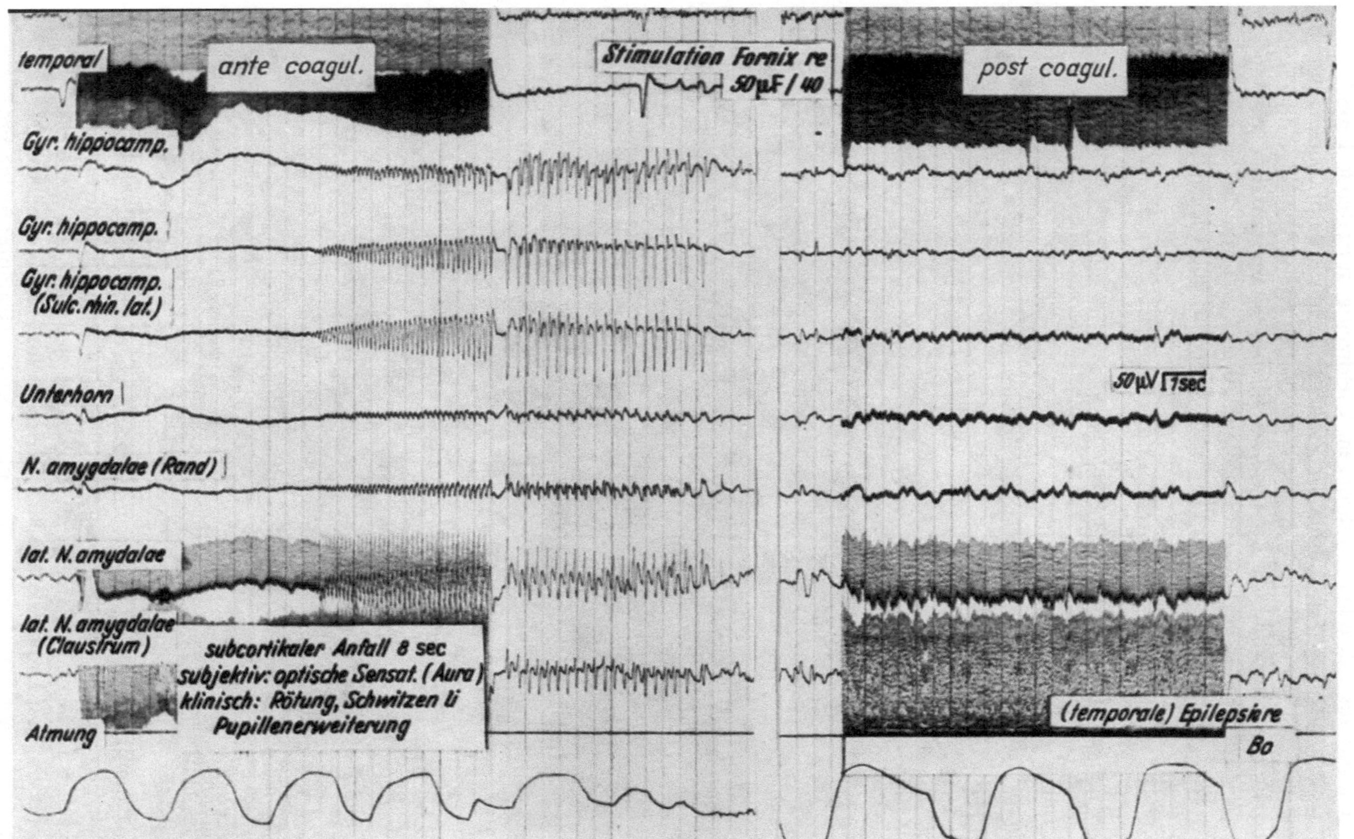

Abb. 49. Vergleich des Effektes eines gleichstarken 50/sec-Reizes im Fornix vor und nach der Ausschaltung (Bo.). Vor der Coagulation kommt es etwa 5 sec nach Reizbeginn zu einem subcortical in den verschiedenen Regionen unterschiedlichen raschen Elektrokrampf (Abl. 3—9), der insgesamt 8 sec anhält. Über dem temporalen Skalp (Abl. 1—2) treten keine Krampfabläufe auf, der Grundrhythmus des EEG ist desynchronisiert (1 Zwinkerartefakt). Während der Reizung ist die Atmung etwas beschleunigt, sie setzt dann fast ganz für die Krampfdauer aus. Der Pat. hatte während dieser Zeit eine für ihn typische Aura mit optischen Sensationen, klinisch war eine Gesichtsrötung und Schwitzen links und eine Mydriasis festzustellen. Nach der Coagulation (rechte Bildhälfte) löst der gleiche Reiz weder im EEG noch klinisch einen Krampf aus, die Atmung ist unbeeinflußt

Fig. 49. Comparison of effects of equally strong 50 per sec stimuli in the fornix before and after elimination (Bo.). Before coagulation an electric convulsion with variations of speed in the different areas (records 2 to 9) appears about 5 sec after the beginning of stimulation; total duration 8 sec. No epileptiform waves over the temporal scalp (records 1 and 2), the basic rhythm of the EEG is desynchronized (1 blinking artefact). Respiration is somewhat accelerated during stimulation, it is then almost completely stopped during the attack. At that time the patient shows an aura typical for him with optic sensations; clinical symptoms: left-sided reddening of the face and sudation as well as mydriasis. After coagulation (right half of the picture) the same stimulus provokes no convulsion, neither clinically nor in the EEG; respiration is unaffected

sie lassen wahrscheinlich besonders gut die Verletzungspotentiale von den Krampfbursts abgrenzen, doch haben wir mit unseren wenigen Ableitungen im Fornix (EHRHARDT 1965) noch keine ausreichenden Erfahrungen. Gleichzeitig auftretende langsame Tiefen- und Cortexspitzen zeigen sich bei der Provokation mit krampfauslösenden Medikamenten und manchmal bei Schläfrigkeit des Patienten (s. Abb. 48). Am deutlichsten treten sie kurz vor und zu Beginn eines kleinen Krampfanfalles auf. Eine Abflachung des Skalp-EEG (von 50—100 μV auf 20—30 μV) war bei 5 von 13 ausgeprägten (s. Abb. 49, 50) klinischen Anfällen nachzuweisen; überwiegend lang-

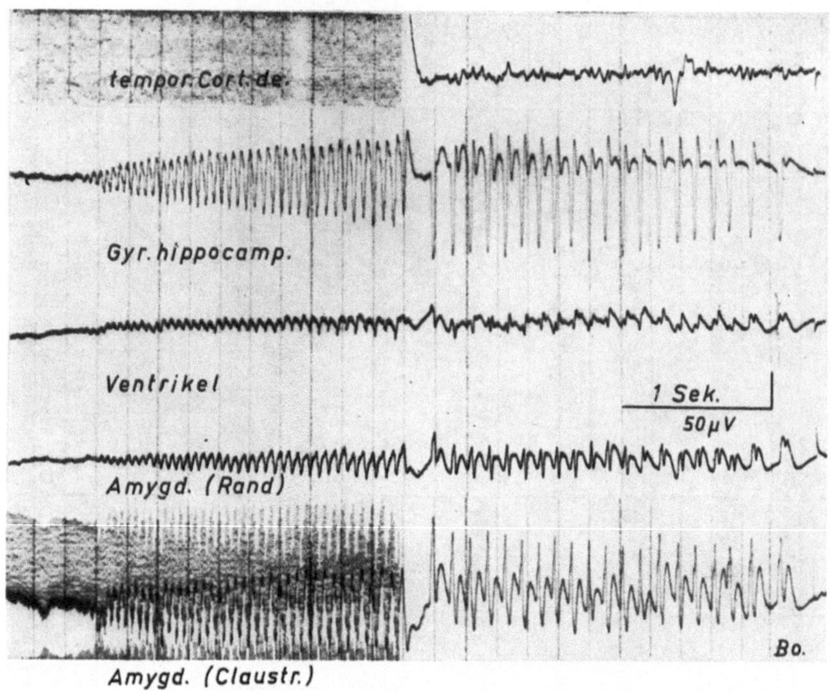

Abb. 50. Ausschnitt aus einer Krampfregistrierung (Bo. s. Abb. 49) nach 50/sec-Reiz im rechten Fornix. Die bipolare Skalpableitung über der rechten Temporalregion zeigt nur eine Desynchronisation des Grundrhythmus, aber keine Krampfpotentiale. Im Gyr. hippocamp und im Amygdalum-Claustrum-Übergangsgebiet rasche, umgekehrt gepolte Abläufe, im lateralen Mandelkern sehr kleine Entladungen, im Unterhorn aber keine Krampfwellen. Die Ableitung im Abstand von 2 mm (Drahtstärke 50 μ) zeigt, daß eine Registrierung lokalspezifischer Krampfabläufe erfolgt. Beachte die unterschiedliche und in den krampfbereiten Gebieten sehr rasche Entwicklung während des Reizes und die sofort nach Reizende einsetzende Umstellung auf einen lokalspezifischen Krampfrhythmus. Klinische Sensationen s. Abb. 49

Fig. 50. Part of registration of an attack (Bo., see Fig. 49) after 50 per cent stimuli in the right fornix. The bipolar scalp record of the right temporal region only shows desynchronization but no convulsive potentials. Quick potentials with reversed poles in the hippocampal gyrus and in the amygdalum-claustrum border region, very small discharges in the lateral amygdalum, but no convulsive waves in the temporal horn. The record at a distance of 2 mm. (wire diameter 50 μ) demonstrates that there is a registration of local potentials. Mark the varying and — in the areas with convulsive tendency — very quick development during stimulation and the alteration to specifically local convulsive rhythm, which starts instantly after the end of stimulation. Clinical sensations: see Fig. 49

same und große Krampfpotentiale über dem Cortex waren bei generalisierten Krämpfen. 54 Dämmerattacken wurden beobachtet, aus äußeren Gründen wurde nur bei 36 gleichzeitig in der Tiefe abgeleitet. Es zeigten sich 5—7/sec-Wellen im gleichseitigen Hippocampus (Amplitude bis 800 μV) in 4 von 13 Ableitungen. Der Krampfrhythmus des Ammonshornes war während des Elektrokrampfes häufig größer und rascher (s. Abb. 50) als der des Amygdalum. Ein Seitenvergleich ist uns dagegen nicht möglich, da wir zur Schonung der Patienten nur einmal auf der gegenüberliegenden Seite gleichzeitig in der Tiefe ableiteten.

Während der spontanen und der reizausgelösten Anfälle läßt sich die *Fortleitung der abnormen Potentiale* ausmessen. Dies gilt insbesondere für die aus dem Hippocampus und die (antidrom?) aus dem Fornix ausgelösten Potentiale (s. Abb. 51). Die Latenzen betrugen vom Hippocampus zum Fornix 12—20 msec, vom Fornix zum Hippocampus etwa 20 msec, zum Amygdalum 25—35 msec, zum temporalen Cortex der gleichen Seite 30—45 und der anderen Seite zwischen 40—80 msec; die (nicht ganz verläßliche, weil nur einmal gemessene) Latenz zum Ammonshorn der anderen Seite betrug zwischen 20—35 msec. Eine statistische Auswertung (wie bei Reizen in Kernen des extrapyramidalen Systems) haben wir bei der relativ kleinen Zahl der Ableitungen nicht versucht, doch stimmen die Latenzen mit denen von DELGADO (1960) überein, der im Durchschnitt 40 msec fand. Nach der Ausschaltung des Fornix lassen sich die vorher meist deutlichen positiven Spitzen über dem gleichseitigen Temporale mit 30—35 msec Latenz nicht mehr registrieren, die gesamte corticale Reizantwort ist nicht mehr oder weniger deutlich nachzuweisen.

Bei den mehrere Sekunden dauernden und mit Bewußtseinseinschränkung einhergehenden Dämmerattacken treten zeitlich synchrone, in der Form ähnliche langsame Spitzen oder ϑ-Wellen im Hippocampus, im Amygdalum und gelegentlich auch über der Insel und dem temporalen Cortex auf. Doch zeigen oft auch reizausgelöste und pathologische Entladungen im Hippocampus, dem Amygdalum und dem Cortex ein unterschiedliches Entladungsmuster. Bis zu einem gewissen Grad lokalspezifische Unterschiede ergaben sich auch bei Krampfabläufen (s. Abb. 49, 50). Diese differente Reaktion während pathologischer Abläufe lassen den Schluß auf eine unterschiedliche Krampfbereitschaft und ein differentes Erregungsniveau zu.

Recruiting-ähnliche Potentiale lassen sich durch 6—10/sec-Reize im Fornix bereits mit sehr schwacher Reizstärke, z. B. im Hippocampus und Amygdalum registrieren, sie werden oft, aber nicht immer (s. Abb. 48) auf die (vor allem gleichseitige) temporale Schädeloberfläche fortgeleitet. Elektrische Krampfentladungen während spontaner Attacken vom temporalen Typ waren im Caudatum und in lateralen und auch medialen Kerngebieten des Thalamus selten, im N. anterior dagegen waren sie regelmäßig nachzuweisen. Bei der beschränkten Zahl der Ableitungen ist eine umfassende Aussage über die fortgeleiteten Potentiale nicht so leicht möglich wie im *Tierexperiment. Die rekrutierenden Nachentladungen auf 4+8/sec-Reize, z. B. im* Ammonshorn oder im Fornix, wurden in den abgeleiteten Strukturen mit deutlichem An- und Abschwellen überwiegend regelmäßig registriert.

Es soll zum Abschluß dieser Beobachtungen betont werden, daß wir bei der Bewertung „abnormer" subcorticaler Wellenabläufe immer besonders kritisch sind. Sie kommen nämlich nicht ausschließlich bei Epileptikern oder Patienten mit Episoden von Verwirrtheit (s. S. 122) vor. Auch bei Patienten mit einem unauffälligen „normalen" Grundrhythmus, z. B. solchen mit Parkinsonsyndrom, treten in seltenen Fällen einmal einzelne oder kurze Gruppen von langsamen Wellen ohne Änderungen des Verhaltens, ohne Anzeichen für einen Krampfanfall und ohne Medikamenteneinfluß auf (BICKFORD 1961; HEATH 1960; ISHIKAWA 1957; SEM JACOBSEN 1956; WALKER 1960).

In der Literatur sind zahlreiche Beobachtungen über das SCG verzeichnet. Während spontan ablaufender kleiner Anfälle und Verhaltensänderungen beobachtete HEATH 1960 im Septum, dem Hippocampus und dem Amygdalum teils synchrone, teils unabhängige Spitzen und Abläufe in Form einer Spitze-Welle. Das „Krampfmuster" einer Region, sein angedeutet „spezifischer" Eigenrhythmus verlor sich weitgehend bei generalisierter Ausbreitung und Einbeziehung der corticalen Regionen. Klinische Verhaltensänderungen im Sinne der Aura und der Dämmerzustände überwogen, wenn in limbischen Strukturen spontan oder reizausgelöst gruppierte 4—7/sec-Wellen auftraten, cortical waren dabei nicht immer Krampfpotentiale, häufig war eine allgemeine Desynchronisation zu beobachten. Verschiedene Untersucher berichten auch, daß nicht nur bei Epileptikern, sondern auch bei einer relativ großen Zahl von Psychotikern zeitweilige 5—7/sec-Wellen in der Tiefe, vor allem in den zum limbischen

System gehörenden Regionen und den frontalen bzw. fronto-temporalen Cortexarealen vorherrschen. Es bleibt bis jetzt offen, ob damit ein Bindeglied zwischen den Wesensveränderungen während des temporal-epileptischen Anfalls und den halluzinatorischen Phasen bei der Psychose gegeben ist. GIBBS hatte bereits 1938, SEM JACOBSEN 1956 und BICKFORD 1960 dies für möglich gehalten. DONGIER (1959/60) untersuchte statistisch bei 536 Psychosen und 516 Epileptikern das Zusammentreffen von EEG-Veränderungen und psychisch abnormen Episoden. Bei der centrencephalen Epilepsie kamen in 64%, bei der temporalen Epilepsie in 49% Verwirrtheitszustände vor, optische Halluzinationen und Erregungszustände zeigten sich umgekehrt etwa im gleichen Verhältnis. Alle Patienten mit fortdauernder beidseitiger Spike-Waves-Entladung waren verwirrt, 78% mit diffusen langsamen Wellen waren ebenfalls verwirrt.

Eine systematische Tiefen-Dauerableitung mit Medikamentenprovokation und eine Registrierung autonomer und Verhaltensänderungen bei gleichzeitiger Aufzeichnung des subcorticalen EEG unternahm VAN BUREN (1958, 1960, 1961, 1963). Beim spontanen Anfall und durch Metrazol kam es nahezu regelmäßig, aber in verschiedenen Zeiträumen zu vegetativen Veränderungen (z. B. exspiratorische Apnoe, Bluthochdruck, Tachykardie, Näheres s. S. 138).

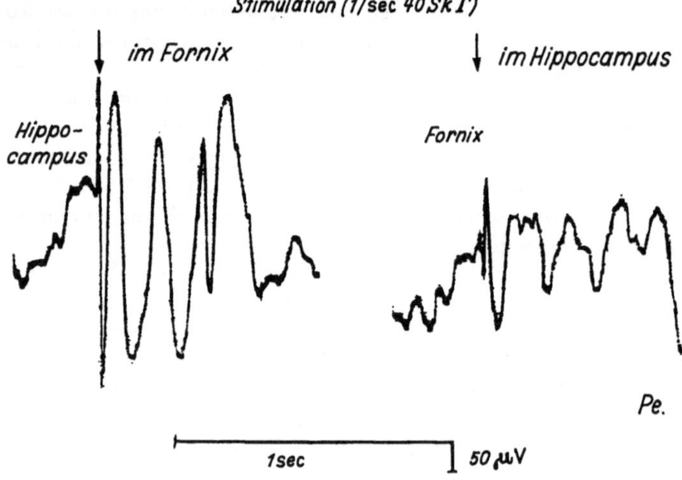

Abb. 51. Einzelreiz mit 40 SkT (Pell.) im Fornix und im Hippocampus; nach Reiz im Fornix zeigt die Ableitung aus dem Hippocampus mit 20 msec Latenz eine negative Spitze, dann 4—5 biphasische Hypersynchron-Wellen, die im Ablauf langsamer werden, Gesamtdauer 600 msec. Nach dem Einzelreiz im Hippocampus zeigt sich im Fornix eine positive Spitze nach 12 msec, eine negative spitze Welle nach 30 msec, darauf ein deutlich langsamerer Entladungsanhang von etwa 600 msec Dauer

Fig. 51. Single stimuli with 40 scale degrees (Pell.) in the fornix and in the hippocampus. After stimulation of the fornix the record from the hippocampus shows a negative spike with 20 msec latency, then 4 to 5 diphasic hypersynchronous waves the potentials of which become slower; total duration 600 msec. After single pulse stimulation of the hippocampus a positive spike is seen in the fornix after 12 msec, a negative spike-wave after 30 msec, thereupon a markedly slower group of after-discharges about 600 msec in duration

Da sie in einer bestimmten Reihenfolge auftraten, konnte man an einen „Marsch" der pathologischen Entladungen durch räumlich getrennte Strukturen (JASPER 1958; FALCONER 1954) denken. Eine große Zahl der subjektiv geschilderten Aura-Zustände und der objektiv registrierten autonomen Veränderungen liefen nach seiner Beobachtung auch ohne ein bioelektrographisches Korrelat ab, am häufigsten waren währenddessen noch synchron ablaufende Wellen frontal. Im Frühstadium eines Anfalles fand er in vielen Fällen eine Abflachung des Grundrhythmus. Dagegen sah DELGADO (1958, 1960) immer EEG-Veränderungen, wenn der Pat. seine Aura erlebte.

Wir glauben nach unseren Beobachtungen, daß wahrscheinlich nur bei pathologischen Entladungen in limbischen Tiefenstrukturen — einerlei ob spontan oder reizausgelöst — Veränderungen der seelischen Grundstimmung oder Verwirrtheitszustände auftreten. Ist der cortical ablaufende Rhythmus abnorm langsam (s. auch S. 135), so ist der Bewußtseinszustand stärker eingeschränkt. Dagegen muß bei vegetativen, affektiven und emotionellen Begleiterscheinungen (s. Abb. 49) sich über dem Cortex keine Veränderung des Wellenbildes zeigen (ANGELERI 1961; CHAPMANN

1960; MAROSSERO 1961). Tritt während der subcorticalen Anfallsabläufe eine Desynchronisation des neocorticalen Rhythmus auf (CHATRIAN 1960; HEATH 1960; KAJTOR 1957 a und b; KING 1961; LICHTENSTEIN 1959), so ist ein Erregungszustand, evtl. mit ergotropen autonomen Reaktionen, die Regel.

c) Klinische Beobachtungen bei Reizung und Coagulation in verschiedenen Strukturen des limbischen Systems

In diesem Zusammenhang werden nur die Befunde bei Eingriffen im limbischen System besprochen, die Beobachtungen bei anderen subcorticalen Operationen sind auf S. 70 zusammengestellt. Es überwiegen die Effekte bei Reiz im Fornix (21 Fälle) mit 1—8/sec und 25—50/sec. Protokolliert wurden ebenfalls die Beobachtungen in verschiedenen Regionen des Hippocampus (9 Fälle), des Amygdalum (8 Fälle), des Gyrus cinguli (3 Fälle, z. T. bei Nicht-Epileptikern) und einmal in der Commissura hippocampi. Alle Patienten waren wach, wenn auch nicht immer kooperativ. Eine Zusammenstellung der *subjektiven und objektiven Reizergebnisse* bei den verschiedenen Reizarten gibt die Tabelle 8. Zusätzlich sind die in der Tabelle mit einem Stern (*) versehenen subjektiven Erlebnisse und besonderen klinischen Verläufe noch einmal unter der gleichen Nummer etwas ausführlicher dargestellt, so ergibt sich ein besserer Einblick in die Trauminhalte und die halluzinatorischen bzw. illusionären Vorstellungen bei verschiedenen Reizen.

2. Bu. (Fornix rechts) 8/sec-Reize: „Es ist alles unwirklich und fremd, als ob ich träume", „ich phantasiere", „ich hatte ein Erlebnis mit einem Mann in England, er ist mir nachgestiegen", „ich komme mir so blöd vor". Reproduzierbar mit jeder Serie traten diese traumhaften Erlebnisse auf.

50/sec-Reize: „Mein Hals ist trocken, die Luft wie abgeklemmt", dann typischer Anfall (auch im EEG), dabei Tränenfluß, starrer Blick, Fascialisverkrampfung beiderseits, Armhochheben, Pfötchenstellung rechts, Blick nach rechts, etwa 10 min umdämmert, nachher gibt sie an, sie habe wieder von einem Mann geträumt.

Coagulation: gleicher Traum, lacht unmotiviert, „bester Laune", Wärmegefühl im Gesicht.

5. Hei. (Fornix links, rechter Fornix war vor einem Jahr coaguliert worden), während 8/sec-Reizen beklemmendes Gefühl, als wenn sie in einem zu kleinen Raum säße und ihr die Luft entzogen würde, das Gefühl verstärkt sich mit zunehmender Reizstärke.

50—100/sec-Reiz: Vibrieren durch den ganzen Körper, als wenn sie „magnetisch" sei, Schauer seien über den ganzen Rücken gelaufen.

Coagulation: objektiv Schwitzen, Gesichtsrötung, nach 1/2 bis 1 min auffallend blaß, Mydriasis und Lidspaltenerweiterung auf der rechten Seite, Protrusio bulbi, subjektiv: „Gefühl wie beim Flugzeugabsturz". Postoperativ zeitlich desorientiert, zunehmende vegetative Anfälle (Tachykardie, Tachypnoe), Erregungszustand, motorische und cerebrale Unruhe, Exitus am 5. Tag: Gliom vor dem 3. Ventrikel.

8. Me. Beispiel für unterschiedliche Reizeffekte im Fornix und der Lamella medialis:

Fornix: Bei 8/sec-Reizen müde, leichtes Schwitzen an beiden Händen, geringe Mydriasis (durch Augenschluß bedingt?), bei 50/sec-Reizen deutliche Mydriasis, Zählhemmung, schließt gegen Reizende die Augen und sagt: „ Ich hatte ein komisches Gefühl im Kopf", beim nächsten Mal: „Ich hatte einen kleinen Anfall." Nach der Coagulation, während der sie zeitweilig verwirrt oder zumindest sehr unaufmerksam wurde, ist sie für kurze Zeit deutlich müder.

Lamella medialis (nach Fornix-Coagulation): Bei 1—8/sec-Reizen kann die Pat. trotz Befehl und trotz reizrhythmischer Zuckungen in Zunge und Arm die geschlossenen Augen nicht aufmachen. Bei 50/sec tritt eine deutliche Augenöffnung, Lidspaltenerweiterung, Mydriasis auf. Objektiv deutliche Gesichtsrötung, subjektiv nichts. Bei Coagulation Mydriasis links mehr als rechts, Unaufmerksamkeit, nach der Coagulation zeitlich desorientiert, örtlich orientiert.

11. Ro. 4—8/sec-Reize im Fornix haben keinen deutlichen klinischen Effekt, Pat. ist unaufmerksam; bei 25/sec-Reizen fühlt der Pat. sich schwindlig, vor allem aber beginnt er mit Einsetzen jedes Reizes spontan zu sprechen, z. B.: „Oh, wie ist mir? Ich kann es nicht beschreiben, ein komisches Gefühl, wie im Traum." Mit zunehmender Reizstärke wird das Gefühl des Schwindels stärker („ich meine, ich sitzen in einem Karussell oder in der Achterbahn, sie dreht sich anders herum als die Uhr, wie ist das komisch") und auch des elektrischen

Tabelle 8. *Klinische Beobachtungen bei 18 Patienten mit temporaler Epilepsie*

Nr.	Reizort	Reizfrequenz	subjektiv	Atmung	RR und P.	autonome Reaktion	Bewußtsein	Augen	EEG
1.	a) Fornix re.	4 + 8/sec					gering eingeengt		
		25 + 50/sec	Anfallsaura: „komisches Gefühl"	beschleunigt		Schweiß		Mydriasis	subcorticaler Anfall: reproduzierbar (s. Abb. 49, 50)
		Coagulation	Angst, verwirrt			Schweiß	verwirrt		
	b) Mediales Amygdalum	Coagulation	li. sensible Störung (unangenehm)				müde eingeengt		
2.	Fornix re.	8/sec	Traumerlebnisse*				müde		verlangsamt
		50/sec	Traumerlebnisse*	Exspir. Apnoe	RR erhöht	Trockenheit im Hals; Aufstoßen	eingeengt, doch erregt	Tränenfluß, Mydriasis, Deviation n. re.	Anfall reproduzierbar nur subcortcial
		Coagulation	Traumerlebnisse* Wärmegefühl li.				zunehmend müde		
3.	Fornix li.	4 + 8/sec	Angstgefühl			gastr. Aura		Mydriasis bds.	langsamer
		25 + 50/sec				Aura dto. aber erregt			Desynchronisation
		Coagulation					starkes Schwitzen, m. jeder Coagulation abnehmende Aura		

Nr.	Reizort	Reizfrequenz	subjektiv	Atmung	RR und P.	autonom. Reaktion	Bewußtsein	Augen	EEG
4.	Fornix li.	8/sec		verlangsamt			müde	Miosis?	Hypersynchron.
		25 + 50/sec	Hypaesth., Paraesth. re. Arm			Sudor Oberlippe	verwirrt		Desynchron.
		Coagulation	ängstlich	Beschleunigung	P rascher	Gesichtsrötung Sudor re.	verwirrt	Mydriasis bds.	
5.	1. Fornix re.	4 + 8/sec	ängstlich				eingeengt		5/sec-Wellen
		50 — 100/sec	aufgeregt	beschleunigt		Schwitzen li.			Desynchron.
		Coagulation	verwirrt	Stillstand 30 sec					
	2. Fornix li.	8/sec	Vibrationsgefühl Rücken				eingeengt?		
		25 — 30/sec	starke Beklemmung, Angst	Exspir. Apnoe		Blässe	aktiviert	Mydriasis	Desynchron.
		Coagulation	„Flugzeugabsturz“	Tachypnoe	Tachykardie	Schweißausbruch, Gesichtsrötung, dann blaß, Kollaps	zunehmend eingeengt	Protrusio Mydriasis	
6.	Fornix li.	8/sec	komisches Gefühl				müde	Miosis	verlangsamt
		25/sec	erregt: „bedrohlich“	beschleunigt	RR-Steigerung	Wärme re.		Mydriasis	Desynchron.
		Coagulation	erregt			Schwitzen	erst erregt, dann zunehmend müde		
7.	Fornix li.	8/sec	Fremdheitsgefühl, zwanghafte Wischbewegungen				eingeengt?	geschlossen	3—4/sec-Wellen hypersynchron
		25/sec	aktiviert, erregt		RR-Steigerung	Gesichtsrötung	deutlich wacher	Mydriasis	Desynchron.
		Coagulation	zunehmend unruhig			Gesichtsrötung, Schweißausbruch			

Tabelle 8 (Fortsetzung)

Nr.	Reizort	Reizfrequenz	subjektiv	Atmung	RR und P.	autonom. Reaktion	Bewußtsein	Augen	EEG
8.	a) Fornix li.	8/sec*	Müdigkeit			Schwitzen	eingeengt	geschlossen	
		50/sec	kom. Gefühl: „Ich hatte einen kleinen Anfall", dann Augenschluß		Puls-steigerung	Tachypnoe			
		Coagulation	Wärmegefühl		Puls-steigerung	Brechreiz Gesichtsröte		Mydriasis	
	b) Lamella medialis	4 + 8/sec				leichter Brechreiz	müde	können trotz Befehl nicht geöffnet werden	
		50/sec			Puls beschleunigt	Gesichtsrötung		Mydriasis	
		Coagulation					örtlich verwirrt, müde		
9.	a) Fornix re.	4/sec		Hemmung			eingeengt		
		25/sec		Stillstand	RR-Schwankung, Tachykardie			Mydriasis	Desynchron.
	b) Fornix li.	4/sec	Übelkeit	Exspir. Apnoe		Brechreiz			hypersynchron.
		100/sec	Schwindel, erregt	Tachypnoe	Tachykardie	Schweiß		Mydriasis	Desynchron. Augenöffnen
	c) Amygdalum li.	4/sec	verwirrt?	tiefe Insp.		Erheben der Hände mit jedem Reiz		Zukneifen	
		25/sec	erregt	Tachypnoe				auf	unregelmäßig

Nr.	Reizort	Reizfrequenz	subjektiv	Atmung	RR und P.	autonom. Reaktion	Bewußtsein	Augen	EEG
10.	a) Fornix li.	4/sec	Hungergefühl			Vomitus	müde, gähnt		5—6/sec
		50/sec		beschleunigt			wacher, interessiert		Desynchron.
		Coagulation	verwirrt			Gesichtsrötung, Schwitzen, Körper u. Beine kalt			
	b) Amygdalum li.	keine klinischen Effekte							
11.	Fornix li.	25/sec				Schwindel Oppression Gesichtsblässe		Öffnen Mydriasis	Desynchron.
		50/sec*	elektr. Strom	vertieft, z. T. beschleunigt			verwirrt	Mydriasis	
		Coagulation	klagt über Hitzegefühl, hört andere reden	beschleunigt			verwirrt		
12.	Fornix re.	4—8/sec	typ. Aura (Magen) Angst		Bradykardie	Brechreiz	reduz.		Hypers.
		25/sec	Angst	HV!	Puls + 20 RR + 30	Magensens. Brechreiz	erregt		teilw. Desynchron.
13.	Fornix li.	4 — 8/sec	kein klinischer Effekt						langsamer
		25/sec	Anfallsgefühl	tiefe Einatmung, Stöhnen, Händereiben		Sudor, Gesichtsrötung	verwirrt	Mydriasis	Anfall?
		Coagulation	Aura	Tachypnoe	Tachykardie	Hitzegefühl (Magen)	verwirrt		

Tabelle 8 (Fortsetzung)

Nr.	Reizort	Reizfrequenz	subjektiv	Atmung	RR und P.	autonom. Reaktion	Bewußtsein	Augen	EEG
14.	a) Fornix li.	4—8/sec	schläfrig Traum*			Enge Thorax, Magen	eingeengt		Hypersynchron.
		50/sec	typ. Aura				wacher		Desynchron.
		Coagulation	Angst Beklemmung	beschleunigt	Puls frequent, RR gleich				
	b) Comm. hippo-camp. re.	50/sec	Verfolgung*	beschleunigt		Gesichtsrötung	Weckeffekt		
	c) Fornix re.	1—8/sec	Angst Aura*				müde, desorientiert	Schluß	langsamer
		25—50/sec	Angstgefühl*	beschleunigt	Puls beschleunigt		erregt „bedroht"		Desynchron.
		Coagulation	Angst geringer, Lächeln	beschleunigt					
	d) Hippo-campus li.	8/sec	generalisierter Krampfanfall						
15.	Fornix li.	8/sec	Magensensat. ratlos*	Tiefe Inspir., dann exspir. Atemstill.	Puls geringer	Gesichtsrötung re.			
		25—50/sec	Angst*	Exspir. Apnoe	Tachycardie	Magensensat. Hitzegefühl	erregt verwirrt	blickt nach oben	
		Coagulation	Effekte dto.						
16.	Fornix li.	8/sec	typ. Aura Magen	verlangsamt		Wärme	ängstlich eingeengt		Hypersynchron.
		25/sec	typ. Aura, verstärkt	beschleunigt	Puls erhöht		erregt	Mydriasis, Augen auf	
		Coagulation	Schwindelgefühl	beschleunigt		Wärme (Magen, Stamm)			

Nr.	Reizort	Reizfrequenz	subjektiv	Atmung	RR und P.	autonom. Reaktion	Bewußtsein	Augen	EEG
17.	Fornix li.	4—8/sec	„es klebt mir die Augen zu“			Magensensation	müde		langsame Gruppen
		25/sec	Angst wie bei typ. Aura, hapt. Sensation			Piloarrektion re.	erregt	Öffnen Mydriasis	
		Coagulation	Kältegefühl re. Körperh.	beschleunigt		Piloarrektion re.	aufgewacht		
		post Coagulation	keine haptischen und Angstsensationen mehr						
18.	Fornix li.	8/sec	„Fremdgefühl“			Erbrechen	müde?		Hypersynchron.
		25/sec	typ. Aura Schmatzen, Schnauzkrampf	Tachypnoe	Puls beschleunigt	Erbrechen	erregt, verwirrt		Anfall und Desynchron.
		Coagulation				Wärme			

Stromes, der durch den ganzen Körper geht; Mydriasis beiderseits, Gesichtsblässe, zeitweilig dabei erregt, kann sich aber nach Reizende nicht immer richtig erinnern („mit irgendwas bin ich gefahren, Achterbahn oder Karussell“), mit 50/sec-Reizen wird die Verwirrung aber größer („Ach, jetzt weiß ich es wieder, ich war bei einer Operation, ich habe selbst operiert“ oder beim nächsten Mal „ja, da kommen Bekannte, mein Bruder ist auch dabei, wir haben uns gut vertragen“), es kommt aber auch zum Gedankenabriß und Fadenverlieren während der Spontanreden, mit dem Reizende hört er sofort auf, er kann sich nur zum Teil an die Traumerlebnisse oder an seine Reden erinnern.

Bei der Coagulation hat er jedesmal ein starkes Hitzegefühl im Kopf, er hört andere über sich reden, weiß aber nachher nichts mehr über den genauen Inhalt. Nach 3 Coagulationen wird er unruhig, etwas ungeduldig, zeitweise auch unbeherrscht.

14. Schn. (Fornix links) bei 4—8/sec-Reizen kommt es zum Wachtraum; er sah sein Elternhaus auf einem Berg liegen, dann wollte ein Kraftwagen ihn umfahren, obwohl er auf einem Feldweg war; bei Reizung 2 mm dorsal vom ersten Punkt hatte er Angst, als ob er sterben müßte, genauer könne er es nicht schildern.

Coagulation: Gesichtsrötung und Atmungsbeschwerden, Pulsbeschleunigung, Angstgefühl.

2. Eingriff (Comm. hippocampi rechts) 50/sec-Reiz: Weckeffekt, Verfolgungsgedanken: „der muß weg“, Hyperventilation, zeitweise Beklemmungsgefühl wie sonst vor dem Anfall, Gefühl als habe er etwas verbrochen.

3. Eingriff (Fornix rechts) 4/sec-Reize: sonderbares Gefühl vom Magen aus. Ermüdung bei 4+8/sec-Reizen, nur für die Reizdauer ängstliches Gefühl: „er komme sich umnebelt vor, er komme sich selbst fremd vor; er habe das Empfinden, es komme etwas Bedrohliches in ihn hineingefahren, daher sei er bange“.

25/sec-Reize: wesentlich wacher, lebhafter, aber ängstlich, fühlt sich bedroht.

Bei 100/sec-Reizen wurden diese Bedrohungsempfindungen wie Gefühl des Unheimlichen deutlicher geschildert, Verfolgungsgedanken (er werde gejagt, verfolgt, sei völlig verlassen, er sei der einzige Patient in der Klinik, er sollte weggebracht werden, weil er etwas angestellt hat), Hyperventilation.

(Ammonshorn) ganz leichte 4/sec-Reize: Initialschrei, es kommt zum Anfall für 1 min.

Tabelle 9. *Klinische und vegetative Effekte bei 21 Reizungen und Coagulationen im Fornix*

Reizart	Augen				Autonome Veränderungen				vegetative, somato-sensible Sensationen	Aura	Dämmerattacken Automatismen	traumhafte Vorstellungen	Depression, Angst, Paranoia	Atmung		Kreislauf				Bewußtsein		EEG			
																Blutdruck		Puls					Paroxysm.		
	zu	(Mios.)	auf	(Mydr.)	Schwitzen	Wärme	Kälte	Erbrechen						verlangsamt	beschleunigt	Senkung	Steigerung	Verlangsamung	Beschleunigung	eingeengt	aufgehellt	synchr.	desynchr.	subcortical	cortical
1—8/sec	4	(3)		(2)	1	2	0	4	8	6	3	6	5	7	—	1	—	2	—	14	—	14	0	6	3
25—5/sec			8	(9)	7	5	0	3	8	6	6	3	6	6	8	—	5	—	9	—	16	0	12	9	5
Coagulat.				(5)	8	12	2	1	3	2	3	4	8	2	9	1	—	1	5	—	6	unbekannt			3

15. Se. Bei 4—8/sec-Reizen im Fornix ist er ratlos: „Schauen Sie auf die Insel Mainau, das ist ganz seltsam, was dabei herauskommt", 25/sec-Reize: Angst, Bedrohung: „Die sprechen immer im Hintergrund, die haben schon wieder von der Insel Mainau geredet", (geht das gegen Sie?) „Ja, wahrscheinlich."

25/sec-Reize bei 2 mm dorsal sind ebenfalls traumhafte Vorstellungen jedesmal auszulösen, die Vorstellungen kann er nicht genau schildern, es sei auch bedrohlich, jetzt aber lächelt er (Mitreizung der Septumkerne?), distanziert und wenig beteiligt: „Was da wohl alles herausspringt!"

17. Stoe. (Fornix links) bei 4+8/sec-Reizen spontane Angabe: „es klebe ihm die Augen zu"; diese Müdigkeit tritt nach den weckenden 25+100/sec-Reizen erneut auf, wenn mit 4/sec-Reizen stimuliert wird.

25—100/sec-Reize: jetzt spontanes Augenöffnen, Pupillenerweiterung, regelmäßig Angstgefühl mit Beklemmung wie sonst bei spontaner Aura, haptische Sensationen am Scrotum. Nach zwei Coagulationen (kein Angsteffekt) traten bei Kontrollreizung nicht mehr die haptischen und Angstsensationen auf, er fängt spontan an zu lachen; es läuft ihm ein „Schaudern" vom Kinn über die gesamte rechte Körperhälfte (rechts mehr als links), dabei Piloarreaktion.

Auf der Vergleichstabelle 9 werden die Beobachtungen bei verschiedenen Reizfrequenzen zusammengefaßt, von insgesamt 21 Pat. (4 wurden in der Zwischenzeit noch operiert) sind die Prozentzahlen zum Vergleich mit anderen Regionen auf Tab. 4 aufgeführt. Bei langsam-frequenten Reizen (1—8/sec) und geringer Reizstärke sind 14 der 18 Pat. deutlich in ihrer Aufmerksamkeit und Aktivität eingeschränkt, in den meisten Fällen schließen sie die Augen, einige gähnen. In wenigen Fällen war die Müdigkeit so groß, daß die Augen auch auf Befehl nicht geöffnet werden konnten (Stoe.: „Es klebt mir die Augen zu"). Diese *Herabsetzung der Vigilanz* bei langsamer Reizfrequenz ist also oft ebenso stark wie bei langsamen Reizen im unspezifischen Aktivierungssystem, sie können aber z. B. in der Lamella medialis mit geringerer Reizstärke produziert werden. Bei langsamen Reizen im Fornix wurden auch mit diesen schwachen Reizen bereits in 6 Fällen Auraähnliche und in 6 weiteren traumhafte Verwirrtheitszustände, nur in 3 Fällen psychomotorische Dämmerattacken z. T. mit Automatismen ausgelöst. Um den Unterschied zu verdeutlichen, haben wir bei Fall 8 (s. S. 127) die Reizeffekte in beiden Punkten einander gegenübergestellt. Gelegentlich (3mal) war neben Augenschluß (4 Fälle) eine Miosis zu beobachten. In 14 Fällen zeigte sich während der Verringerung der Aufmerksamkeit im EEG eine Verlangsamung und eine Synchronisierung der oberflächlichen und der Tiefen-

Potentiale, subcortical registrierten wir in 9, über der Haut nur in 6 Fällen (Abb. 48) das Auftreten von 4—6 (5—7)/sec-Wellen, nur selten zeigten sich dabei Spitze-Wellen-Abläufe. Schwache Reize mit 4—8/sec-Frequenz erweckten bereits (s. Tab. 9) bei einigen Patienten *viscerale Mißempfindungen, Automatismen und Dämmerattacken* zum Teil mit Geruchs- und Geschmackshalluzinationen. Sie enden meist unmittelbar mit Reizende, oft schildern die Patienten spontan die subjektiven Sensationen oder Trauminhalte, z. B. geben sie an: „Es war wie vor einem Anfall" oder „Ich glaubte einen Anfall zu bekommen". Während der niederfrequenten Reize sind die Patienten (65%) eher schläfrig, dem entspricht auch das EEG (Abb. 52 oben). Während der Reizung mit 8/sec im Fornix treten über der Haut, betont über der gleichseitigen Temporalregion und weniger auch über der Zentralregion, *hypersynchrone EEG-Wellen*

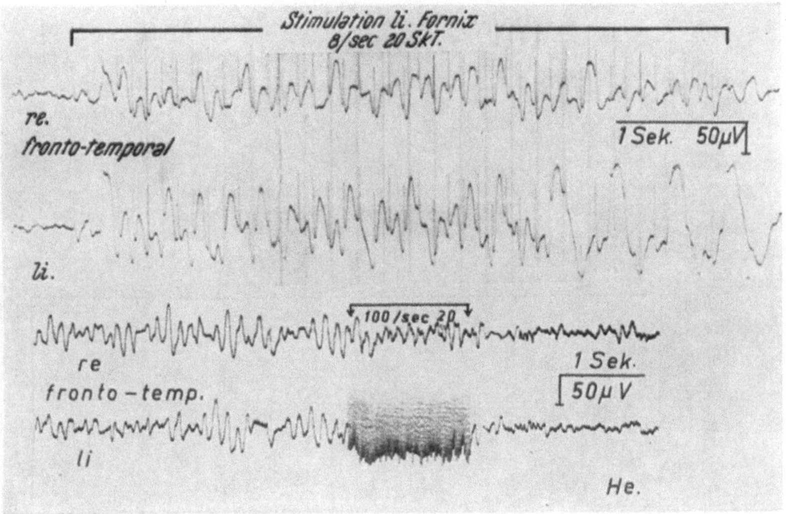

Abb. 52. 8 und 100/sec-Reize im hinteren Fornix (He.), bipolare Skalpableitung fronto-temporal beiderseits. Mit Einsetzen des schwachen Reizes zeigen sich bei 8/sec auf der Reizseite recruiting-ähnliche Potentiale, nach 3—4 sec hypersynchrone (Krampf-)Wellen, die mit Reizende sofort aufhören. Klinisch bestandene Krampfäquivalente: Die Pat. stöhnt, reibt die Hände, schließt die Augen. Mit Einsetzen des hochfrequenten, sehr kurzen Reizes Desynchronisation des vorher langsamen Grundrhythmus beiderseits, stärker auf der Reizseite. Klinisch: Weckeffekt, exspiratorische Apnoe: „Ich habe keine Luft gehabt!"

Fig. 52. 8 and 100 per sec stimuli in the posterior fornix (He.), bipolar fronto-temporal scalp record on both sides. Recruiting-like potentials appear on the stimulated side at the start of weak stimulation with 8 per sec pulses; after 3 to 4 sec hypersynchronous (convulsive) waves which cease instantly at the end of stimulation. Clinical symptoms equivalent to attacks: The patient moans, rubs his hands, closes his eyes. At the start of the very short high-frequency stimulus bilateral desynchronization (more marked on the stimulated side) of the previously slow basic rhythm. Clinical symptoms: Arousal effect, expiratory apnea: "I couldn't breath any more!"

auf, die sich im Laufe der Reizung verstärken, mit Reizende aber wieder in den Normal-Rhythmus übergehen. Während dieser Reize stöhnen die Patienten, reiben sich die Hände oder zeigen andere, für ihre Epilepsie typische Automatismen. Starke Reize mit 8/sec können — dies ist uns aus Reizungen der Lamella medialis des Dorsomedialkernes bekannt (s. S. 41) — bereits einen aktivierenden Effekt klinisch (zweimal kam es zu Mydriasis) und im EEG hervorrufen. Grands maux wurden durch langsame Reize im Fornix nie ausgelöst, dies trat aber einmal bei Hippocampus-Reiz mit 4/sec auf. Die reizausgelöste Aura entspricht fast immer im Typ der beim jeweiligen Patienten spontan auftretenden Aura; die halluzinatorischen Vorstellungen und die *Trauminhalte* waren in 5 Fällen überwiegend angstgetönt, in 8 weiteren gingen sie mit undefinierbaren („komischen") Körpersensationen einher. Im Gegensatz zu den stets als höchst bedrohlich empfunden Gefühlen bei hochfrequenten Reizen hatten die

Träume bei langsamer und schwacher Reizung einen mehr „beschaulichen“ Inhalt. Kreislauf und Atmung waren, wenn sie überhaupt auf schwache Reize eine Reaktion zeigten, eher nach der trophotropen Seite verschoben (Bradykardie, in 7 Fällen verlangsamte vertiefte Atmung), Wärmeempfindungen waren selten, dagegen trat bei 4 Pat. Brechreiz und Erbrechen auf. In einigen Fällen waren die objektiven und subjektiven Effekte bei diesen schwachen Reizen nur gering.

Durch höherfrequente Reize (25—100/sec, zwischen 8—18 V) kommt es häufiger zu klinischen Effekten. Dabei treten deutlicher angstgetönte *Verfolgungs- und Depersonalisationserlebnisse* auf. Die Patienten werden erweckt, sie sind oft erregt, Luftnot und Beklemmungserscheinungen, in einigen Fällen Brechreiz (vor allem bei

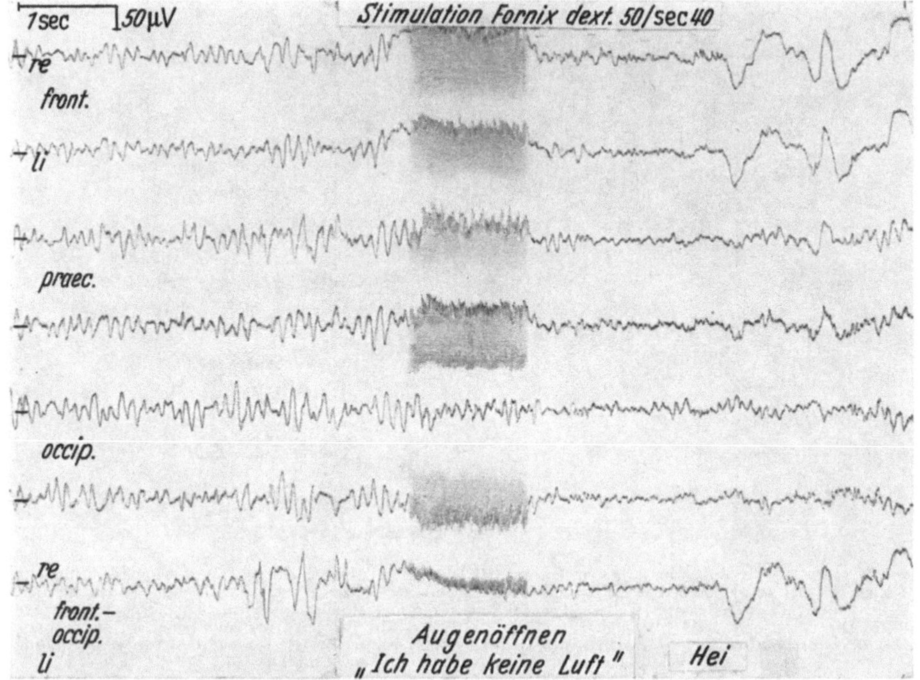

Abb. 53. 50/sec-Reiz im Fornix führt zu einer sofort einsetzenden und mehrere Sekunden über das Reizende anhaltenden Desynchronisation des hypersynchronen (pathologischen) Cortex-EEG. Klinisch kam es zu Augenöffnen bei der vorher schläfrigen Patientin, zu Depressionsgefühl und Angst

Fig. 53. 50 per sec stimulation of the fornix produces desynchronization of the hypersynchronous (pathologic) cortical EEG, which starts instantly and persists until several seconds after the end of the stimulus. Clinical effects: The previously drowsy patient opens her eyes, she has oppressive and anxious feelings: "I cannot breathe!"

Reiz in der Area 24) treten auf. Diesen Weckeffekt zeigt die Abb. 52 im unteren Abschnitt und die Abb. 53. Während des etwa 2 sec dauernden 50/sec-Reizes wird der vorher hypersynchrone Hirnwellenablauf deutlich rascher und kleiner, es kommt zu einem *Desynchronisationseffekt* über sämtlichen Hirnregionen. Diese Patientin öffnete die vorher geschlossenen Augen, nachher gab sie an „Ich habe keine Luft gehabt“. Mit höherfrequenten Reizen kann man auch längerdauernde elektrische, in seltenen Fällen auch klinisch generalisierte Krampfanfälle auslösen, dies gilt vor allem für die Reize im Ammonshorn. Deshalb waren wir mit starken und längerdauernden 25—50/sec-Reizen sehr zurückhaltend, nur gelegentlich benutzten wir 100/sec-Reize. Wir provozierten daher auch nur ganz wenige generalisierte Krampfanfälle. Höherfrequente Reize erzeugten nahezu ausschließlich Umstellungen in ergotroper

Richtung. Die Patienten wurden geweckt (76%), auch wenn sie vorher geschlafen hatten, 8 Pat. öffneten weit die Augen, bei 9 trat eine Mydriasis, jedoch keine Blickabweichung auf. Sie waren auch meist erregt, ängstlich (6mal) und innerlich gespannt, die Dämmerattacken (6mal) und die Trauminhalte wiesen einen bedrohlichen Inhalt auf. 6 Pat. hatten Verfolgungsideen, sie fühlten sich leiblich bedroht, 8 hatten dabei sehr unangenehme körperliche Sensationen.

Fast immer handelt es sich also bei Fornixreizen (ähnlich wie bei Reizen im Hypothalamus) um unangenehme und ängstigende Erlebnisse, bei höherfrequenten Stimulationen war diese Auslösung einer angstgetönten Verstimmung besonders eindeutig (Hassler 1957). Angenehme Gefühle, Wohlbehagen oder Lächeln trat nur in 2 Fällen bei Reiz 2—3 mm weiter zwischenhirnwärts auf. Möglicherweise haben wir hier bereits die Septumkerne mitgereizt, bei denen diese Effekte aus dem Tierexperiment (Olds 1961) und beim Menschen (Heath 1960) bekannt sind. In Analogie zu diesen erregenden Weckeffekten war (in 12 von 18 Fällen) eine Desynchronisation des vorher eher langsamen EEG als Attenuationseffekt reproduzierbar nachzuweisen (s. Abb. 53). Dieser Weckeffekt setzt mit kurzer Latenz nach Reizbeginn ein und überdauert — je nach Reizlänge und Stärke — das Reizende bei unseren relativ kurzen (3—5, nur in Ausnahmefällen 10 sec) Reizen nur um 2—5 sec. Nur zweimal erlebten wir einen längeren *Atemstillstand* (20 bzw. 80 sec). Kam es im EEG zu corticalen Krampfabläufen (5 Fälle), so war damit nicht immer eine Apnoe verbunden; bei generalisierten Anfällen war dieser Atemstillstand stets zu beobachten und länger. Nach unseren Beobachtungen herrscht während eines kurzen Reizes häufig (in 8 Fällen) sogar eine Atmungsbeschleunigung mit sehr flachen Atemexkursionen („Hacheln"), bei längeren, starken Reizen kommt es während der Stimulation und auch noch sofort nach Reizende zur Atmungseinschränkung (6 Fälle). Im Gegensatz zu Reizen in den Thalamusabschnitten des extrapyramidal-motorischen Systems mit ihrer inspiratorischen Blockade ist es hier häufiger eine exspiratorische Apnoe (wie bei van Buren 1958). Gelegentlich trat aber auch die Apnoe nach einem (schreckbedingten?) tiefen Atemzug auf. Vegetativ kommt es bei 25—50/sec-Reizen fast immer zu einer *Verschiebung nach der ergotrop-sympathischen Richtung.* Wir konnten aus äußeren Gründen nicht alle polygraphisch testen. In 5 Fällen beobachteten wir eine Steigerung (um 20—30 mm) des systolischen und noch deutlicher des diastolischen Blutdrucks. In 9 Fällen kam es zu einer Pulsbeschleunigung, bei 7 Pat. zu Schweißausbruch (oft nur auf der kontralateralen Seite), zur Gesichtsrötung. In einigen Fällen wurden Extrasystolen beobachtet, ein Beispiel gibt Abb. 54. In 5 Fällen wurde subjektiv ein Wärmegefühl angegeben; als Spätreaktion innerhalb der vegetativen Grundanpassung kann es aber auch zu Kollaps-ähnlichen Fehlsteuerungen kommen. Wir sahen dann eine Gesichtsblässe, Marmorierung der Extremitäten mit subjektivem Kältegefühl, gelegentlich trat dann auch Erbrechen auf.

Während der Coagulation waren Angstzustände und (überwiegend ergotrope) vegetative Umstellungen (s. Tab. 9, 3. Zeile) ebenfalls zu beobachten, häufig sogar in stärkerer bzw. unangenehmerer Form. Stets ließen jedoch mit zunehmender Zahl der Coagulationen die Auslösung der Aura, der Mißempfindungen und vegetativen Zeichen nach. *Kontrollreize nach der Coagulation* erzeugen meist nicht mehr die vorher beobachteten subjektiven und objektiven Phänomene, sie lösten auch keine EEG-Effekte mehr aus (s. Abb. 49). Durch diese Kontrollreize konnten wir den Effekt unserer Fornix-Ausschaltung verifizieren. Wenn es überhaupt zu Sensationen kam, so wurde nachher von den Patienten über unbestimmte Wärmegefühle und eher angenehme Zustände berichtet. Sie fühlten sich erleichtert, weil sie von ihren Angstzuständen bereits einen gewissen Abstand gewonnen hatten. Ganz verläßlich sind die Angaben der Patienten nach der Ausschaltung allerdings nicht, da sie mit zunehmender Zahl der Coagulationen immer müde und z. T. unaufmerksam wurden.

Von anderen Untersuchern wurden ähnliche, z. T. auch unsere Befunde ergänzende Beobachtungen im Tierexperiment und beim Menschen gemacht. Sie sollen hier, nach Reizregionen geordnet, kurz besprochen werden. AUSTT (1954) und SEGUNDO (1955) beobachteten bei schizophrenen Patienten in Narkose mit Reizen im *Fornix* um 20/sec eine Verlangsamung des EEG-Rhythmus, mit ansteigender Reizstärke traten häufiger langsamere Rhythmen auf (s. aber S. 135). Gleichzeitig wurden Atmungsverlangsamungen bis -stillstände (exspiratorisch) beobachtet (KAADA 1952), die Schlaftiefe schien verstärkt (wie bei GREEN und ADEY 1956 im Tierexperiment), und die Sehnenreflexe waren beiderseits leichter auslösbar (KAADA 1951 im Tierversuch); dies ist bei spontan auftretenden Dämmerattacken ebenfalls bekannt. Eine „direkte“ inhibitorische Wirkung auf den Cortex scheint nicht vorzuliegen, die Ausschaltung des Gyrus cinguli beiderseits zeigt keinen Einfluß auf die Reizeffekte. Nach der inzwischen erweiterten anatomisch-physiologischen Forschung (s. S. 111) ist ein direkter bremsender Einfluß auf das retikuläre Aktivierungssystem denkbar.

Im *Amygdalum* ergaben die Beobachtungen bei spontanen Anfällen, besonders aber Reiz- und Ausschaltungsuntersuchungen, von 14 Autoren (ANDY 1959; CHAPMAN 1954, 1960; CHATRIAN 1960; FALCONER 1954; FEINDEL 1961; GASTAUT 1957; HEATH 1955, 1960; JASPER 1958, 1958 a, 1962; KING 1960; KOIKEGAMI 1952 a und b, 1953; LICHTENSTEIN 1959; PENFIELD 1937, 1954, 1958; SAWA 1961; WALKER 1957, 1960, 1961, 1961 a) in etwa 200 Fällen bei fast ausschließlich hochfrequenten Reizen (zwischen 30—100/sec, meist Rechteck- oder Trapezreize, Dauer bis zu 60 sec) ebenfalls häufig eine Auslösung der typischen Aura und Automatismen, vorwiegend mit epigastrischen oder mit visceralen Sensationen (z. T. mit Vomitus) und visceromotorischen Tonus-Änderungen. Es ergaben sich emotionale, d. h. meist angstgetönte oder verfolgungsähnliche Umstimmungen, gelegentlich visuelle, sehr selten auditorische Sensationen. Angst, Wut und déjà vu-Erlebnisse, Paraesthesien neben anderen somatosensiblen Sensationen (außer FALCONER 1954) waren ebenso häufig wie eine mäßige bis starke Einschränkung des Bewußtseins mit oder ohne Phasen der Verwirrtheit. Sehr häufig bestand für die Dämmerattacken oder den Trauminhalt eine Erinnerungslücke [nach FEINDEL (1961) ergaben sich ähnliche Effekte nach Reiz im Claustrum]. ANGELERI (1961) hingegen sah bei Reiz und Krampf im Amygdalum und im Hippocampus keinerlei Änderungen der Bewußtseinslage, keine subjektiven Sensationen und keine objektiven autonomen Zustandsänderungen. BALDWIN (1960) fand bei Reizen in dieser Region viscero- und somatosensible Sensationen überwiegend ohne Einschränkung der Bewußtseinsklarheit. Objektiv ließ sich meist eine Tachykardie und eine Blutdrucksteigerung um 20—40 mm Hg (diastolisch deutlicher als systolisch), also ebenfalls meist kurzdauernde autonome Umstimmung in ergotroper Richtung, nachweisen.

Bei unseren Patienten war auf leichte niederfrequente Reize ein depressorischer (9%), auf hochfrequente Reize vorwiegend ein pressorischer Effekt (45%) zu beobachten [wie bei ANDY (1959) im Tierexperiment]. GASTAUT (1957) gibt eine Steigerung des Minutenvolumens, Mydriasis und Lidspaltenerweiterung und eine häufig nur kontralaterale Gesichtsrötung oder Schweißausbruch an. Die meisten beobachteten auf Amygdalumreiz eine Verringerung der Atmungsfrequenz und -tiefe bis zur Apnoe (meist exspiratorisch) für die Reizdauer oder darüber hinaus. Bei sehr schwacher und kurzdauernder (5 sec) Reizung sahen wir eine Frequenzzunahme (mit Abflachung der Exkursionen wie im Fornix) für die Reizdauer, bei längerer Reizdauer und starkem Reiz kommt es — mit oder ohne elektrisch sichtbare Krampfanfälle — zur Atmungseinschränkung oder zur Blockade. Bei 3 Fällen unserer Amygdalumreize mit 1—8/sec kam es zu einer leichten Ermüdung, gelegentlich mit Gähnen, und einer Unaufmerksamkeit, auch zu leichtem Augenschluß (nicht so deutlich wie bei Fornix- oder gar bei Lamella medialis-Reizen). Neben den Bewegungsautomatismen, wie sie — individuell verschieden — bei den meisten psychomotorischen Epileptikern beobachtet werden, zeigte einer der Patienten (Pi.) eine mit jedem Reiz reproduzierbare Haltungsstereotypie mit Erheben und Falten der Hände („Gebetshaltung“). Bei 25—50/sec-Reizen war die Verwirrtheit meist wesentlich deutlicher, die Angst- und Verfolgungsideen ausgesprochener, die Patienten schienen aber eher angeregt und hatten neben Atemrhythmusstörungen stärkere autonome Umstimmungen in ergotroper Richtung. Das zeigte sich auch während der meist nur sehr kleinen Coagulation. Mit zunehmender Zahl der Coagulationen (meist 3: jeweils im Zielpunkt, bei +2, —2 mm) indessen nehmen auch hier die Müdigkeit, die Schwerbesinnlichkeit und das Schlafbedürfnis zu, die kooperative Bereitschaft deutlich ab. Nach unseren beschränkten klinischen Erfahrungen beim Menschen kann nicht entschieden werden, ob innerhalb des Amygdalum ein antagonistisch auf Bewußtsein und EEG-Grundrhythmus einwirkendes System besteht, wie dies KREINDLER (1963) aus Tierexperimenten schloß.

Im *Hippocampus* zeigten die Beobachtungsergebnisse von 13 Autoren (VAN BUREN 1958, 1960, 1961, 1962, 1963 a; DELGADO 1958, 1960; FALCONER 1954; FEINDEL 1961; HEATH 1955, 1960; JASPER 1958, 1958 a, 1962; KAJTOR 1957, 1957 a; KING 1960; MACLEAN 1957, 1958; PASSOUANT 1956, 1960; PENFIELD 1955, 1958; SEGUNDO 1954, 1955; VIANNA 1953) bei über 500 Reizen und Ausschaltungen, bei spontanen und provozierten temporalen Anfällen eher noch stärkere psycho-vegetative Umstimmungen. Automatismen waren nicht so deutlich auszulösen, dagegen gelang es sehr leicht mit niedrigen Reizstärken und relativ kurzen (fast immer hochfrequenten) Reizen die typische viscerale Aura mit intestinalen Tonusänderungen, kardialen Sensationen zusammen mit angstgetönten oder paranoiden Zuständen, gelegentlich auch Wut- und Erregungszuständen auszulösen. Auch somatosensible Mißempfindungen waren nicht selten. Insgesamt herrschten also unangenehm empfundene Vorstellungen und Trauminhalte vor. Nur DELGADO (1960) sah angenehme traumhafte Vorstellungen und sexuell getönte Illusionen. ANGELERI (1961) konnte keine emotionelle Umstimmung feststellen.

Auch bei unseren akuten Beobachtungen (3 Pat.) überwogen die unangenehmen Sensationen. Wir waren im übrigen sehr zurückhaltend mit Ammonshornreizen, da in diesem Punkt besonders leicht (einmal schon mit schwachen 4/sec-Reizen) generalisierte Attacken ausgelöst werden. Die autonome Umstimmung verlief meist in der gleichen Richtung wie bei Amygdalum-Reizen. Reproduzierbar war meist eine deutliche Atmungsdepression evtl. bis zur exspiratorischen Apnoe. Angedeutet sahen wir (wie VIANNA 1953) eine Frequenzbeschleunigung. Die Kreislaufänderungen bestanden bei uns in einer passageren Tachykardie und einer Blutdrucksteigerung, doch waren auch umgekehrte, also mehr trophotrope Effekte (VAN BUREN 1958) zu beobachten. In den meisten Fällen waren Anfallsäquivalente mit eingeengter Bewußtseinslage festzustellen, andere Patienten waren verwirrt und hatten für diese Zeit eine Erinnerungslücke.

Mit *Uncus*-Reizen haben wir keine eigenen Erfahrungen. 4 Autoren (VAN BUREN 1961, 1963; GLUSMANN 1953; LIBERSON 1951, 1961; SCOVILLE 1953, 1954) berichteten — in weitaus der größten Zahl während offener Ableitung aus dem Uncus vor der Temporallappen-Exstirpation —, daß deutliche Phasen der Somnolenz gekoppelt waren mit Puls- und Blutdruckabfällen, mit einer Einschränkung der Atmungsfrequenz und -tiefe sowie mit einer Zunahme der intestinalen Motilität. VAN BUREN (1958) hält hierfür Direktverbindungen zu den Vagus-Kernen des Hirnstammes am wahrscheinlichsten (WALL und DAVIS 1951), wie er überhaupt es für gegeben ansieht, daß die wichtigsten Strukturen des Hirnstammes sowohl von Afferenzen aus der Peripherie wie vom limbischen System beeinflußt werden. Aus dem Uncus konnten von allen limbischen Tiefenstrukturen noch am leichtesten Geruchshalluzinationen ausgelöst werden.

Einige Male gelang dies auch bei der Reizung der *Insel* (FALCONER 1954; JASPER 1961, 1962; KAADA 1951, 1952; LICHTENSTEIN 1959; PENFIELD 1954, 1955, 1958; WALKER 1957). Weiter fanden sich viscero-motorische, somatosensible Sensationen oder auraähnliche Erlebnisse, orale Automatismen, in einigen Fällen Brechreiz. Emotionale Umstimmung oder visuelle Halluzinationen waren nicht selten. Das Bewußtsein war nur gelegentlich eingeschränkt, dann waren Verwirrtheitszustände meist ebenfalls zu beobachten. Die oben beschriebenen autonomen Veränderungen zeigten sich auch ohne Einschränkung der Wachheit. Auch von hier aus ließ sich eine Herabsetzung der Atemfrequenz und -tiefe auslösen.

Bei Reizung des mittleren *temporalen* (BALDWIN 1958, 1960; FALCONER 1954; FEINDEL 1960; KAADA 1952; KELL 1961; LIVINGSTONE 1948; OKUMA 1955; PENFIELD 1937, 1954, 1958; POOL 1954) und des *orbitalen* Cortex (CHAPMANN 1954, 1960; FALCONER 1954; JASPER 1958, 1958 a; KAADA 1952; PENFIELD 1954, 1958; POOL 1954; SCOVILLE 1953, 1954) waren ebenfalls Atem-Rhythmusänderungen zu beobachten. Hier zeigten sich indessen mit und ohne Bewußtseinseinschränkung oder Amnesie die größte Zahl verschiedenartiger illusionärer und halluzinatorischer Phänomene, die überwiegend mit dem Oralsinn verknüpft waren (PENFIELD und JASPER 1954). Die Reize lösten auch nicht selten gleichzeitig viscerale Sensationen aus. Die Verhaltensänderungen waren noch am ehesten mit ängstlicher Verstimmung verbunden und sehr häufig mit Puls-Blutdruckänderungen (eher Abnahme als Steigerung), mit Einschränkung der Atmung, gelegentlich auch mit Mydriasis gekoppelt.

Auch Reize im vorderen Teil (Area 24) des *Gyrus cinguli* bewirkten oft eine Mydriasis. Hier zeigen sich nicht immer so deutliche Bewußtseinseinschränkungen (ein Teil der Pat. war in Narkose), dagegen sehr leicht auslösbare und langandauernde Apnoen bzw. Atemverlangsamungen (Dell 1954; Le Beau 1954). In gewissem Gegensatz hierzu stehen die auf jeden Reiz einsetzende und diesen nicht selten überdauernde Puls- und Blutdrucksteigerung, die nach Wall und Davis (1951) nur unter Vermittlung der temporalen Rinde zustande kommen sollen.

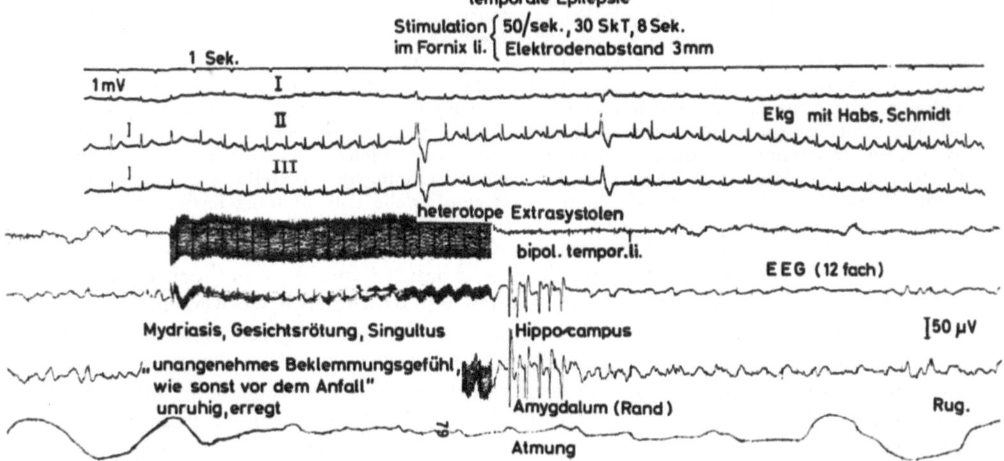

Abb. 54. Bei 50/sec-Reiz mit 30 SkT im linken Fornix (Rug.) treten neben Mydriasis, Gesichtsrötung, Singultus und den auf der Kurve verzeichneten subjektiven Sensationen zuerst eine Tachykardie, während des nur wenige Sekunden dauernden subcorticalen Elektrokrampfes auch heterotope Extrasystolen auf. Das corticale EEG ist abgeflacht, die Atmung für 16 sec im Exspirium blockiert

Fig. 54. During 50 cycles per second stimulation (30 SkT) of the left fornix (Rug.) Mydriasis, reddening of the face, singultus and subjective anxious feelings appear. The electrocardiogram shows tachycardia and heterotope extrasystoles. The temporal cortex is desynchronised, in the subcortex a few convulsive potentials. Expiratory apnoe lasts for 16 seconds

Bei unseren Reizen in dieser Region fiel eine bereits mit niederen Frequenzen auslösbare und mit 25—100/sec-Reizen immer starke Übelkeit mit Brechreiz und Erbrechen auf. Die akuten Untersuchungen ergaben keinen Anhalt für eine vom Klinischen her vermutbare Minderung des Antriebs und der affektiven Reaktionen (vermeintliches „Balkensyndrom"). Reize im funktionell eng hiermit verknüpften *N. ventralis anterior des Thalamus* erzeugen (Chapmann 1954, 1960; Dell 1954; Segundo 1954, 1956) überwiegend ängstliche Verstimmungen oder eine innere Gespanntheit, oder — bei Patienten mit temporaler Epilepsie — viscerale Auren und meist eine kurzdauernde Bewußtseinseinschränkung. Auch in stark gedämpftem Zustand war durch den Reiz regelmäßig eine Atmungsdepression bis zur Apnoe, eine vorwiegend Puls und Blutdruck steigernde Umstimmung, in vielen Fällen auch Gesichtsröte, Schwitzen und Mydriasis nachzuweisen. Gelegentlich wurden Lächeln und angenehme Trauminhalte beobachtet; möglicherweise wurde dabei der Medial-Kern mitgereizt, wo wir dies häufiger sahen. Vielleicht wurden auch die Verbindungsbahnen zu den Septum-Kernen mitstimuliert, von denen aus tierexperimentell (Olds 1961 „reward system") und bei menschlichen Beobachtungen fast stets „pleasure reactions" und maniforme Glücksgefühle ausgelöst werden konnten.

Diese große Zahl reproduzierbarer und meist gleichsinniger Umstimmungen auf Reiz bestätigt die Schlüsselstellung dieser, meist im Verband (MacLean 1954) arbeitenden limbischen Kern- und Faserstrukturen. Es bleibt offen, ob wir mit dem Reiz lokalspezifische Effekte eben dieser gereizten Region auslösen oder durch eine passagere Blockierung dieser Struktur andere, in ihrer Aktivität vorher durch diese Region „gebremsten" Einflüsse freisetzen. Aus den unterschiedlichen Reizergebnissen könnte geschlossen werden, daß überwiegend niederfrequente Reize den tatsächlichen physiologischen Verhältnissen nahekommen. Da die Effekte bei hochfrequenten Reizen ähnlich sind wie bei den Coagulationen, so entsprechen diese unphysiologischen Reizparameter nicht mehr einer Stimulation, sondern bereits einer funktionellen Ausschaltung. Unsere unterschiedlichen Reizeffekte mit nieder- und mit hochfrequenten Reizen — diese Unterschiede wurden bis jetzt von anderen Autoren im limbischen System beim Menschen noch nicht systematisch kontrolliert — entsprechen den von Monnier u. Mitarb. (1961, 1963, 1963 a) mehrfach gefundenen differenten Ergebnissen verschieden frequenter Reize im Tierexperiment. Das weitgehende Ausbleiben der vor der Coagulation leicht auslösbaren subjektiven und objektiven Effekte beweist, daß die limbischen Strukturen eine wichtige integrierende Funktion haben und mit anderen subcorticalen Regelungseinrichtungen (Formatio reticularis, Hypothalamus) in enger funktioneller Beziehung stehen. Dies zeigen auch die durch Reizung limbischer Strukturen bewirkten *vegetativen Zustandsänderungen.* Sie sind als Folge akuter Umstimmung auf Reiz bzw. als reizausgelöste Krampfäquivalente anzusehen, sie sind mit sehr geringen Reizstärken und -spannungen wesentlich leichter auszulösen bzw. ihr Effekt ist stärker ausgeprägt als bei Reiz und Ausschaltung in anderen subcorticalen Regionen (s. S. 70). Langdauernde oder zweiphasische Reaktionen lassen daran denken, daß es gleichzeitig und zusätzlich zu humoralen Funktionsänderungen gekommen ist. Dies ist bei der funktionell-anatomisch engen Verzahnung des Hypothalamus und des Diencephalon mit dem limbischen System verständlich. Auf die vegetative Umstimmung auf Reiz — und ähnlich bei spontanen Attacken — sind zumindest ein Teil der überwiegend unangenehmen Empfindungen und der Angstzustände zurückzuführen. Es bleibt noch zu klären, weshalb die Reizung z. B. im Septum oder auch den dorsomedialen Thalamusabschnitten, bei wahrscheinlich nicht weniger engen Beziehungen zu den obengenannten Regionen, überwiegend angenehme Empfindungen und teilweise sogar maniforme Glück- und Erregungszustände auslöst.

Fassen wir die vegetativen Zustandsänderungen unter dem Begriff der klinischen Funktion zusammen, so ergibt sich häufiger ein Anstieg des Blutdruckes um 20 bis 40 mm Hg, oft deutlicher des diastolischen als des systolischen. Er zeigt sich — berücksichtigt man unsere und die Beobachtungen der zahlreichen Autoren — bei Reiz in fast allen zum limbischen System gehörenden Strukturen einschließlich der temporalen und orbitalen Rinde sowie des Hypothalamus. Blutdruckabfall war wesentlich seltener zu registrieren, er trat noch am ehesten bei Reizung des vorderen Gyrus cinguli und des Uncus ein. Das Versagen der vegetativen Grundsteuerung mit zentrogenem Kollaps, wie es beim zweiten Eingriff bei der Pat. 5 beobachtet wurde, kann nicht in den Kreis der Beobachtungen aufgenommen werden, er war zumindest z. T. Folge der Zwischenhirnschädigung durch den vorher nicht erkennbaren Tumor. In der überwiegenden Zahl der Beobachtungen kommt es auch zu einer Pulsfrequenzsteigerung, hier sind aber die reproduzierbaren Reaktionen in ergotroper Richtung nicht mehr ganz so augenfällig. Wir fanden eine Verlangsamung am ehesten noch bei niederfrequenten Reizen, von anderen konnten mit hochfrequenten Reizen vom Uncus, dem Gyrus cinguli und dem Temporalpol Pulsverlangsamungen ausgelöst werden. Eine über mehrere Tage bis Wochen anhaltende Anpassungsschwäche des peripheren Kreislaufes nach offener Operation mit Exstirpation des gesamten Temporalpols oder einzelner Kerne (Penfield 1954; Pool 1954) sollte in diesem Zusammenhang nicht berücksichtigt werden; diese vegetative Adaptationsschwäche der Zirkulation wird bei offenen Operationen im Temporalbereich und in anderen, vor allem hirnstammnahen Regionen, bei Hirndruck und bei Traumen schon durch die Vorschädigung und den

„Stress" der Operation beobachtet. Es bleibt aber festzuhalten, daß die reiz- und coagulationsbedingten Umstimmungen der autonomen Anpassung sich in keiner anderen Reizregion so stark auslösen lassen und vor allem so lange anhalten als gerade im limbischen System. Wir haben deshalb es uns zur Regel gemacht, einen gegebenenfalls erforderlichen zweiten Eingriff nicht vor Ablauf von etwa 6 Monaten vorzunehmen.

Übereinstimmend berichten fast alle Untersucher, daß eine Reizung und Ausschaltung in den limbischen Strukturen oft eine überwiegend *exspiratorische Apnoe* oder zumindest eine Verlangsamung und Einengung der Atmungsexkursionen hervorruft. Hier ist u. E. aber zu berücksichtigen, daß ein Reiz mit Frequenzen zwischen 50—300/sec und mit einer Dauer bis zu 60 sec, wie er von anderen Autoren häufig verwandt wird, sicher nicht mehr eine physiologische Stimulation imitiert, sondern einer funktionellen Ausschaltung auf Zeit gleichkommt. Wir haben mit langsamen Reizfrequenzen und mit sehr schwachen bzw. kurzen Reizen (3—5, nur selten 10 sec) während des Reizes selbst oft noch keine deutliche Atmungsbeteiligung oder eher eine leichte Polypnoe (s. Abb. 49) gesehen. Sie war manchmal nach Reizende evtl. gekoppelt — oder sogar bedingt durch andere vegetative (meist unangenehme!) Sensationen? — von einer passageren exspiratorischen Apnoe gefolgt. Abgesehen von den seltenen generalisierten Krämpfen mit ihrem typischen initialen Atemstillstand über $^1/_2$ min und länger, war auch bei unseren hochfrequenten Reizen die Atmungsreduktion immer nur auf wenige Sekunden beschränkt. Eine inspiratorische Atemhemmung (der überwiegende Typ bei Reizung des Thalamus und des Pallidum s. S. 80 und Tab. 4) wird nur gelegentlich in Form eines (schreckbedingten?) Seufzers mit ruckartiger Einatmung vor dem Stillstand gesehen (Umbach und Schmidt 1962).

Bei Reiz in den obengenannten Regionen des „visceral brain" überwiegen Eingeweide-Empfindungen bei Tonusänderungen, vor allem bei Motilitätszunahme im oralen und abdominalen Verdauungstrakt. Die bekannten klinischen Sensationen sind ähnlich denen des spontanen Anfalls, im Vordergrund stehen unangenehme subjektive Empfindungen. Eine Hemmung der Magen-Darm-Motilität wird seltener gefunden (Penfield 1954 bei offenen Operationen; van Buren 1963); wir haben nicht genügend polygraphische, objektive Kontrollen durchgeführt, um hierzu Stellung nehmen zu können. Eine veränderte Magen-Darmtonisierung erzeugt praktisch stets als ungewohnt oder unangenehm empfundene Sensationen, da wir unter Normalumständen nichts von den Visceralbewegungen verspüren, eine Dehnung und Zerrung an den Aufhängebändern verursacht diese Schmerzen. Dazu kommt eventuell noch eine schmerzhafte Sauerstoffminderung durch Gefäßspasmen (Herz!). Auf Reiz beobachteten wir auch eine Zunahme der Speichel- und Tränensekretion, rasch einsetzenden Brechreiz und einige Male Miktions- und Defäkationsdrang. Alle diese Effekte waren bei mittleren Stärken auf die Reizdauer beschränkt! Wir sahen sehr häufig Änderungen der Pupillo-Motorik, Miosis einigemale bei niederfrequenter, regelmäßiger Mydriasis und Lidspaltenerweiterung (wie in anderen subcorticalen Regionen) bei hochfrequenter Reizung, es kam zu Änderungen (s. Tab. 9) der Vasomotorik und der Schweißsekretion (überwiegend kontralateral). Berücksichtigt man noch die Änderung der Bewußtseinslage, die emotionale und affektive Umstimmung, so stehen ganz allgemein *Reaktionsänderungen nach der ergotropen Seite* zumindest bei hochfrequenten Reizen eindeutig im Vordergrund. Ein Trend zur trophotropen Funktionsumstimmung durch langsame und schwache Reize zeichnet sich ab, er ist jedoch (wegen der operationsbedingten inneren Spannung?) nicht so eindeutig nachzuweisen. Mit Recht betonen die meisten Untersucher die ambivalente Reaktionsweise auf Reiz innerhalb der limbischen und temporalen Regionen. Dies ist bei der engen Verflechtung dieser alten Steuerungssysteme mit den verschiedensten subcorticalen und corticalen Bezirken durchaus verständlich. Die Amphotonie erklärt sich aus den nur bedingt als physiologisch anzusehenden Reizen und der bis jetzt nicht voraussehbaren Einbeziehung weiter anatomischer Bezirke und bis jetzt viel zu wenig bekannter biochemischer Organisationen. Nur eine Prüfung der unterschiedlichen Reizeffekte bei verschiedenem Reizparameter in größerem Rahmen kann unter Berücksichtigung der körperlichen und seelischen Ausgangslage eine weitere Klärung der Reaktionsweise des limbischen Systems unter Normalverhältnissen und bei (psychomotorischer) Epilepsie bringen. Die von uns systematisch durchgeführten Beobachtungen sind zeitlich beschränkt und umfassen nur einige Kontrollen, da sie während des therapeutischen Eingriffes unter Operationssaalbedingungen vorgenommen wurden. Sie erweisen sich dennoch für die weitere klinische und wissenschaftliche Erforschung der zentralen elektro- und verhaltensphysiologischen Repräsentanz von Bedeutung.

Mit den gezielten (stereotaktischen) Eingriffen in subcorticalen (s. die Effekte in der Zusammenstellung auf S. 73) und vor allem in limbischen Hirnregionen beim Menschen und den zur physiologischen Sicherung des richtigen Elektrodensitzes stets durchgeführten schwellennahen Reizen verschiedener Parameter war es möglich, im Beobachtungsexperiment eine Überprüfung der Beziehung zwischen psychisch-vegetativen Funktionen und cerebraler Organisation vorzunehmen. Wir sind jedoch immer noch auf dem Wege zu einer „vergleichenden Psycho-Physiologie", wie sie erstmals Hess in seinen bereits klassischen Untersuchungen beim Tier zur Klärung der „endogenen Motive funktionell-spezifischer Verhaltensweisen" anstrebte. Die Kenntnis der physiologischen Verhaltensweisen (Trieb, Instinkt, Handlung) und ihre Verkettung mit vegetativen Reaktionen ergibt auch beim Menschen ein besseres Verständnis für die Abweichung von der normalen Psychosomatik. Auch Gefühl und Stimmung stehen in enger Wechselbeziehung mit dem vegetativen Steuerungsapparat. Sicher werden wir nicht alle „abstrakten" seelischen Regungen ohne weiteres einer physiologisch faßbaren Funktionsänderung zuordnen wollen. Diese mechanistische Auffassung wäre ebenso falsch wie die Realität einer Koppelung dieser psycho-physischen Lebensäußerungen leugnen zu wollen.

Wir konnten die enge Koppelung der subcorticalen vegetativen Regulationsareale mit den mesodiencephalen Aktivierungssystemen und den emotionalen Steuerungskreisen bestätigen. Wir kommen damit auch einer biologischen Betrachtungsweise (Hess 1962) der seelischen Erlebniswelt näher, für die ja vegetativ motivierte und integrierte Triebe, höhere Gefühlsregungen und intellektuelle Erfahrungen zwar nicht topistisch geordnet, aber in funktionell sich ergänzenden Kollektiven zusammen wirken. Dafür sprechen auch unsere Längsschnittbeobachtungen; nach den stereotaktischen Operationen zeigte sich eine Umstimmung der vegetativen Fehlsteuerung neben der Besserung der klinischen Erscheinungen. Durch die systematische Verfolgung dieser Reiz- und Ausschaltungsergebnisse während des therapeutischen Eingriffes ließ sich bestätigen, daß die autonomen Regulationen und damit letzten Endes auch die gesamte körperliche Eutonie von komplexen und meist synergistischen Richtungsänderungen des funktionellen vegetativen Kollektivs abhängig sind. Mit den subcorticalen Eingriffen können wir nicht nur bestimmte Krankheiten günstig beeinflussen, sondern erstmals beim Menschen auch die intero- und exteroceptiven Wechselwirkungen im Zentralnervensystem ohne Belastung des Patienten klären.

Zusammenfassung

Die Ursache und Häufigkeit cerebraler Krampfanfälle wird unter besonderer Berücksichtigung der „fokal" entstehenden Krampfleiden besprochen. Die Behandlung der in vielen Fällen auf einem corticalen bzw. subcorticalen Focus beruhenden psycho-motorischen oder Temporallappen-Epilepsie bestand bisher bei Versagen einer medikamentösen Therapie in einer Exstirpation des Temporallappens. Die Erfahrungen — auch die an unserer Klinik — mit dieser Methode sind nicht schlecht, jedoch handelt es sich um einen destruierenden Eingriff, er ist zudem von zahlreichen Komplikationen bedroht und nicht bei doppelseitiger Epilepsie durchführbar.

Die 1954 an unserer Klinik entwickelte elektrische Ausschaltung des Fornix auf stereotaktischem Weg mit dem Zielgerät von RIECHERT (1951) bietet den Vorteil des kleinen Eingriffs, der geringeren Gefährdung durch Komplikationen. Diese „Fornikotomie" kann bei Beachtung bestimmter Vorsichtsmaßregeln doppelseitig durchgeführt, durch umschriebene Ausschaltung in anderen Regionen (Amygdalotomie) ergänzt oder auch zusätzlich zu anderen operativen Behandlungen gefahrlos durchgeführt werden. Es wird über die Beobachtungen und die Langzeitergebnisse bei 18 Pat. berichtet, insgesamt wurden bisher 25 Pat. operiert, die Zeitspanne 18 bis 24 Monate ist bei den letzten 7 Pat. für die Bewertung noch zu kurz.

Neben den klinischen Besonderheiten der temporalen Epilepsie werden die entwicklungsgeschichtlichen, anatomischen und elektrophysiologischen Verhältnisse besprochen, sie sind nicht nur für das Verständnis dieser besonderen Anfallsform, sondern auch für das Prinzip der stereotaktischen Behandlung (Fornikotomie, Amygdalotomie) von Wichtigkeit. Wir schalten durch den Eingriff Verbindungsbahnen im sogenannten limbischen System aus. Es hat, zusammen mit corticalen vegetativen Repräsentationen innerhalb des Temporale, einmal wichtige Aufgaben für die viscero-vegetativen Steuerungen („visceral brain"), zum anderen auch Einfluß auf das seelische Gleichgewicht. Eine Störung innerhalb seiner Normalfunktionen ist der Anlaß für die Entstehung psychomotorischer Anfälle. Die Ausschaltung des Fornix und eines Teiles der Commissura anterior unterbricht die Fortleitung der Systemkrämpfe im limbisch-temporalen Funktionskreis, dadurch werden die kleinen Anfälle (Dämmerattacken) und die vegetativen Störungen gebessert, die Entwicklung generalisierter Krampfanfälle aus diesem Gebiet verhindert und die Verhaltensstörungen dieser Patienten reduziert.

Eingehend dargestellt werden die Richtlinien für die Auswahl der Patienten, die technische Durchführung des stereotaktischen Eingriffs und die Vorsichtsmaßregeln. Meist ist eine einseitige Fornix-Ausschaltung ausreichend; manchmal sind günstig — je nach vorherrschender Symptomatik — zusätzliche, umschriebene Coagulationen in anderen Kern- und Fasersystemen (Amygdalum, Lamella medialis thalami); die gleichzeitige Amygdalumausschaltung — das zeigen vor allem die letzten Eingriffe — wirkt sich besonders gut auf die Verhaltensstörungen aus. Fornikotomien auf der anderen Hirnhälfte unternahmen wir vorsichtshalber erst nach einigen Monaten, vegetative Fehlsteuerungen werden so weitgehend vermieden. Umschriebene doppelseitige Ausschaltungen in den genannten Strukturen haben nach unserer Erfahrung und den Berichten anderer Autoren keine dem sogenannten Klüver-Bucy-Syndrom entsprechenden Verhaltens- und Aufmerksamkeitsstörungen; sie sind bei doppelseitigen offenen Exstirpationen des Temporale die Regel. Die kasuistischen Besonderheiten, der postoperative Verlauf wie die Dauerergebnisse werden — auch tabellarisch — zusammengestellt.

2 bzw. 4 von 13 über lange Zeit nachbeobachteten Fällen haben keine Dämmerattacken oder Anfallsäquivalente, 11 von ihnen keine generalisierten Anfälle mehr. In keinem Fall trat eine Verschlechterung ein. Wenn auch nicht immer eine völlige Anfallsfreiheit zu erzielen war, so ist die Zahl und Schwere der Attacken deutlich verringert, die Verhaltensstörungen sind durchgehend gebessert, die EEG-Veränderungen bildeten sich zurück. Bis auf zwei primär abgebaute Patienten haben alle eine ihrer Vorbildung entsprechende Beschäftigung aufgenommen. Ratsam ist die Einnahme individuell angepaßter Anticonvulsiva. 3 Pat. starben: eine Patientin nach der 2. Operation an einem vorher nicht erkennbaren Gliom des Zwischenhirns, ein anderer Patient zwei Jahre später an einem nicht bekanntgewordenen cerebralen Prozeß

auf der nicht-fornicotomierten Seite, ein dritter aus unbekannter Ursache. In zwei Fällen schlossen wir 3 bzw. 5 Jahre später eine offene Temporallappenoperation (einmal der gleichen, das andere Mal der Gegenseite) an, in einem Fall revidierten wir eine traumatische frontale Zerfallscyste.

Die gezielte Ausschaltung des Fornix gibt die Möglichkeit, während des therapeutischen Eingriffs und unter Schonung des übrigen Hirns beim wachen Patienten elektrophysiologische Besonderheiten des spontanen subcorticalen und corticalen Hirnstrombildes zu registrieren, so z. B. die Koppelung abnormer Potentialabläufe mit Verhaltensänderungen und mit psycho-motorischen bzw. generalisierten Attacken. Von besonderer Bedeutung sind die — zur biologischen Sicherung des richtigen Elektrodensitzes immer durchgeführten — Reizkontrollen mit verschiedenen Frequenzen und Stärken.

Der wissenschaftlichen Erforschung der viscero-vegetativen und Verhaltenssteuerung dient die gleichzeitige protokollarische Erfassung der subjektiven Sensationen und Gedankenabläufe (sie werden für die verschiedenen Reizparameter zusammengestellt), die objektive und zum Teil polygraphische Registrierung vegetativer Phänomene in Verbindung mit Verhaltensänderungen und abnormen Potentialabläufen. Bleiben elektrophysiologische und klinische Phänomene bei Kontrollreizen nach der stereotaktischen Ausschaltung aus, so bestätigt dies den Effekt des Verfahrens.

Elektrophysiologisch herrschen in den limbischen Regionen während der Dämmerattacken 5—7/sec-Wellen vor, bei raschen Entladungen, vor allem im Hippocampus, sind Erregungszustände und paranoid-ängstliche Verstimmungen häufig. Spontane und Elektrokrämpfe mit gleichzeitigen klinischen Änderungen laufen oft rein subcortical in zahlreichen Regionen ab, dabei tritt nicht selten eine Abflachung des Skalp-EEG (Desynchronisation) auf. Während rein subcorticaler Krämpfe sind die Patienten in ihrer Aufmerksamkeit eingeengt, sie lassen sich jedoch meist aus ihren traumhaften Vorstellungen erwecken. Bei Mitentladungen des Cortex sind die Verwirrtheitszustände schwerer, die Automatismen ausgeprägter, eine Kontaktaufnahme ist meist nicht möglich. Bei generalisierenden Elektrokrämpfen besteht auch klinisch das Bild eines grand mal. Bei Einzelreizen wurde die Reizantwort und die Reizfortleitung ausgemessen, bei 4—8/sec-Reizen beobachteten wir recruiting-ähnliche Potentiale vor allem in den limbischen Strukturen und im vorderen Thalamus.

Langsame und schwache Reize — bei 21 Pat. im Fornix, bei 9 zusätzlich im Hippocampus, bei 8 im Amygdalum, bei 3 im Gyrus cinguli und in einigen anderen Regionen — ergeben vorwiegend Einengungen der Bewußtseinslage mit Traum und Verwirrtheit (mehr „beschaulichen" Inhalts) und ausschließlich mit einer EEG-Verlangsamung (Synchronisation). Leichte autonome Mitreaktionen vor allem in Form einer Atmungsverlangsamung sind häufig aber nicht regelmäßig. Bei hochfrequenten, besonders bei starken Reizen und meist auch während der Coagulation kam es zu subjektiv unangenehmen Erregungszuständen oder Angst- und Verfolgungsgedanken bei klinischem Weckeffekt (Augenöffnen, Mydriasis) und EEG-Desynchronisation. Die Atmung war während eines kurzen Reizes manchmal beschleunigt, nach dem Reiz und während krampfähnlicher Abläufe überwiegend in Form einer exspiratorischen Apnoe blockiert. Meist waren durch den Reiz vegetative Umstellungen in ergotroper Richtung mit Pulsbeschleunigung, Butdrucksteigerung, Schweißausbrüchen (häufig nur kontrolateral), Wärme- oder Kälteempfindung reproduzierbar auszulösen. Nach der Ausschaltung waren sie ebenso wie die subjektiven Sensationen nicht mehr auszulösen; mit der Zahl der Coagulationen nehmen sie schrittweise ab.

Vergleichen wir die von uns und anderen Untersuchern beobachteten Reaktionen auf Reiz in den verschiedenen limbischen Strukturen, so zeigen sich weitgehend identische Reizeffekte mit visceralen, somatischen und affektiven Umstimmungen überwiegend ergotroper Funktionsrichtung; sie werden eingehend für die einzelnen Regionen besprochen. Die zukünftige Erforschung des Einflusses subcorticaler und vor allem limbischer Funktionskreise sollte u. E. unter Verwendung unterschiedlich starker und frequenter Reize vorgenommen werden; dies ermöglicht eine bessere Beurteilung der tatsächlichen Arbeitsweise cerebraler Steuerungseinrichtungen und hilft unphysiologische Reizergebnisse zu vermeiden.

Summary

The cause and frequency of cerebral attacks is discussed with particular regard to convulsive diseases of "focal" origin. If medicamentous therapy remained ineffective, treatment of psychomotor or temporal lobe epilepsy, often caused by a cortical or subcortical focus, so far consisted in an extirpation of the temporal lobe. Experiences made with this method — in our clinic too — are not bad, but this highly destructive intervention carries with it the risk of numerous complications. It cannot be done in epilepsy with bilateral focus.

The electrical interruption of the fornix, developed in our clinic in 1954, by means of the stereotaxic apparatus of Riechert (1951) offers the advantage of a minor intervention and a smaller risk of complications. If certain precautions are observed, this „fornicotomy" may be performed bilaterally. It can, if necessary, be completed by other interventions (amygdalotomy) and also with no risk be carried out in addition to other operations. Observations and long-terms results in 18 patients are reported. All together 25 patients have been operated upon to the present time. The period of 18 to 24 months after operation of our last 5 patients is still too short for an appreciation.

Apart from the clinical characteristics of temporal lobe epilepsy, genetic, anatomical and electrophysiological problems are discussed. These are not only important for a better knowledge of this particular form of epilepsy but also for the principles of stereotaxic treatment (fornicotomy, amygdalotomy). By this intervention we eliminate pathways of the so-called limbic-system.

Together with cortical autonomic representations within the temporal region, this system plays an important role in the viscero-vegetative regulation ("visceral brain"), it influences on the other hand the mental balance too. A disturbance within its normal function gives rise to psychomotor fits. An elimination of the fornix and parts of the anterior commissure interrupts the conduction of systemic attacks within the limbic-temporal functional circuit. Thus, dreamy states and autonomic disturbances are improved, the developing of generalized fits out of this region is prevented, and behavioral disorders are reduced.

Main principles for the selection of patients, the technical performance of stereotaxic intervention and precautionary measures are described in detail. In most cases unilateral elimination of the fornix is sufficient. In dependence on the prevailing symptomatology, additional small coagulations in other nuclear and fibre systems (amygdala, lamella medialis thalami) sometimes have a favourable effect. Especially our last interventions showed, that additional coagulation of the amygdala has a particularly good influence on behavioral disorders. As a precaution we made fornicotomy on the other hemisphere not until several months had passed. Thus inadequate vegetative disregulations are avoided. In our experience and according to reports of other authors, circumscribed bilateral coagulation causes no disturbances of behavior and attention, comparable with the so-called Klüver-Bucy syndrome. As a rule, they occur after open bilateral extirpations of the temporal lobe. Casuistic particularities the postoperative course and long-range results are presented, also on tables.

2 and 4 cases respectively out of 13, that were followed up over a long time, show no more dreamy states or equivalents to attacks; 11 of them have no longer any

major attack. Although a complete removal of fits could not be obtained in every case, the number and severity of attacks was distinctily reduced; behavioral disorders were generally improved; EEG-alterations frequently ameliorated. With the exception of two primarily reduced patients, all of them have returned to an occupation corresponding to their qualifications. Advisable is the prescription of anticonvulsive medicaments adapted to the individual state of the patient. 3 patients died: After the second operation one female patient died of a diencephalic glioma, which was not recognizable before. Another patient died two years later of an unknown cerebral process on the non-fornicotomized side, and a third patient with unknown cause. In two cases we added an open operation of the temporal lobe after 3 and 5 years respectively (in one case on the same side, in the other case contralaterally); in a further case we operated a traumatic frontal cyst.

Stereotaxic elimination of the fornix offers the opportunity to record, during the therapeutic intervention, electrophysiological abnormalities of the spontaneous subcortical and cortical EEG in the waking patient and without damage to the overlying brain. We registered abnormal potentials combined with alterations of behavior and psychomotor or generalized fits. Particularly important are stimulation controls with varying frequency and strength, they are always carried out as a biological guarantee for a correct position of the electrode.

Simultaneous recording of subjective sensations and ideas compared with regard to the different parameters of stimulation are useful for a scientific exploration of the viscero-vegetative and behavioral regulation; the same is true for an objective and partly polygraphic registration of autonomic phenomena in combination with alterations of behavior and abnormal EEG-potentials. It means a confirmation of effectiveness of this procedure, if electro-physiological and clinical phenomena fail to appear with control-stimulation after stereotaxic operation.

5 to 7 waves per sec. are prevailing in limbic regions during dreamy states, states of agitation and paranoid-anxious depression ar often more marked during quick discharges, especially in the Hippocampus. Spontaneous and electrically induced fits, both with simultaneous clinical alterations, could often be observed only subcortically in numerous regions. At the same time flattening of the scalp-EEG (desynchronisation) could be noted frequently. Vigilance of the patient is narrowed during these subcortical attacks, but in most cases they can be aroused from their dreamy states. States of confusion are more severe, automatisms are more marked, contacting is mostly impossible, when cortical paroxystic potentials occur simultaneously. Grand mal is also clinically present during generalized abnormal potentials. Stimulus response and conduction time was measured after single shock stimulation; after 4 to 8 cycles per sec. we noted recruiting-like potentials, particularly in limbic structures and the anterior thalamus.

Slow and weak stimulation — in 21 patients in the fornix — in 9 of them additionally in the hippocampus, in 8 in the amygdala, in 3 in the gyrus cinguli and other regions — predominantly causes narrowing of consciousness with dreams and confusion (of rather „contemplative“ character) and invariably with EEG-slowing (synchronisation). Light autonomous reactions, especially with slowing-down of respiration, are frequent but do not appear in every case. Unpleasant states of agitation or anxious and paranoid ideas together with clinical arousal effects (opening of the eyes, mydriasis) and EEG-desynchronisation were caused by high-frequency and especially by strong stimulation, also in most cases during coagulation. Respiration was sometimes accelerated during a short stimulus. It was blocked after strong stimulation and during attacks, mostly showing an expiratory apnea. In most cases highfrequency stimulation caused vegetative alterations in an ergotropic direction with pulse rate acceleration, increase of blood pressure, sudation (very often only contralaterally), feeling of warmth or cold; these symptoms could be reproduced with each stimulation. After coagulation neither these nor subjective sensations could be elicited any longer, they vanish step by step with the increasing number of coagulations.

A comparison of these reactions to stimulation, noted by us and other investigators in various limbic structures shows by far identical effects with visceral, somatic and affective alterations, also predominantly in an ergotropic direction. They are discussed in detail with regard to the different regions, stimulated in the brain. Future research on the influence of subcortical and especially of limbic functional circuits should in our opinion be done with stimuli of varying frequency and strength. In this way a better estimation of the actual functioning of cerebral regulation is made possible, it is also usefull to avoid nonphysiologic effects of stimulation.

Literaturverzeichnis

ABRAHAM, K., and C. AJMONE-MARSAN: Patterns of cortical discharges and their relation to routine scalp electroencephalography. Electroenceph. clin. Neurophysiol. **10**, 447—461 (1958).

ADEY, W. R., R. W. RAND, and R. D. WALLER: Depth stimulation and recording in thalamus and globus pallidus of patients with Paralysis agitans. J. nerv. ment. Dis. **129**, 417—428 (1959).

—, and C. W. DUNLOP: Amygdaloid and peripheral influences on caudate and pallidal units in the cat and effects of Chlorpromazine. Exp. Neurolog. **2**, 348—363 (1960).

AKERT, K.: Diencephalon. SHEER: El. Stim. Brain. Austin, Texas 1961, S. 288—310.

—, und W. R. HESS: Über die neurobiologischen Grundlagen akuter affektiver Erregungszustände. Schweiz. med. Wschr. **92**, 1524—1536 (1962).

ALAJOUANINE, TH.: Les grandes activités du rhinencéphale. Physiologie et Pathologie. Paris: Masson et Cie 1961.

ALBE-FESSARD, D., G. ARFEL, G. GUIOT, J. HARDY, G. VOURC'H, E. HERTZOG, P. ALEONARD et P. DEROME: Dérivations d'activités spontanées et évoquées dans les structures cérébrales profondes de l'homme. Rev. neurol. **106**, 89—105 (1962).

ALBERTS W. W., ELWOOD W. WRIGHT, JR., GRANT LEVIN, and B. FEINSTEIN: Tpes of responses elicited by electrical stimulation of certain nuclei of the thalamus and basal ganglia in the human. Electroenceph. clin. Neurophysiol. **12**, 87 (1960).

—, E. W. WRIGHT, G. LEVIN, B. FEINSTEIN, and M. MUELLER: Threshold stimulation of the lateral thalamus and globus pallidus on the waking human. Electroenceph. clin. Neurophysiol. **13**, 68—74 (1961).

ANDY, O. J., P. BONIN, McC. CHINN, and M. Allen: Blood pressure alterations secondary to amygdaloid and periamygdaloid after-discharges. J. Neurophys. **22**, 51—59 (1959).

ANGELERI, F., F. FERRO-MILONE, and S. PARIGI: Electric activity and reactivity of the rhinencephalic, pararhinencephalic and thalamic structures. Trial of prolonged implantation of electrodes in human beings. Excerpta med. Int. Congr. Ser. **37**, 84—85 (1961).

ARFEL, G., D. ALBE-FESSARD, G. GUIOT, P. DEROME, J. DE LA HERRAN, E. HERTZOG et G. VOURC'H: Activités permettant de caractériser certaines structures profondes chez l'homme. Rev. neurol. **109**, 307—308 (1963).

AUSTT, E., R. ARANA, E. MIGLIARO, M. SAND, and J. P. SEGUNDO: Changes in the EEG and in the tendon jerks induced by stimulation of the fornix in man. Electroenceph. clin. Neurophysiol. **6**, 653—661 (1954).

BAILEY, P.: Betrachtungen über die chirurgische Behandlung der psychomotorischen Epilepsie. Zbl. Neurochir. **14**, 195—206 (1954).

BAIRD, H. W., H. T. WYCIS, and E. A. SPIEGEL: Convulsions in tuberous sclerosis controlled by stimulation of impulses originating in the basal ganglia. J. of Pediatrics **49**, 165—172 (1956).

BALDWIN, M.: Electrical stimulation of the mesial temporal region. In RAMEY-O'DOHERTY: Electrical stimulation on the unanaesthetised brain. New York: Harper & Brothers 1960.

—, and F. BAILEY (ed.): Temporal lobe epilepsy. Springfield, Ill.: C. Thomas 1958.

BANCAUD, J., et M. B. DELL: Techniques et méthode de l'exploration fonctionelle stéréotaxique des structures encéphaliques chez l'homme (Cortex, Sous-Cortex, Noyaux Gris Centraux). Rev. neurol. **101**, 213—227 (1959).

—, J. TALAIRACH, A. BONIS, C. SCHAUB, G. SZIKLA, P. MOREL et M. BORDAS-FERRER: Informations neuro-physio-pathologiques apportées par l'investigation fonctionelle stérétaxique (stéréo-électro-encéphalographie) dans les épilepsies. Rev. neurol. **108**, 81—86 (1963).

BARLOW, J. S.: An electronic method for detecting evoked responses of the brain and for reproduzing their average wave forms. Electroenceph. clin. Neurophysiol. **9**, 340—343 (1957).

—, M. A. BRAZIER, and W. A. ROSENBLITH: The application of autocorrelation analysis to electroencephalography. First Nat. Biophys. Conf. 622—626 (1959).

BATES, J. A. V.: Depth electrodes in the human subject, basic technical, interpretative and ethical considerations. Excerpta med. Int. Congr. Ser. **37**, 62—64 (1961).

BAUMGARTEN, R. v.: New multilead electrode for intracerebral electrography. Electroenceph. clin. Neurophysiol. **5**, 113—115 (1953).

BAXTER, D. W., and J. OLSZEWSKI: Respiratory responses evoked by electrical stimulation of pons and mesencephalon. J. Neurophysiol. **18**, 276—287 (1955).

BENGOCHEA, F., O. DE LA TORRE, O. ESQUIVEL, R. VIETA et J. C. FERNANDEZ: La seccion del fórnix en el tratamiento quirurgico de ciertas epilepsias. Act. neurol. lat.-amer. **2**, 153—158 (1956).

BERGER, H.: Über das Elektroenkephalogramm des Menschen. Arch. Psychiatr. Nervenkr. **87**, 527—570 (1929).

— Über das Elektroenkephalogramm des Menschen. 3. Mitteilung. Arch. Psych. **94**, 16—60 (1931).

BERTRAND, CL., S. N. MARTINEZ, L. POIRIER, and C. GAUTHIER: Experimental studies and surgical treatment of extrapyramidal diseases. Pathogenesis and treatment of Parkinsonism. Ed.: FIELDS, S. Springfield, Ill.: C. C. Thomas 1958.

BICKFORD, R. G., et al.: Symposium on intracerebral electrography. Proc. Mayo Clin. **28**, 145—187 (1953).

—, H. W. DODGE, JR., and A. UIHLEIN: Electrographic and behavorial effects related to depth stimulation in human patients. Electrical studies on the unaesthetized brain. New York: Harper & Brothers 1960.

—, N. A. H. MACDONALD, H. W. DODGE, and H. J. SVIEN: Distant evoked responses to single-pulse stimulation. SHEER, D. E.: El. Stim. Brain. Austin, Texas 1961.

BIRKMAYER, W.: Weitere experimentelle Untersuchungen über L-Dopa beim Parkinson-Syndrom und Reserpin-Parkinsonismus. Arch. Psychiat. Nervenkr. **206**, 367—381 (1964).

—, und W. WINKLER: Klinik und Therapie der vegetativen Funktionsstörungen. Wien: Springer 1951.

—, und E. NEUMAYER: Die Wärmeregulation beim postencephalitischen Parkinsonismus. Nervenarzt **34**, 373—374 (1963).

BRAUN, I.: Vegetative und psychische Begleiterscheinungen während Reizung und Koagulation von 616 subcortikalen Strukturen bei 474 stereotaktisch operierten Patienten. Freiburg: Dissertation 1965.

BRAZIER, M. A. B., and J. U. CASBY: Cross correlation and autocorrelation. Studies of electroencephalographic potentials. Electroenceph. clin. Neurophysiol. **4**, 201—211 (1952).

—, R. N. KJELLBERG, W. H. SWEET, and J. S. BARLOW: Electrographic recording and correlation analysis from deep structures within the human brain. Electrical studies on the unaesthetized brain. New York: Harper & Brothers 1960.

BRICHETTI, O. F.: Persönliche Mitteilung 1962.

BROCA, P.: Anatomie comparée des circonvolutions cérébrales. Le grand lobe limbique et la seissure limbique dans la série des manifères. Rev. anthrop. Ser. **2**, **1**, 385—498 (1878).

BUCHWALD, N. A., E. J. WYERS, T. OKUMA, and G. HEUSER: The "caudate-spindle" I—IV. Electroenceph. clin. Neurophysiol. **13**, 509—553 (1961).

— —, J. CARLIN, and R. E. FARLEY: Effect of caudate stimulation on visual discrimination. Exp. Neurol. **4**, 23—36 (1961).

BUREN, J. M. VAN: Some autonomic concomitants of ictal automatism. Brain **81**, 505—528 (1958).

—, and C. AJMONE-MARSAN: A correlation of some vegetative and electroencephalographic components in the seizures of patients subject to temporal lobe epilepsy. Electroenceph. clin. Neurophysiol. **12**, 548 (1960).

—, C. A. BUCKNAM, and W. L. PRITCHARD: Autonomic representation in the human orbitotemporal cortex. Neurology (Minneap.) **11**, 214—224 (1961).

— Sensorische, motorische und autonome Wirkungen der Mittelschläfenstimulierung beim Menschen. Excerpta med. Int. Congr. Ser. **36**, 172 (1961).

— The abdominal aura. A study of abdominal sensations occuring in epilepsy and produced by depth stimulation. Electroenceph. clin. Neurophysiol. **15**, 1—19 (1963).

— Confusion and disturbance of speech from stimulation in vicinity of the head of the caudate nucleus. J. Neurosurg. **20**, 148—157 (1963).

BUSER, P.: Thalamic influences on the EEG. Excerpta. med. Int. Congr. Ser. **37**, 21—22 (1961).

CHAPMAN, W. P.: Depth electrode studies in patients with temporal lobe epilepsy. Electrical studies on the unaesthetized brain. New York: Harper & Brothers 1960.

CHATRIAN, G. E., and W. P. CHAPMAN: Electrographic study of the amygdaloid region with implanted electrodes in patients with temporal lobe epilepsy. Electrical studies on the unaesthetized brain. New York: Harper & Brothers 1960.

—, DELEISON ME, and UEHNEINA: Electrical stimulation of the human brain through implanted electrodes. Dis. nerv. Syst. **21**, 321—326 (1960).

CHESNI, Y.: Recherches psychophysiologiques des parkinsoniens avant, pendant et après intervention stéréotaxique sur le noyau ventrolatéral du thalamus. Schweiz. Arch. Neurol., Neurochirurg., Psychiatrie **94**, 249—264 (1964).

CHOUDRY, DRAHAM VIR: Besonderheiten und Verlaufsbeobachtungen bei der stereotaktischen Behandlung (Fornikotomie o. ä.) der temporalen Epilepsie. Freiburg: Dissertation 1965.

COOPER, R., W. GREY WALTER, and A. L. WINTER: Responses to visual, auditory and tactile stimuli recorded from scalp and intracerebral electrodes with electronic averaging. Electroenceph. clin. Neurophysiol. **14**, 296 (1962).

COPER, H., und H. HERKEN: Schädigung des Zentralnervensystems durch Antimetaboliten des Nikotinsäureamids. Dtsch. med. Wschr. **42**, 2025—2037 (1963).

CREUTZFELD, O.: Die Krampfausbreitung im Temporallappen der Katze. Schweiz. Arch. Neurol. Psych. **77**, 163—194 (1956).

— Neurophysiologische Grundlagen der elektrischen Reizung des Gehirns. Neurochirurgia **1**, 38—73 (1958).

DAVID, M., and M. B. DELL: Considerations on "Temporal lobe" epilepsy and its surgical treatment. HAAS, L. D. (ed.): Lectures on Epilepsy. Amsterdam: Elsevier 1958.

DELGADO, J. M. R., and H. HAMLIN: Direct recording of spontaneous evoked seizures in epilepsies. Electroenceph. clin. Neurophysiol. **10**, 463—485 (1958).

— — Spontaneous and evoked electrical seizures in animals and in humans. Electrical studies on the unaesthetized brain. New York: Harper & Brothers 1960.

— —, and W. CHAPMAN: Technique of intracranial electrode implacement for recording and stimulation and its possible therapeutic value in psychotic patients. Confinia neurol. (Basel) **12**, 315—319 (1952).

DELL, M. B., et J. TALAIRACH: Inhibition respiratoire par stimulation sous-corticale chez l'homme. Rev. neurol. **90**, 275—282 (1954).

— —, G. C. LAIRY-BOUNES et P. DELL: Exploration électrophysiologiques du thalamus chez l'homme. Rev. neurol. **87**, 191—195 (1952).

DELMAS, A.: Lobe ou complexe temporal in: Les grandes activités du lobe temporales. Paris: Masson 1955.

DEMETRESCU, M., M. DEMETRESCU, and G. JOSIF: Tonic control of cortical responsiveness by inhibitory and facilitatory diffuse influences. Electroenceph. clin. Neurophysiol. **18**, 1—24 (1965).

DEMPSEY, E. W., and R. S. MORISON: The electrical activity of a thalamocortical relay system. Mechanism of thalamocortical augmentation. Amer. J. Physiol. **198**, 283—296 und 297—308 (1942/43).

DODGE, H. W., JR.: Surgical problems and practical indications for a depth electrographic procedure. Electrical studies on the unaesthetized brain. New York: Harper & Brothers 1960.

DONGIER, S.: Statistical study of clinical and electrenc. manifestations of 536 psychotic episodes occuring in 516 epileptics between clinical seizures. Epilepsia **1**, 117—142 (1959/60).

DREYER, R.: Die konservative Therapie der Epilepsie. Nervenarzt **28**, 148—152 (1957).

— Die Differentialdiagnose des kleinen epileptischen Anfalls. Fortschr. Neurol. Psych. **30**, 289—303 (1962).

DROOGLEVER-FORTUYN, J.: Introduction à l'anatomie du rhinencéphale. Act. neurol. psych. Belg. **56**, 115—131 (1956).

ENGLAND, A. C., R. S. SCHWAB, and E. PETERSON: The EEG in Parkinson's syndrome. Electroenceph. clin. Neurophysiol. **11**, 723—731 (1959).

EHRHARDT, J.: Ableitung mit Mikroelektroden aus subcortikalen Regionen bei stereotaktischen Eingriffen. Freiburg: Dissertation 1965.

ERVIN, F. R.: Stereotactic thalamotomy in the human. Arch. Neurol. **3**, 368—380 (1960).

FAETH, W. H., A. E. WALKER, and O. J. ANDY: The propagation of cortical and subcortical epileptic discharge. Epilepsia **3**, 37—48 (1954).

FALCONER, A. M.: Clinical manifestations of temporal lobe epilepsy and their recognition in relation to surgical treatment. Brit. med. J. **4894**, 939—944 (1954).

—, and E. A. SERAFETINIDIS: A follow-up study of surgery in temporal lobe epilepsy. J. Neurol. Neurosurg. Psychiat. **26**, 154—165 (1963).

FAUST, C., und R. FROWEIN: Über pharmakodynamische Reizversuche bei Hirnverletzten unter besonderer Berücksichtigung der Konstitutionstypen. Dtsch. Z. Nervenheilk. **163**, 448 (1950).

FEINDEL, W.: Response patterns elicited from the amygdala and deep temporoinsular cortex. In SHEER: El. Stim. Brain. Austin, Texas 1961.

FISCHER, G., G. P. SAYRE, and R. G. BICKFORD: Histological changes in the cat's brain after introduction of metallic and plastic-coated wire. In SHEER: Electr. stimul. brain. Austin, Texas 1961.

FISCHER-WILLIAMS, M., and R. A. COOPER: Depth recording from the human brain in epilepsy. Electroenceph. clin. Neurophys. **15**, 568—587 (1963).

Foerster, O., und H. Altenburger: Elektrophysiologische Vorgänge an der menschlichen Hirnrinde. Dtsch. Z. Nervenheilk. **135**, 277—288 (1935).

Fritsch, G., und E. Hitzig: Über die elektrische Erregbarkeit des Großhirns. Arch. Anat. Physiol. wissensch. Medizin **37**, 300—332 (1870).

Frowein, R., und G. Harrer: Vegetativ-endokrine Diagnostik (Testmethoden). München: Urban und Schwarzenberg 1957.

Ganglberger, J. A.: Vorübergehende Herdveränderungen im EEG nach stereotaktischen Operationen an den Basalganglien. Arch. Psychiat. Nervenkr. **201**, 528—548 (1961).

— The EEG in parkinsonism and its alteration by stereotaxically produced lesions in pallidum or thalamus. Electroenceph. clin. Neurophys. **13**, 828 (1961).

— The effect of stereotaxic lesions in pallidum or thalamus upon the electroencephalogram in parkinsonian disease. Excerpta medica, Int. Congr.. Ser. **37**, 59 (1961 b).

— Über EEG-Veränderungen nach stereotaktischer Ausschaltung subcortikaler Strukturen bei 800 Parkinson-Kranken. Arch. Psychiat. Nervenkr. **203**, 519—544 (1962).

— Wirkungen umschriebener Reizungen im menschlichen Zwischenhirn auf das EEG. Progress in Brain research (ed. Bargmann-Schadé). Amsterdam: Elsevier 1964.

—, und R. Brunzema: Elektromyographische Untersuchungen bei Parkinsonismus vor und nach stereotaktischen Eingriffen an den Basalganglien. Neurochirurgia **5**, 59—74 (1962).

—, und W. Precht: Tremorregistrierung als ein Mittel zur Objektivierung des Reizeffektes während stereotaktischer Eingriffe. Arch. Neur. Psychiat. **206**, 1—16 (1964).

—, und W. Umbach: Vergleichende neurophysiologische Untersuchungen tremorwirksamer Substanzen. Med. Klinik **60**, 1283—1288 (1965).

Gastaut, H.: Corrélation entre le système nerveux végétatif et le système de la vie de relation dans le rhinencéphale. J. Physiol. (Paris) **44**, 431—470 (1952).

— Sur les problèmes d'anatomie normale et pathologique posés par les descharges épileptiques. Kolloquium Marseille 1954, Acta med. belgae. Brüssel 1955.

— Etiology, pathology and pathogenesis of temporal lobe epilepsy. Epilepsy newsletters. Int. Congr. Ser. Brüssel 1957, 15—24.

—, R. Naquet, R. Vigouroux, A. Roger et M. Bardier: Etudes électrographiques chez l'homme et chez l'animal, de l'origine et de la propagation des décharges épileptiques dites „psychomotrices". Rev. neurol. **88**, 310—354 (1953).

Gellhorn, E.: Hypothalamisch-cortikale Beziehungen und ihre Bedeutung für die höheren Funktionen des Gehirns. Nervenarzt **29**, 385—392 (1958).

— Cerebral interaction: Simultaneous activitation of specific and unspecific systems. In Sheer: El. Stim. Brain. Austin, Texas 1961.

Gibbs, F. A.: Ictal and non-ictal psychiatric disorders in temporal lobe epilepsy. J. nerv. ment. Dis. **113**, 522—528 (1951).

— Abnormal electrical activity in the temporal regions and its relations to abnormalities in behavior. J. nerv. ment. Dis. **36**, 278—294 (1958).

—, H. Davis, and W. G. Lennox: The EEG in epilepsy and in conditions of impaired consciousness. Arch. Neurol. Psych. **34**, 1133—1148 (1935).

—, E. L. Gibbs, and W. G. Lennox: The likeness of the cortical dysrhythmias of schizophrenic and psychomotor epilepsy. Amer. J. Psychiat. **95**, 255—269 (1938).

Glusman, M., J. Ransohoff, J. L. Pool, N. S. Loan: Electrical excitability of the human uncus. J. Neurophysiol. **16**, 528—536 (1953).

Green, J. D., and W. R. Adey: Electrophysiologic studies of hippocampal connections and excitability. Electroenceph. clin. Neurophysiol. **8**, 245—262 (1956).

Green, J. R., H. F. Steelman, R. E. H. Duisberg, W. B. McGrath, and S. H. Wick: Behaviour changes following radical temporal lobe excisions in the treatment of focal epilepsy. Res. Publ. Ass. nerv. ment. Dis. **36**, 295—315 (1958).

Gros, C., A. Roilgen et F. Serrats: Stimulation électrique des structures thalamiques et juxta-thalamiques aucours des thalamotomies pour maladie de Parkinson. Neurochirurgia **8**, 3—13 (1962).

Grünthal, E.: Über den derzeitigen Stand der Frage nach den klinischen Erscheinungen bei Ausfall des Ammonshorns. Psychiat. et Neurol. (Basel) **138**, 145 (1959).

Guiot, G., J. Hardy et D. Albe-Fessard: Délimination précise des structures sous-corticales et identification de noyaux thalamiques chez l'homme par électrophysiologie stéréotaxique. Neurochirurgia (Stuttg.) **5**, 1—18 (1962).

Gybels, J. M.: The neural mechanism of parkinsonian tremor. Bruxelles: Edition Arscia 1963.

Hallen, O.: Das Oral-petit-mal. Dtsch. Z. Nervenheilk. **171**, 236—260 (1954).

Hanberry, J., C. Ajmone-Marsan, and M. Dilworth: Pathways of non-specific thalamocortical projections system. Electroenceph. **6**, 103—118 (1954).

HANBERRY, J., and H. JASPER: Independence of diffuse thalamo-cortical project system shown by specific nuclear destructions. J. Neurophys. **16**, 252—271 (1953).
— — The non-specific thalamo-cortical projections system. J. Neurosurg. **11**, 24—25 (1954).
HANSEN, K., und H. v. STAA: Reflektorische und algetische Krankheitszeichen der inneren Organe. Leipzig: Thieme 1938.
HARTMANN v. MONAKOW, K.: Halluzinosen nach doppelseitiger stereotaktischer Operation bei Parkinsonkranken. Arch. Psych. Z. Neur. **199**, 477—486 (1959).
— Das Parkinson-Syndrom. Basel: Karger 1960.
HASSLER, R.: Über die Rinden- und Stammhirnanteile des menschlichen Thalamus. Psychiat. Neurol. med. Psychol. (Lpz.) **1**, 181—187 (1949).
— Die Anatomie des Thalamus. Arch. Psychiat. Nervenkr. **184**, 249—256 (1950).
— Extrapyramidal-motorische Syndrome und Erkrankungen. In Handb. inn. Med. 4. Aufl. V/3 676—904. Berlin: Springer 1953.
— The pathological and pathophysiological basis of tremor and parkinsonism. Proc. II, Int. Congr. Neuropath. London I (1955) 29—40, IV (1955) 637—642.
— Die extrapyramidalen Rindensysteme und die zentrale Regelung der Motorik. Dtsch. Z. Nervenheilk. **175**, 233—258 (1956).
— Über die pathologische Anatomie der Paralysis agitans und der verschiedenen Formen des Parkinsonimus einschl. des essentiellen Tremors. I. Congr. int. Sci. neurol. Brüssel. Journée commune I (1957) 49—56.
— Gezielte Operationen gegen extrapyramidale Bewegungsstörungen — Stereotactic brain surgery for extrapyramidal motor disturbances. In SCHALTENBRAND, G., und P. BAILEY: Einführung in die stereotaktischen Operationen 472—488. Stuttgart: Thieme 1959.
— Die zentralen Systeme des Schmerzes. Act. neurochir. (Wien) **8**, 353—423 (1960).
— Motorische und sensible Effekte umschriebener Reizungen und Ausschaltungen im menschlichen Zwischenhirn. Dtsch. Z. Nervenheilk. **183**, 148—171 (1961).
—, und T. RIECHERT: Indikationen und Lokalisationsmethode der gezielten Hirnoperationen. Nervenarzt **25**, 441—447 (1954).
— — Über einen Fall von doppelseitiger Fornikotomie bei sogenannter temporaler Epilepsie. Act. neurochirurg. (Wien) **5**, 330—340 (1957).
— — Klinische und anatomische Befunde bei stereotaktischen Schmerzoperationen im Thalamus. Arch. Psychiat. Nervenkr. **200**, 93—122 (1959).
— — Wirkungen der Reizungen und Koagulationen in den Stammganglien bei stereotaktischen Hirnoperationen. Nervenarzt **32**, 97—109 (1961).
— —, F. MUNDINGER, W. UMBACH, and J. GANGLBERGER: Physiological observations in stereotaxic operation in extrapyramidal motor disturbances. Brain **83**, 337—350 (1960).
HAYNE, R. A., L. BELINSON, and F. A. GIBBS: Electrical activity of subcortical areas in epilepsy. Electroenceph. clin. Neurophysiol. **1**, 437—445 (1949).
HAYNE, R., R. MEYERS, and J. R. KNOTT: Characteristic of electrical activities of human corp. striatum and neighbouring structures. J. Neurophys. **12**, 150—195 (1949).
HEATH, R. G., and W. A. MICKLE: Evaluation of seven years' experience with depth electrode studies in human patients. Electr. studies on the unaesth. brain. New York: Harper and Brothers 1960.
HEITMANN, H.: Die elektrische Reizantwort im Cortex nach Einzelreizen bei stereotaktischen Operationen. Statistische Auswertung. Freiburg: Dissertation 1961.
HENSEL, H.: Physiologie und Pathophysiologie des vegetativen Nervensystems. Ed. MONNIER, M., Bd. II, 269—279. Stuttgart: Hippokrates 1963.
HESS, W. R.: Vegetative Funktionen und Zwischenhirn. Basel: Schwabe 1948.
— Methodik der lokalisierten Reizung und Ausschaltung subcortikaler Hirnabschnitte. Leipzig: Thieme 1932.
— Psychologie in biologischer Sicht. Stuttgart: Thieme 1962.
HORSLEY, V., and R. H. CLARKE: The structure and functions of the cerebellum examined by a new method. Brain **31**, 44—124 (1908).
HOUSEPIAN, E. M., und L. POOL: Physiologische Adjuvantia zur Thalamus-Stereotaxie beim Menschen. Excerpta med. Int. Congr. Ser. **36**, 98 (1961).
HOUSEPIAN, E. L., L. POOL, E. S. GOLSENSOHN, and D. P. PURPURA: Analysis of evoked thalamocortical activities in conscious man. Excerpta med. Int. Congr. Ser. **37**, 73—74 (1961).
HUBEL, D. H.: Tungsten microelectrode for recording from single units. Science **125**, 549—550 (1957).
ISHIKAWA, O.: Electroencephalographical study of human thalamus. Folia. psychiat. neurol. jap. **11**, 128—149 (1957).
JACKSON, H., and W. S. COLMAN: Case of epilepsy with tasting movements and "dreamy state": very small patch of softening in the left uncinate gyrus. Brain **21**, 580—590 (1890).
JANZ, D.: Wegweisung zur differenzierten Behandlung der Epilepsie. Nervenarzt **28**, 145—148 (1957).

JASPER, H. H.: Localized analysis of the function of the human brain by the EEG. Arch. Neurol. Psych. **36**, 1131—1134 (1936).
— Recent advances in our understanding of ascending activities of the reticular system. Reticular formation of the Brain. Boston: Little Brown 1952.
— Thalamic reticular system. In SHEER: El. Stim. Brain. Austin, Texas 1961.
— Mechanism of epileptic automatism. Epilepsia **3**, 381—390 (1962).
—, and G. BERTRAND: Exploration of the human thalamus with microelectrodes. Physiologist **7**, 3 (1964).
— — Stereotaxic microelectrode studies of single thalamic cells and fibres in patients with dyskinesia. Transact. Am. Neurolog. Assoc. 79—82 (1964).
—, and T. RASMUSSEN: Studies of clinical and electrical responses to deep temporal stimulation in man with some considerations of functional anatomy. Zbl. Neurol. **149**, 10 (1959).

JINNAI, D., A. NISHIMOTO, SHUZO OKUMURA, MASAHIKO IOKU, SABURO KAWADA: Forel-H-tomy for epileptic convulsion. Neurol. med. chir. **4**, 223 (1962).

JUNG, R.: Physiologische Untersuchungen über den Parkinsontremor und andere Zitterformen beim Menschen. Zbl. ges. Neurol. Psychiat. **173**, 263—332 (1941).
— Correlation of bioelectrical and autonomic phenomena with alterations of consciousness and arousal in man. Brain Mechanism and Consciousm. Oxford: Blackwell 1954.
— Zur Klinik und Elektrophysiologie des „Petit Mal". VIII e Réunion de la Ligue Internat. contre l'épilepsie, Bruxelles 1957, 296—302.
— Hirnpotentialwellen, Neuronentladungen und Gleichspannungsphänomene. Jenenser EEG-Symposion. Berlin: VEB Verlag Volk und Gesundheit 1963.
— Der Schlaf. Physiologie und Pathophysiologie des vegetativen Nervensystems (Ed. MONNIER, M.). Stuttgart: Hippokrates 1963.
—, and R. HASSLER: The extrapyramidal motor system. Handbook of Physiol. Sect. I, **2**, 863—927 (1960). Amer. Physiol. Soc. Washington.
—, und A. E. KORNMÜLLER: Eine Methodik der Ableitung lokaler Potentialschwankungen aus subcortikalen Hirngebieten. Arch. Psych. Nervenkr. **109**, 1—30 (1938).
—, und T. RIECHERT: Eine neue Methode der operativen Elektrocortikographie und subcortikalen Elektrographie. Act. neurochir. **2**, 164—170 (1952).
— — EEG-Befunde bei Thalamusreizung am Menschen. Nervenarzt **26**, 35—40 (1955).
— —, und K. D. HEINES: Zur Technik und Bedeutung der operativen Elektrocorticographie und subcorticalen Hirnpotentialableitung. Nervenarzt **22**, 433—436 (1951).
— — und R. W. MEYER-MICKELEIT: Über intracerebrale Hirnpotentialableitungen bei hirnchirurgischen Eingriffen. Verhdlg. I. neurochirurg. Tagung Freiburg 1948. Dtsch. Z. Nervenkr. **162**, 52—60 (1950).
—, und J. F. TÖNNIES: Hirnelektrische Untersuchungen über Entstehung und Erhaltung von Krampfentladungen: die Vorgänge am Reizort und die Bremsfähigkeit des Gehirns. Arch. Psychiat. Nervenkr. **185**, 701—735 (1950).

KAADA, B. R.: Somato-motor, autonomic and electrocorticography responses to electrical stimulation of "rhinencephalic" and other structures in primates, cat and dog. Acta physiol. scand. **24**, 83 (1951).
—, and H. JASPER: Respiratory responses to stimulation of temporal pole, insula, and hippocampal and limbic gyri in man. Arch. Psychiat. Nervenkr. **68**, 609—619 (1952).

KAESER, A.: Der Einfluß der stereotaktischen Operationen beim Parkinson-Syndrom auf das Blutdruck- und Pulsverhalten bei pharmakodynamischen Belastungsprüfungen mit Adrenalin, Sympatol und Pervitin. Freiburg: Dissertation 1962.

KAJTOR, F.: Krampfpotentiale des menschlichen Ammonshorns im Wachzustand und im Evipanschlaf. Arch. Psychiat. Nervenkr. **196**, 135—153 (1957).
—, J. HULLAY, L. FARGO, and K. HABERLAND: Effect of barbiturate sleep on the electrical activity of the hippocampus of patient with temporal lobe epilepsy. Electroenceph. clin. Neurophysiol. **9**, 441—451 (1957).

KECK, U.: Das Verhalten des Blutkreislaufes beim Parkinsonsyndrom vor und nach der stereotaktischen Operation. Freiburg: Dissertation 1961.

KELL, J. F., A. DEREYMAEKER, C. G. SUTER, E. C. HOFF, E. H. KAGAN und M. N. CARROLL: Vergleich der autonomen Hirnzentren beim Menschen und bei Tieren auf Grund akuter und chronischer Prozeduren mit Benutzung von stereotaktisch eingepflanzten Tiefenelektroden. Excerpta med. Int. Congr. Ser. **36**, 112 (1961).

KENDRICK, J. F., and F. A. GIBBS: Origin, spread and neurosurgical treatment of the psychomotor type of seizure discharge. J. Neurosurg. **14**, 270—284 (1957).

KING, H. E.: Psychological effects of excitation in the limbic system. In SHEER: El. Stim. Brain. Austin, Texas 1961.

KIRIKAE, T., J. WADA, Y. NAOE, and O. FURUYA: Clinico-physiological and bio-physiological studies of thalamus in man, electrothalamographic studies. Folia psychiat. neurol. jap. **7**, 181—201 (1953).

KLEE, M., und H. D. LUX: Intracelluläre Untersuchungen über den Einfluß hemmender Potentiale im motorischen Cortex. II. Die Wirkungen elektrischer Reize des Nucleus caudatus. Arch. Psychiat. Nervenkr. **203**, 667—689 (1962).

KLEIST, K.: Gehirnpathologie. Leipzig: J. A. Barth 1934.

KLÜVER, H., and F. C. BUCY: "Psychic blindness" and other symptoms following bilateral temporal lobectomy in rhesus monkeys. Amer. J. Physiol. **119**, 352—353 (1937).

— — Preliminary analysis of functions of the temporal lobes in monkeys with spec. ref. to psychic blindness. Arch. Neurol. Psychiat. **42**, 979—1000 (1939).

KOIKEGAMI, H., and S. FUSE: Studies on the functions and fiber connections of the amygdaloid nuclei and periamygdaloid cortex. Experiment on the respiratory movements. Folia psychiat. neur. jap. **6**, 94—103 (1952 a).

—, A. KIMOTO, and C. KITO: Studies on the amygdaloid nuclei and periamygdaloid cortex. Experiments on the influence of their stimulation upon motility of small intestine and blood pressure. Folia psychiat. neur. jap. **7**, 87—108 (1953).

—, and U. YOSHIDA: Pupillary dilatation induced by stimulation of amygdaloid nuclei. Folia psychiat. neur. jap. **7**, 109—125 (1952 b).

KREINDLER, A., et M. STERIADE: Réactions d'éveil et fuseaux de sommeil induits par stimulation des niveaux dorsaux et ventraux du complexe amygdalien. Rev. neurol. **108**, 183 (1963).

KROTZ, U.: Objektive und subjektive Wirkungen von Reizungen und Ausschaltungen des Pallidum internum und der oralen Ventralkerne des Thalamus bei 400 Parkinsonpatienten. Freiburg: Inaugural-Dissertation 1962.

KUNTZ, U.: Messungen des Hautwiderstandes und der Hauttemperatur vor und nach stereotaktischen Operationen beim Parkinsonsyndrom. Freiburg: Dissertation 1963.

LEBEAU, J.: EEG-study of cingulotomie. Electroenceph. clin. Neurophysiol. **6**, 165 (1954).

LENNOX, W. G.: The multiple causes of seizures in the individual epileptic patient. N. Engl. J. Med. **209**, 386—389 (1933).

— The physiological pathogenesis of epilepsy. Brain **59**, 113—131 (1936).

—, and F. ROBINSON: Cingul. cerebell. mechanism in the physiol. pathogenes. of epilepsy. Electroenceph. clin. Neurophysiol. **3**, 197—205 (1951).

LIBERSON, W. T.: Rhinencéphale et comportement. In Physiologie et Pathologie du Rhinencephale. Paris: Masson 1961.

—, W. B. SCOVILLE, and R. H. DUNSMORE: Stimulation studies of the prefrontal lobc and uncus in man. Electroenceph. clin. Neurophysiol. **3**, 1—8 (1951).

LICHTENSTEIN, R., CURTIS MARSHALL, and A. EARL WALKER: Subcortical recording in temporal lobe epilepsy. Arch. neurol. Psychiat. (Chic.) **1**, 288—302 (1959).

LIN, T. H., S. OKUMURA, and J. S. COOPER: Observations on the rhythm of Parkinsonian tremor. Electroenceph. clin. Neurophysiol. **13**, 631—634 (1961).

MACLEAN, P. D.: Psychosomatic diseases and the "visceral brain". Psychosom. Med. **2**, 338—353 (1949).

— The limbic system and its hippocampal formation. Studies in animals and their possible application to man. Journ. Neurosurg. **11**, 29—44 (1954).

— Contrasting functions of limbic and neocortical system of the brain and their relevance to psycho-physiological aspectes of medicine. Amer. J. Med. **25**, 611—626 (1958).

— Clinical and electrical stimulation of hippocampus in unrestrained animals. Arch. Neurol. **78**, 113—142 (1957).

MAROSSERO, F., F. E. MASPES, A. BEDUSCHI, V. CASSINARI, A. MIGLIORE, and C. A. PAGNI: Depth electrography with chronic stereotactically implanted electrode in human epilepsy. Excerpta med. Int. Congr. Ser. **36**, 115 (1961).

MARSAN, C. A., and J. M. VAN BUREN: Epileptiform activity in cortical and subcortical structures in the temporal lobe of man. Springfield, Ill.: Charles C. Thomas 1958.

MATSUI, I.: Stimulation study of thalamus opticus in man. Folia psychiat. neurol. jap. **11**, 101—127 (1957).

—, H. Y. O. ISHIKAWA, and K. IHARA: Clinical and EEG reactions developed by electrical stimulation of the human caudatum and thalamus. Folia psychiat. neurol. jap. **11**, 150—156 (1957).

MATSUOKA, K.: Die Lentikotomie als Behandlungsmittel bei Epilepsie; Beurteilung und Weiterverfolgung der Ergebnisse. Excerpta med. Int. Congr. Ser. **36**, 130 (1961).

METTLER, F. A., C. A. HOVDE, and H. GRUNDFEST: Electrophysiologic phenomena evoked by electrical stimulation of caudate nucleus. Fed. Proc. **11**, 107 (1952).

MEYER-MICKELEIT, R.: Die Dämmerattacken als charakteristischer Anfallstyp der temporalen Epilepsie. Nervenarzt **24**, 331—346 (1953).

MEYERS, R.: Three cases of myoclonus alleviated by bilateral ansotomy with a note on postoperative alibido and impotence. J. Neurosurg. **14**, 71—81 (1962).
—, R. HAYNE, and J. KNOTT: Electr. activity of the Palestriat and neighbouring structures in Parkinsonism and Hemiballism. J. Neurol. Neurosurg. Psych. **12**, 111—123 (1949).
MONNIER, M.: La stimulation électrique du thalamus chez l'homme. Résultats somatotopiques. Rev. Neurol. **93**, 267—277 (1955).
— Les paramètres de stimulation des systemes commogènes synchronisants du thalamus médian et de l'appareil réticulaire. Excerpta med. Int. Congr. Ser. **37**, 58 (1961).
— Physiologie des vegetativen Nervensystems. In MONNIER, M.: Physiol. und Pathophys. d. veg. Nervens. Hippokrates (Stuttgart) **1**, 52—356 (1963).
—, L. HÖSLI, and P. KRUPP: Moderating and activating systems in central thalamus and reticular formation. Electroenceph. clin. Neurophysiol. **24**, 97—112 (1963).
—, et F. LAUE: Technique de dérivation des activités électriques corticales et sous-corticales pendant la stimulation du diencéphale chez la lapin. Helv. physiol. pharmacol. Acta **11**, 73—80 (1953).
MONREO, R. R., R. G. HEATH, W. A. MICKLE, and W. MILLER: A comparison of cortical and subcortical brain waves in normal, Barbiturate, Reserpine and Chlorpromazine sleep. Am. N. Y. Acad. Sci. 61, **1**, 56—71 (1955).
MORUZZI, O., and H. W. MAGOUN: Brain stem reticular formation and EEG arousal reaction. Electroenceph. clin. Neurophysiol. **2**, 110 (1950).
MÜLLER, L. R.: Lebensvorgänge und vegetatives Nervensystem. Z. Neurol. Psychiat. **84**, 415—417 (1923).
MUNDINGER, F., und P. POTTHOF: Messungen im Pneumencephalogramm zur intrazerebralen Korrelationstopographie bei stereotaktischen Hirnoperationen unter besonderer Berücksichtigung der stereotaktischen Pallidotomie. Acta neurochir. (Wien) **9**, 196—214 (1960).
—, und T. RIECHERT: Ergebnisse bei stereotaktischen Hirnoperationen bei extrapyramidalen Bewegungsstörungen auf Grund postoperativer und Langzeituntersuchungen. Dtsch. Z. Nervenheilk. **182**, 542—576 (1961).
— — Die stereotaktischen Hirnoperationen zur Behandlung extrapyramidaler Bewegungstörungen (Parkinsonismus und Hyperkinesen) und ihre Resultate. Fortschr. Neurol. Psychiat. **31**, 1—120 (1963).
—, und K. L. SCHOLLER: Reaktionen des hämatopoetischen Systems bei gezielten Hirnoperationen. Acta neurochir. (Wien) III, 147—152 (1956).
NARABAYASHI, H.: Stereotaktische Amygdalektomie zur Behandlung von abartigem Verhalten mit oder ohne Anomalien des Elektroencephalogramms. Excerpta med. Int. Congr. Ser. **36**, 140 (1961).
NAUTA, W. J. H.: Some neural pathways related to the limbic system. Electr. studies on the unaesth. brain. New York: Harper & Brothers 1—14 (1950).
— Neural associations of the amygdaloid complex in the monkey. Brain **85**, 505—520 (1962).
OKUMA, T., Y. SHIMAZONO, T. FUKUDA, and H. NARABAYASHI: Cortical and subcortical recordings in non-anaesthetized periods in man. Electroenceph. clin. Neurophysiol. **6**, 269—286 (1954).
— —, H. NARABAYASHI: Needle electrode recordings of the intracortical and subcortical human EEG under the influence of different anaesthetics. Electroenceph. clin. Neurophysiol. **7**, 664 (1955).
OLDS, J.: Differential effects of drives and drugs on self-stimulation at different brain sites. In SHEER, D. (ed.): El. stim. brain. Austin, Texas 1961.
PAGNI, C. A., P. MASPES, F. MAROSSERO, V. CASSINARI, and A. MIGLIORE: Depth electrographic stereotaxic study of the temporal lobe in psycho-motor epilepsy. Excerpta med. Int. Congr. Ser. **37**, 61 (1961).
PAILLAS, J. E., et P. PRUVOT: Traitement chirurgical de l'épilepsie non tumorale. Presse méd. **65**, 197—199 (1957).
PAPEZ, J. W.: A proposed mechanism of emotion. Arch. Neurol. Psychiat. **38**, 725—743 (1937).
— Central reticular path to intralaminar and reticular nuclei of thalamus for activating EEG related to consciousness. Electroenceph. clin. Neurophysiol. **8**, 117—128 (1956).
PARDAL, E., M. L. MORETTE DE PARDAL y OSVALDO BETTI: Cirugia estereotaxica de la epilepsia en los ganglios de la base. An. neurosirurgia (B. Aires) **5**, 9—23 (1963).
PASSOUANT, P., C. GROS y J. CADILHAC: Estudio de los efectos de la estimulación del hipocampo en el hombre. Arch. Neurobiol. **19**, 268—273 (1956).
—, and J. CADILHAC: Hippocampus in Epilepsy. World Neur. **1**, 500—509 (1960).
PENFIELD, W.: Functional localization in temporal and deep sylvian areas. Res. Publ. Assoc. nerv. ment. Dis. **36**, 210—243 (1958).
—, and E. BOLDREY: Somatic motor and sensory representation in the cerebral cortex of man as studied by electrical stimulation. Brain **60**, 389—443 (1937).

PENFIELD, W., and M. E. FAULK: The insula: further observations of its function. Brain **78**, 445—470 (1955).
—, and H. JASPER: Epilepsy and the functional anatomy of the human brain. Boston: Little, Brown and Company 1954.
—, R. A. LENDE, and TH. RASMUSSEN: Manipulation hemiplegia, and untoward complication in the surgery of focal epilepsy. J. Neurosurg. **18**, 760—776 (1961).
PETERS, G.: Ergebnisse vergleichender anatomisch-pathologischer und klinischer Untersuchungen an Hirngeschädigten. Arbeit und Gesundheit **74**, 117—123 (1962).
PLOOG, D., und H. SELBACH: Über den Funktionswandel des vegetativen Nervensystems im Sympatolversuch während der Elektroschockbehandlung. Dtsch. Z. Nervenheilk. **167**, 270 (1952).
POBLETE, R., R. J. RUBEN, and A. E. WALKER: Propagation of after-discharge between temporal lobes. J. Neurophysiol. **22**, 538—553 (1959).
POOL, J. L., and J. RANSOHOFF: Autonomic effects on stimulation rostral portion of cingulate gyri in man. J. Neurophysiol. **12**, 385—392 (1954).
POOL, L.: The visceral brain of man. J. Neurosurg. **11**, 45—63 (1954).
POWELL, T. P. S.: The organization and connexions of the hippocampal and intralaminar systems. Rec. Progress in Psych. III, 54—74 (1958).
PRECHT, W.: Tremorregistrierung als ein Mittel zur Objektivierung des Reizeffektes während stereotaktischen Eingriffen beim Parkinsonsyndrom. Freiburg: Dissertation 1963.
PRIBRAM, K. H.: Limbic system. SHEER (ed.): Electr. Stimulation of Brain. Austin, Texas 1961.
PURPURA, D. P., M. GIRADO, and H. GRUNDFEST: Components of evoced potentials in cerebral cortex. Electroenceph. clin. Neurophysiol. **12**, 95—110 (1960).
—, and E. M. HOUSEPIAN: Alterations in corticospinal neuron activity associated with thalamocortical recruiting responses. Electroenceph. clin. Neurophysiol. **13**, 365—381 (1961).
RAKIC, J., N. A. BUCHWALD, and E. J. WYERS: Induction of seizures by stimulation of the caudate nucleus. Electroenceph. clin. Neurophysiol. **14**, 809—823 (1962).
RAMEY, E. R., and D. O'DOHERTY (ed.): Electrical studies on the unanesthetized brain. New York: Harper and Brothers 1960.
RAYPORT, M., and J. H. WALLER: Microelectrode analysis of the human epileptiform spike. Excerpta med. Int. Congr. Ser. **37**, 17 (1961).
REGELSBERGER, H.: Der bedingte Reflex und die vegetative Rhythmik des Menschen, dargestellt am Elektrodermatogramm. Act. neuroveg. Suppl. **1**, Wien 1952.
RÉMOND, A.: Considérations éthiques, techniques et interprétatives sur les enregistrements profonds du cerveau humain. Excerpta med. Int. Congr. Ser. **37**, 67—70 (1961).
RIBSTEIN, M.: Exploration du cerveau humain par éléctrodes profondes. Electroenceph. clin. Neurophysiol. Suppl. **16**, Paris: Masson 1960.
RIECHERT, T.: Fortschritte der Neurochirurgie. Therapiewoche **11**, 1—5 (1951).
— Die psychochirurgischen Eingriffe mit besonderer Berücksichtigung der gezielten Hirnoperationen. Langenbecks Arch. klin. Chir. **276**, 101—108 (1953).
— Die stereotaktischen Operationen und ihre Anwendung in der Psychochirurgie. Med. contemp. **72**, 589—599 (1954).
— Die stereotaktischen Hirnoperationen in ihrer Anwendung bei Hyperkinesen (mit Ausnahme des Parkinsonismus), bei Schmerzzuständen und einigen weiteren Indikationen (Einführung von radioaktiven Isotopen, gezielte Punktionen usw.). I. Congr. Int. Neurol. Neurochir. Brüssel 21.—28. 7. 1957.
— Stereotaktische Operationen bei Bewegungsstörungen. Dtsch. Z. Nervenheilk. **175**, 511 bis 519 (1957).
—, und F. MUNDINGER: Beschreibung und Anwendung eines Zielgerätes für stereotaktische Hirnoperationen (II. Modell). Acta neurochir. (Wien) Suppl. III, 308—337 (1956).
—, und R. SCHWARZ: Erfahrungen mit kortikalen und intrazerebralen Ableitungen der Hirnströme. Dtsch. med. Wschr. **77**, 1075—1077 (1952).
—, and W. UMBACH: Cortical and subcortical electrographic patterns during stereotaxic operations in subcortical structures of the human brain. Electroenceph. clin. Neurophysiol. **7**, 663 (1955).
—, und M. WOLFF: Klinische Erfahrungen mit gezielten intrakraniellen Ausschaltungen bei chronischen Schmerzzuständen. Langenbecks Arch. klin. Chir. **274**, 153 (1951).
— — Über ein neues Zielgerät zur intrakraniellen elektr. Ableitung und Ausschaltung. Arch. Psychiat. Nervenkr. **186**, 225—230 (1951).
ROVIRA, J.: Persönl. Mitteilung 1962.
RUSSELL, G. V.: Interrelationships within the limbic and centrencephalic systems. SHEER: El. Stim. Brain. Austin, Texas 1961.
SALORIO, F.: Persönl. Mitteilung 1962.

SANO, K.: Experiences of reticulotomy in epilepsy. Neurol. med.-chir. **3**, 24—28 (1961).
— Sedative neurosurgery with special reference to postero-medical hypothalamotomy. Neurol. med-chir. **4**, 112—142 (1962).
SAWA, M.: Neurophysiological basis of the function of the amygdala. Neurol. med.-chir. (jap.) **3**, 214—215 (1961).
SCHALTENBRAND, G., und P. BAILEY: Einführung in die stereotaktischen Operationen mit einem Atlas. 3 Bände. Stuttgart: Thieme 1959.
SCHMIDT, K.: Kreislauf und Atmung beim Parkinsonsyndrom und deren Beeinflussung durch umschriebene und akute Ausschaltung im Stammganglienbereich. Freiburg: Habilitationsschrift 1962.
SCOVILLE, W. B.: The limbic lobe in man. J. Neurosurg. **11**, 64—66 (1954).
SEGUNDO, J. P., R. ARANA, E. MIGLIARO, and J. VILLAR: Respiratory response from Fornix and wall of third ventricle in man. J. Neurophysiol. **18**, 96—101 (1955).
SEM-JACOBSEN, C. W.: Depth electrographic recording in man. Excerpta med. Int. Congr. Ser. **37**, 81—82 (1961).
—, R. G. BICKFORD, H. W. DODGE, and M. C. PETERSON: Symposium on intracerebral electrography, human olfactory responses recorded by depth electrodes. Staff. Meet. Mayo Clin. **28**, 166—170 (1953).
—, C. MAGNUS, C. PETERSEN, H. W. DODGE, J. A. LAZARTE, B. COLIN, and B. HOLMAN: Electroencephalographic rhythms from the depth of the parietal, occipital, and temporal lobes in man. Electroenceph. clin. Neurophysiol. **8**, 263—278 (1956).
—, and A. TORKILDSEN: Depth recording and electrical stimulation in the human brain. In SHEER: Electr. studies on the unaesth. brain 275—278 (1960). Harper & Brothers.
SHEER, D. E., and D. C. KROEGER: Recording autonomic responses as an index of stimulation effects. In SHEER, D. E.: El. Stim. Brain. Austin, Texas 1961.
SHERWOOD, L.: Stereotaxic recordings from the frontal and temporal lobes of psychotics and epileptics. El. studies unaenesth. brain. New York 1960.
SHIMAZONO, Y., TE. OKUMA, T. HIRAI, M. KUROKAWA, and Y. SAITO: Studies on the cortical and subcortical electrograms in human subjects. Folia psychiat. neurol. jap. **8**, 165—166 (1954).
SHIMAMOTO, T., and M. VERZEANO: Relations between caudate and diffusely projecting thalamic nuclei. J. Neurophysiol. **17**, 278—288 (1954).
SPEHLMANN, R., O. CREUTZFELDT und R. JUNG: Neuronale Hemmung im motorischen Cortex nach elektrischer Reizung des Caudatum. Arch. Psychiat. Neurol. **201**, 332—354 (1960).
SPERLING, E., und O. CREUTZFELDT: Der Temporallappen. Fortschr. Neurol. Psychiat. **27**, 295—344 (1959).
SPIEGEL, E. A.: Functional state of basal ganglia in extrapyramidal and convulsive disorders. Arch. Neurol. Psych. **75**, 167—174 (1956).
—, M. MARKS, and A. J. LEE: Stereotaxic apparatus for operations on the humain brain. Science **106**, 349—350 (1947).
—, H. T. WYCIS, and v. REYENS: Diencephalic mechanism in petit mal epilepsy. Electroenceph. clin. Neurophysiol. **3**, 473—475 (1951).
—, E. G. SZEKELY, and W. W. BAKER: Electrographic study of thalamic impulses to the striatum and pallidum. Electroenceph. clin. Neurophysiol. **9**, 291—299 (1957).
— — Prolonged stimulation of the head of the caudate nucleus. Arch. Neurol. Psychiat. **4**, 55—65 (1961).
—, H. T. WYCIS: Thalamic recordings in man with special refer, to seizure discharges. Electroenceph. clin. Neurophys. **2**, 23—27 (1950).
— — Stereoencephalotomy, Thalamotomy and related procedures. Amer. Med. Asso. **148**, 446—451 (1952).
— — Stimulation of the brain stem and basal ganglia in man. In SHEER: El. Stim. Brain. Austin, Texas 1961.
— — Chronic implantation of intracerebral electrodes in humans. SHEER, D. E.: El. Stim. Brain. Austin, Texas 1961.
— — Stereoencephalotomy II. New York: Grune & Stratton 1962.
— —, and H. W. BAIRD: Pallidotomy and pallidoamygdalotomy in certain types of convulsive disorders. Arch. Neurol. Psychiat. **80**, 714—728 (1958).
— — —, and E. G. SZEKELY: Physiopatholocigal observations on the basal ganglia. Observations physiopathologiques sur les Ganglions de la Base. Proc. Int. Congr. Neur. Science **5**, 118—122 (1959).
— —, G. SZEKELY, and W. BAIRD: Study of the mesencephalic tegmentum in paralysis agitans and Parkinsonism. Arch. Neurol. Psychiat. **2**, 46—54 (1960).
— — —, L. SOLOFF, J. ADAMS, TH. GILDENBERG, CH. JANES: Stimulation of Forel's field during stereotaxic operations in the human brain. Electroenceph. clin. Neurophysiol. **16**, 37—48 (1964).

SPULER, H., E. G. SZEKELY, and E. A. SPIEGEL: Stimulation of ventrolateral region of the thalamus. Arch. Neur. (Chic.) **6**, 208—219 (1962).

STERN, P.: Über die Übertragungssubstanz der Renshawzellen. Naturwiss. **51**, 90—91 (1964).

STERN, J., and A. WARD: The relationship of the Alpha and Gamma motor systems for the efficacy of the surgical therapy of Parkinsonism. J. Neurosurg. **20**, 185—187 (1963).

STEVENS, J. R., C. KIM, and P. D. MACLEAN: Stimulation of caudate nucleus. Arch. Neurol. **4**, 47—54 (1961).

STOUPEL, N., et C. TERZUOLO: Etude électrophysiologique des connexions et de la physiologie du noyau caudé. Act. neurol. psychiat. **54**, 239—248 (1954).

STROBOS, R. R. J.: The temporal lobe. Zbl. Neurol. **138**, 260 (1957).

TALAIRACH. J., P. TOURNOUX et M. DAVID: L'exploration chirurgicale stéréotaxique du lobe temporal dans l'épilepsie temporale. Repérage anatomique stéréotaxique et technique chirurgicale. Paris: Masson & Cie. 1958.

—, H. HÉCAEN, M. MONNIER et J. DE AJURIAGUERRA: Recherches sur la coagulation thérapeutique de strutcures souscorticales chez l'homme. Rev. neurol. **81**, 4—24 (1949).

TERZIAN, H., and G. DALLE ORE: Syndrome of Klüver-Bucy reproduced in man by bilateral removal of the temporal lobes. Neurology (Minn.) **5**, 373—380 (1955).

THOMALSKE, G., und E. WORINGER: Die chirurgische Behandlung der herdförmigen Epilepsien unter Ausschluß der tumorös und postnatal-traumatisch bedingten. Acta Neurochir. **5**, 223—317 (1957).

TISSOT, R., et M. MONNIER: Dualité du système thalamique de projection diffuse. Antagonisme du système thalamique recrutant et du système réticulaire ascendant. Electroenceph. clin. Neurophysiol. **11**, 675—686 (1959).

TORII, H., and others: Response of the contralateral cerebral cortex to low frequency stimulations of non-specific thalamic nuclei. Neurol. med. chir. **1**, 203—204 (1959).

TOW, P. M., and R. W. ARMSTRONG: Anterior cingulectomy in schizophrenia and other psychotic disorders: clinical results. J. ment. Sci. **100**, 46—61 (1954).

TRACZYK, W., and B. SADOWSKI: Electrical activity of the cerveau isolé preparation and its relation to acetylcholine content of the caudate nuclei. Electroenceph. clin. Neurophysiol. **17**, 272—281 (1964).

UMBACH, W.: Der Einfluß von Stammhirnstrukturen auf die Temporalepilepsie. Tagg. Dtsch. Ges. Neurol. München 1953.

— Die „Fornikotomie", ein vorläufiger Versuch zur Behandlung der temporalen Epilepsie. Internat. Symposion Neurochir. Freiburg 1954.

— The role of the nucleus caudatus in subcortico-cortical relationships. Electroenceph. **7**, 665 (1955).

— Hirnelektrische Untersuchungen über Stammhirn-Cortexrelationen. Nervenarzt **26**, 35 (1955).

— Tiefen- und Cortexableitungen während stereotaktischer Operationen am Menschen. I. Congr. Internat. Sci. neurol. Acta med. belg. 161—170 (1957).

— Versuche zur Epilepsiebehandlung durch gezielte Tiefenausschaltungen. Acta neurochir. **5**, 341—349 (1957).

— What conclusions can be drawn from depth recordings and depth stimulation for the regulation of the EEG. Electroenceph. clin. Neurophysiol. **11**, 609 (1958).

— Rules and results of operative therapy in focal epilepsies with special consideration to stereotaxic methods. J. Brasil. de Neurol. **11**, 1—19 (1959).

— Elektrophysiologische Untersuchungen während stereotaktischer Hirnoperationen. Zürich 1960.

— Welche Rückschlüsse lassen sich aus den Tiefenableitungen und -reizungen für die Steuerung des EEG ziehen. Klin. Elektroencephalographie (ed. JANZEN). Berlin-Göttingen-Heidelberg: Springer 1961.

— Vegetative Reaktionen bei elektrischer Reizung und Ausschaltung in subcortikalen Hirnstrukturen des Menschen. Acta neuroveg. **23**, 225—245 (1961).

— Cortical responses to subcortical stimulation of the diffuse projecting system in 662 stereotaxic operations in man. Excerpta med. Int. Congress series **37**, 76 (1961).

— Elektrophysiologische und klinische Registrierung während 1280 stereotaktischen Operationen am Menschen. Excerpta med. Int. Congress series **36**, 172—173 (1961).

— Subcortical studies during stereotaxic operations. Confin. neurol. **22**, 235—237 (1962).

— Die stereotaktische Ausschaltung des Fornix und anderer Regionen zur Behandlung der Epilepsie. Internat. Symposion Madrid Dezember 1962.

— Form und Latenz der corticalen EEG-Antworten (cortical responses) auf subcortikale Einzelreize während stereotaktischer Operationen beim Menschen. Arch. Psychiat. Neurol. **204**, 353—369 (1963).

— Elektrophysiologische und vegetative Effekte bei stereotaktischer Reizung und Ausschaltung im menschlichen Hirn. Progress in Brain Research (ed. BARGMANN, W.). Amsterdam: Elsevier **5**, 46—55, 1964.

UMBACH, W.: Vegetative und psychische Reaktionen auf umschriebene intracerebrale Reizung und Ausschaltung beim Menschen. Int. Kongr. über cortiko-viscerale Therapie. 2.—6. 11. 1964 Berlin (Ost).

— Microelectrode registration in the basal ganglia during stereotaxic operation. a) Exc. med. Int. Congr. Sec. **94**, 115 (1965); b) Confin. neurol. (Basel) im Druck.

—, und E. BAUER: Vergleich der Hirnstrompotentiale aus verschiedenen Ableitmedien. Acta neurochir. Suppl. III, 341—348 (1955).

—, und D. BAUMANN: Die Wirksamkeit von L-Dopa bei Parkinsonpatienten mit und ohne stereotaktischem Hirneingriff. Arch. Psychiat. Neurol. **205**, 281—292 (1964).

— — und K. J. EHRHARDT: Ableitungen mit Mikroelektroden in den Stammganglien des Menschen. Arch. Psychiat. Neurol. **207**, 106—113 (1965).

—, und E. W. FÜNFGELD: Klinische Untersuchungen der vegetativen Steuerung beim Parkinsonsyndrom postencephalitischer und anderer Ätiologie vor und nach stereotaktischen Operationen. 2. Tagg. d. Neuroveg. Ges. Wien März 1963. Acta neuroveg. (Wien) **26**, 552—576 (1964).

—, und T. RIECHERT: Potentialabläufe über der Rinde und in der Tiefe während stereotaktischer Eingriffe an subcorticalen Strukturen beim Menschen. Tagg. dtsch. Gesellschaft f. EEG Graz 1955.

— — The stereotactic coagulation of the fornix as treatment of temporal lobe epilepsy. Proc. I. Int. Congr. Neur. Science Vol. III, 565—578. London: Pergamon Press 1959.

— — Elektrophysiologische und klinische Ergebnisse stereotaktischer Eingriffe im limbischen System bei temporaler Epilepsie. Nervenarzt **35**, 482—488 (1964).

—, und R. SCHMIDT: Beobachtungen über vegetative Reaktionen bei stereotaktischen Hirnoperationen am Menschen. a) Verhdlg. dtsch. Ges. inn. Med. **68**, 31—47 (1962). b) Freiburger med. Forsch. **1**, 163—165 (1962).

— — Die zentralen Störungen der cardialen Aktionen. Ärztl. Praxis **15**, 762—764 (1963).

— und O. TZAVELLAS: Zur Behandlung akinetischer Begleitsymptome beim Parkinsonsyndrom. Dt. med. Wochenschr. **90**, 1941—1943 (1965).

—, und J. WOYWODE: Der Effekt eines Stoffes der Amphetamingruppe beim Parkinsonsyndrom mit überwiegender Akinese. Med. Welt 1965, 2329—2336.

VERAGUTH, O.: Das psychogalvanische Reflex-Phänomen. Berlin: Springer 1909.

VERZEANO, M.: Neuronal interaction and synchronisation of the EEG. Excerpta med. Int. Congr. Ser. **37**, 43 (1961).

VIANNA, J.: Effect of excision and of stimulation of hippocampus in man. Arch. Neurol. Psychiat. **11**, 261—264 (1953).

WALKER, A. E., and C. MARSHALL: Stimulation and depth recording in man. SHEER: El. Stim. Brain. Austin, Texas 1961 a.

— — Clinical contributions from depth recording in man. Excerpta med. Int. Congr. Ser. **37**, 8384 (1961 b).

—, et M. RIBSTEIN: Enregistrements et stimulations des formations rhinencéphaliques avec électrodes profondes a demeure chez l'homme. Rev. Neurol. (Paris) **96**, 453—459 (1957).

WALKER, E. E., R. S. LICHTENSTEIN, and C. MARSHALL: A critical analysis of electrocorticography in temporal lobe epilepsy. Arch. Neurol. Psychiat. **2**, 172—182 (1960).

WALL, P. D., and G. D. DAVIS: Three cerebral cortical systems affecting autonomic function. J. Neurophysiol. **14**, 507—517 (1951).

WALTER, G.: Elektro-Encephalography. Rec. Prog. Psych. **2**, 76—93 (1950).

WALTER, R. D., R. W. RAND, P. CRANDALL, CH. MARKHAM, H. ROSS, and W. ADEY: Depth stimulation and recording studies in movement disorders. Excerpta med. Int. Congr. Ser. **37**, 76—77 (1961).

WALTER, W. G., and V. J. DOVEY: Delimination of subcortical tumours by direct electrography. Lancet 5—9 (1946).

WARD, A. A.: The epileptic spike. Epilepsia **1**, 600—606 (1959/60).

—, and L. B. THOMAS: The electrical activity of single units in the cerebral cortex of man. Electroenceph. clin. Neurophysiol. **7**, 135—136 (1955).

WATANABE, S., K. MIWA und Y. TAKEUCHI: Studien über die Amygdalektomie zur Behandlung der subcorticalen Epilepsie (mittels unserer Spezialnadelelektrode, die dazu bestimmt ist, Tiefenableitungen gleichzeitig aus verschiedenen Zerebralkernen zu registrieren). Excerpta med. Int. Congr. Ser. **36**, 178 (1961).

WEZLER, K.: Die Mechanik des Kreislaufes als Grundlage seiner nervös-humoralen Steuerung. Wien. Arch. inn. Med. **37**, 227 (1943).

WILDER, J.: Das „Ausgangswertgesetz“, ein unbeachtetes biologisches Gesetz und seine Bedeutung für Forschung und Praxis. Zschr. Neurol. Psychiat. **137**, 317 (1931).

WILLIAMS, D., and G. PEARSON-SMITH: The spontaneous electrical activity of the human thalamus. Brain **72**, 450—482 (1949).

Sachverzeichnis

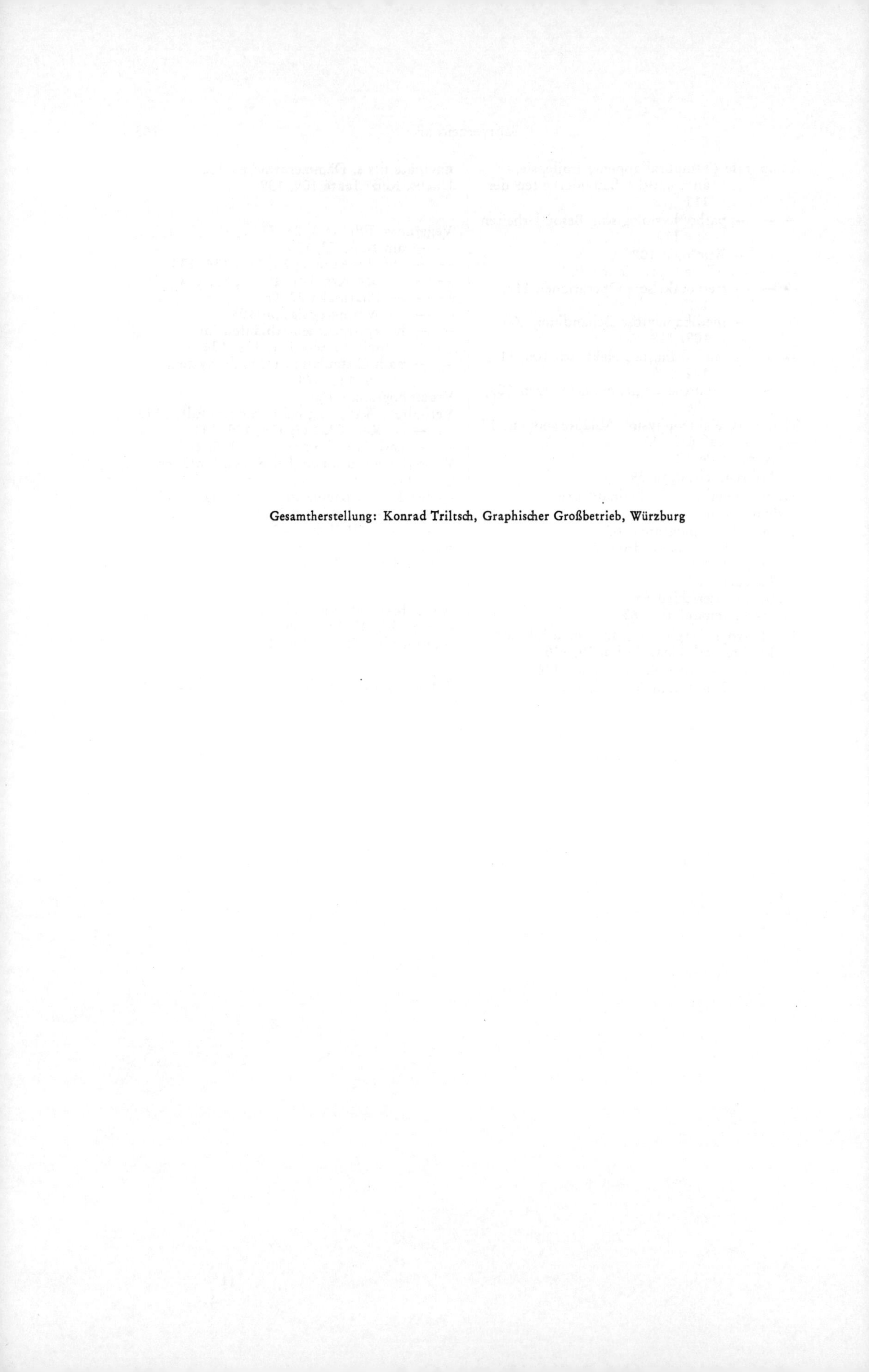

Gesamtherstellung: Konrad Triltsch, Graphischer Großbetrieb, Würzburg